Kohlhammer

Horizonte der Psychiatrie und Psychotherapie – Karl Jaspers-Bibliothek

Herausgegeben von Matthias Bormuth, Andreas Heinz und Markus Jäger

Eine Übersicht aller lieferbaren und im Buchhandel angekündigten Bände der Reihe finden Sie unter:

   https://shop.kohlhammer.de/horizonte

Der Autor

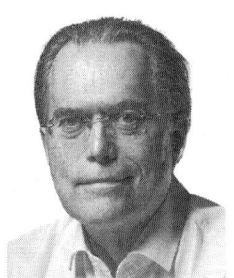
© Rene Pfluger

Prof. em. Dr. med. Dr. phil. Paul Hoff, 1956 in Ulmen bei Köln geboren. Studium der Humanmedizin und der Philosophie in Mainz und München. Promotionen 1980 (Dr. med.), 1988 (Dr. phil.), Habilitation für Psychiatrie in München 1994. Ärztliche Tätigkeit an den psychiatrischen Universitätskliniken in München (LMU), Aachen und – von 2003 bis zum Altersrücktritt auf Ende Mai 2021 – Zürich. Seither affiliierter Wissenschaftler an der Psychiatrischen Universitätsklinik Zürich. Ambulante Sprechstunde an der Privatklinik Hohenegg, Meilen bei Zürich. Präsident der Zentralen Ethikkommission (ZEK) der Schweizerischen Akademie der Medizinischen Wissenschaften (SAMW). Arbeitsschwerpunkte sind psychopathologische, ideengeschichtliche und wissenschaftstheoretische Themen, die als notwendige Grundlage jedes psychiatrischen und psychotherapeutischen Handelns verstanden werden.

Paul Hoff

Arthur Kronfeld und die Identität der Psychiatrie

Denkwege vom 18. bis zum 21. Jahrhundert

Verlag W. Kohlhammer

Dieses Werk einschließlich aller seiner Teile ist urheberrechtlich geschützt. Jede Verwendung außerhalb der engen Grenzen des Urheberrechts ist ohne Zustimmung des Verlags unzulässig und strafbar. Das gilt insbesondere für Vervielfältigungen, Übersetzungen und für die Einspeicherung und Verarbeitung in elektronischen Systemen.

Pharmakologische Daten verändern sich ständig. Verlag und Autoren tragen dafür Sorge, dass alle gemachten Angaben dem derzeitigen Wissensstand entsprechen. Eine Haftung hierfür kann jedoch nicht übernommen werden. Es empfiehlt sich, die Angaben anhand des Beipackzettels und der entsprechenden Fachinformationen zu überprüfen. Aufgrund der Auswahl häufig angewendeter Arzneimittel besteht kein Anspruch auf Vollständigkeit.

Die Wiedergabe von Warenbezeichnungen, Handelsnamen und sonstigen Kennzeichen berechtigt nicht zu der Annahme, dass diese frei benutzt werden dürfen. Vielmehr kann es sich auch dann um eingetragene Warenzeichen oder sonstige geschützte Kennzeichen handeln, wenn sie nicht eigens als solche gekennzeichnet sind.

Es konnten nicht alle Rechtsinhaber von Abbildungen ermittelt werden. Sollte dem Verlag gegenüber der Nachweis der Rechtsinhaberschaft geführt werden, wird das branchenübliche Honorar nachträglich gezahlt.

Dieses Werk enthält Hinweise/Links zu externen Websites Dritter, auf deren Inhalt der Verlag keinen Einfluss hat und die der Haftung der jeweiligen Seitenanbieter oder -betreiber unterliegen. Zum Zeitpunkt der Verlinkung wurden die externen Websites auf mögliche Rechtsverstöße überprüft und dabei keine Rechtsverletzung festgestellt. Ohne konkrete Hinweise auf eine solche Rechtsverletzung ist eine permanente inhaltliche Kontrolle der verlinkten Seiten nicht zumutbar. Sollten jedoch Rechtsverletzungen bekannt werden, werden die betroffenen externen Links soweit möglich unverzüglich entfernt.

1. Auflage 2023

Alle Rechte vorbehalten
© W. Kohlhammer GmbH, Stuttgart
Gesamtherstellung: W. Kohlhammer GmbH, Stuttgart

Print:
ISBN 978-3-17-032994-2

E-Book-Formate:
pdf: ISBN 978-3-17-032995-9
epub: ISBN 978-3-17-032996-6

Vorwort zur Reihe

Psychiatrie und Psychotherapie nehmen im Kanon der medizinischen Fächer eine besondere Stellung ein, sind sie doch gleichermaßen auf natur- wie kulturwissenschaftliche Methoden und Konzepte angewiesen. Bereits vor hundert Jahren wies der Arzt und Philosoph Karl Jaspers darauf hin, dass man sich im psychopathologischen Zugang zum Menschen nicht auf eine einzige umfassende Theorie stützen könne. So warnte er entsprechend vor einseitigen Perspektiven einer Hirn- bzw. Psychomythologie. Viel mehr forderte Jaspers dazu auf, die verschiedenen möglichen Zugangswege begrifflich scharf zu fassen und einer kritischen Reflexion zu unterziehen. Diese Mahnung zur kritischen Pluralität gilt heute ebenso, werden sowohl auf neurobiologischem als auch auf psychotherapeutischem bzw. sozialpsychiatrischem Gebiet nicht selten dogmatische Positionen vertreten, ohne dass andere Sichtweisen in der wissenschaftlichen Auseinandersetzung ausreichend berücksichtigt würden.

Die Reihe »Horizonte der Psychiatrie und Psychotherapie – Karl Jaspers-Bibliothek« möchte die vielfältigen Zugangswege zum psychisch kranken Menschen in knappen Überblicken prägnant darstellen und die aktuelle Bedeutung der verschiedenen Ansätze für das psychiatrisch-psychotherapeutische Denken und Handeln aufzeigen. Dabei können viele Probleme im diagnostischen und therapeutischen Umgang mit den Menschen nur vor dem Hintergrund der zugrundeliegenden historischen Konzepte verstanden werden. Die »Karl Jaspers-Bibliothek« möchte den Leser dazu anregen, in solch pluralistischer und historisch weiter Horizontbildung den drängenden Fragen in Psychiatrie und Psychotherapie nachzugehen, wie sie die einzelnen Bandautoren entfalten werden. Ziel der Reihe ist hierbei auch, ein tieferes Bewusstsein für die begrifflichen Grundlagen unseres Wissens vom psychisch kranken Menschen zu entwickeln.

Oldenburg/Berlin/Kempten
Matthias Bormuth, Andreas Heinz, Markus Jäger

Vorwort

Arthur Kronfeld war ein Freund kerniger Aussagen:

> »Theorien sind billig wie Brombeeren. Und doch sind wir gezwungen, uns Gedanken zu machen, – am meisten über das, was uns selbstverständlich erscheint.« (Kronfeld 1930, S. 28)

Heute, 2023, ist die Behauptung des ersten Satzes schlicht falsch: Brombeeren sind alles andere als billig, eher unerschwinglich. Im Berlin der Weimarer Republik, die ihrem – auch für Arthur Kronfeld persönlich – traurigen Ende entgegen ging, mag das anders, mögen Brombeeren tatsächlich billig gewesen sein. Hat Kronfeld also unrecht? Können seine Positionen und Reflexionen nur für die eigene Zeit Geltung beanspruchen? Macht es überhaupt Sinn, sich über 100 Jahre alte Texte zu beugen, wenn es um die fragile Identität der heutigen Psychiatrie geht?

Das vorliegende Buch beruht auf der Überzeugung, die sorgfältige Rezeption des weitgehend in Vergessenheit geratenen Kronfeldschen Werkes werde jenseits zeitgeistiger Besonderheiten fruchtbare Erkenntnisse und weiterführende Fragen für die aktuelle Debatte generieren. Dass solche Stimuli nötig sind, steht für mich außer Frage.

»Theorie ist Praxis« – auch das ist eine hier vertretene Grundhaltung. Um diese paradox klingende Aussage plausibel zu machen, werden die verschachtelten theoretischen Zusammenhänge, um die es gehen wird, mit konkreten, wenn auch schwierigen Situationen aus dem psychiatrisch-psychotherapeutischen Alltag, »Lebenswelten« genannt, verschränkt – ein »Dialog«, der Leserinnen und Leser zu eigener Reflexion anregen möge. Psychiatrie lebt, wie jede offene Wissenschaft, vom Austausch, vom Widerstreit der Argumente. Arthur Kronfeld liebte und pflegte die Debatte, die Kontroverse, nicht selten bis hin zur Polemik. Um Letztere geht es mir nicht, wohl aber um die Ermutigung zu einem kritischen Diskurs. Denn nur er hat – im Gegensatz zu dogmatischen Festsetzungen welcher Provenienz auch immer – das Potential, der Psychiatrie des 21. Jahrhunderts zu einer in Klinik, Forschung und Lehre tragfähigen wissenschaftlichen Identität zu verhelfen.

In diesem Sinne möchte das Buch ein erzählendes, begründete Fragen stellendes *Lesebuch* sein, kein auf affirmative Vollständigkeit und passive Wissensvermittlung abzielendes *Lehrbuch*.

Zürich, im Herbst 2023
Paul Hoff

Inhalt

Vorwort zur Reihe 5

Vorwort 7

1   Einführung: Worum es in diesem Buch geht 13

Lebenswelt 1 – Aaron B. und die Vertrauenskrise: Warum psychotherapeutische Interventionen schmerzhaft sein können – für Patient/in *und* Therapeut/in 17

2   Biographische Skizze 24

Lebenswelt 2 – Charlotte D. und die Diskriminierung: Wie das Aufeinanderprallen zweier ethischer Prinzipien die Beteiligten an ihre Grenzen führt 28

3   Was Kronfeld antraf: Theorien und Kontroversen in der Ideengeschichte der Psychiatrie vom 18. bis zum frühen 20. Jahrhundert 33
     3.1   Ein personzentrierter Beginn: Die Psychiatrie als »Kind der Aufklärung« 34
     3.2   Macht und Faszination des Irrationalen: Psychiatrie im Zeitalter der Romantik 35
     3.3   Wilhelm Griesinger (1817–1868): Psychiatrische Forschung als selbstbewusste empirische, sich ihrer Grenzen stets bewusste Annäherung an das Psychische 38
     3.4   Das biologische Substrat als einzige Realität: Die »Gehirnpsychiatrie« des ausgehenden 19. Jahrhunderts .. 41
     3.5   Krankheiten und der Wert des Lebens: Degenerationslehre, Eugenik, Sozialdarwinismus 41
     3.6   Sigmund Freud (1856–1939) und die Psychoanalyse: Eine ambivalente Provokation für die Psychiatrie 43
     3.7   Emil Kraepelin (1856–1926) und Eugen Bleuler (1857–1939): Prägende Kliniker zu Beginn des 20. Jahrhunderts ... 45

3.8 Karl Jaspers (1883–1969) und die neue Differenziertheit im wissenschaftstheoretischen Diskurs um Psychiatrie und Psychologie 48

Lebenswelt 3 – Streit um die Psychiatrie: Eine fiktive Debatte unter Koryphäen in drei Szenen **57**

4 Was Kronfeld antrieb: Seine zentralen Motive und Ziele 67

Lebenswelt 4 – Esther F. und der Abstand: Warum psychiatrisches Arbeiten Nähe und Distanz braucht **69**

5 Psychiatrie als »autologische Wissenschaft«: Kronfeld, der Neukantianismus und das Ringen um die Identität des Faches 73
    5.1 »Experimentelles zum Mechanismus der Auffassung«: Die philosophische Dissertation (1912a) 74
    5.2 »Das Wesen der psychiatrischen Erkenntnis« (1920a) 75
    5.3 Die Habilitationsschrift (1927a): »Die Psychologie in der Psychiatrie. Eine Einführung in die psychologischen Erkenntnisweisen innerhalb der Psychiatrie und ihre Stellung zur klinisch-pathologischen Forschung« 90

Lebenswelt 5 – Gian H. und die Deutungshoheit: Um Personen geht es in der Therapie, nicht um Rollen **92**

6 Psychotherapie ist nicht nur Technik, sondern eine Grundhaltung: Kronfelds Weg zum Personalismus 97
    6.1 Ein fulminanter Einstieg: »Über die psychologischen Theorien Freuds und verwandte Anschauungen. Systematik und kritische Erörterung« (1912b) 97
    6.2 Kronfeld, der praktisch tätige Psychotherapeut: »Psychotherapie. Charakterlehre, Psychoanalyse, Hypnose, Psychagogik« (1924, 2. Auflage 1925) 100
    6.3 Nochmals Kronfeld und Freud: »Der Sinn des Leidens. Das Wesen des Menschen und die Theorien der Neurose« (1931) 107
    6.4 Eine Stoffsammlung und ein Manifest: Das »Lehrbuch der Charakterkunde« (1932) und der Vortrag über Kierkegaard (1932, veröffentlicht 1935) 110

Lebenswelt 6 – Iris J. und das ärztliche Berufsgeheimnis: Warum eine Behandlungssituation rechtlich klar, ethisch jedoch heikel sein kann **113**

7 Eine Wendung ins Klinische: Kronfelds eigenwillige, aber konsequente Schizophrenielehre (1930) **118**

Lebenswelt 7 – **Streit um die Schizophrenie: Noch eine Debatte in drei Szenen** **128**

8 **Kronfeld und die Psychiatrie als Wissenschaft: Ein kritisches Résumé** **142**

Lebenswelt 8 – **Konrad L. und die Autonomie: Warum Entscheidungen in der Psychiatrie sowohl richtig wie *contre cœur* sein können** **146**

9 **Ein Brückenschlag, der naheliegt: Kronfeld und die Psychiatrie im 21. Jahrhundert** **151**
    9.1   Eine Vorbemerkung zum Nutzen der psychiatrischen Ideengeschichte 151
    9.2   Zwischen Kronfeld und heute: Orientierungsmarken der Psychiatrie in der zweiten Hälfte des 20. Jahrhunderts 152
    9.3   Eine Brücke auf sieben Pfeilern 154
    9.4   Die wesentlichen Herausforderungen für das heutige Fach Psychiatrie und Psychotherapie 173

Lebenswelt 9 – **Madeleine N. und die »Trauerkrankheit«: Warum psychiatrische Diagnosen mehr sind als technische Begriffe** **175**

10 **Medizin als Handlung: Eine Schlussbetrachtung** **179**

Dank **181**

Literatur **182**

Stichwort- und Personenverzeichnis **191**

1 Einführung: Worum es in diesem Buch geht

»Psychiatry is the most self-doubting specialty: it is concerned with the ambiguities of the social practice of medicine.« (Littlewood 1991)

Ob diese lakonische Feststellung des britischen Anthropologen und Psychiaters Roland Littlewood als Kritik an einer zu wenig reflektierten, zu wenig selbstbewussten Psychiatrie zu verstehen ist oder – so sehe ich es – als ebenso verständnisvolle wie kräftige Aufforderung an das Fach, sich den nicht zu vermeidenden konzeptuellen Herausforderungen aktiv zu stellen, dieser Entscheid sei der Leserin und dem Leser überlassen. Er führt mitten in unser Thema.

Was macht den Kern des Faches Psychiatrie[1] aus? Warum ringt die Psychiatrie so sehr mit grundsätzlichen Fragen? Kann sie sich zukünftig als eigenständige Disziplin der akademischen Medizin sowie als klinisches Fach behaupten? Darum wird es in diesem Buch gehen. Zwei Perspektiven werden dabei miteinander verschränkt, die nur auf den ersten Blick sehr unterschiedlich erscheinen.

Zum einen wird mit Arthur Kronfeld ein Autor vorgestellt, der sich vor einem Jahrhundert mit beeindruckender Nachhaltigkeit einer, besser: *seiner* Aufgabe gestellt hat: Es galt, die Psychiatrie auf eine theoretische Grundlage zu stellen, die die Mehrdimensionalität des Faches wahrt und selbstbewusst gegen vereinfachende Reduktionismen verteidigt, ihm aber zugleich ein tragfähiges wissenschaftliches und therapeutisches Selbstverständnis, eine professionelle Identität, ermöglicht. Zum anderen geht es um den Status der Psychiatrie zu Beginn des 21. Jahrhunderts, der von einer Fülle grundsätzlicher Herausforderungen gekennzeichnet ist, denen sich tradierte Denkweisen gegenübersehen.

Die Verknüpfung dieser beiden, durch einen Zeitraum von 100 Jahren voneinander getrennten Themenfelder hat nichts Artefizielles an sich, im Gegenteil: Sie bietet sich an, gibt es doch verblüffende Parallelen zwischen den Fragen, die Kronfeld bewegten, und denjenigen, die das Fach aktuell herausfordern. Obwohl wissenschaftlich-methodischer Kontext und sprachlicher Ausdruck sich seither markant geändert haben, können, wie ich zeigen möchte, Kronfeldsche Positionen wesentliche Anstöße geben für die heutigen Debatten um die psychiatrische Dia-

---

1 Die medizinische Fachdisziplin sowie der dazugehörige Facharzttitel FMH heißen »Psychiatrie und Psychotherapie«. Aus Gründen der Flüssigkeit des Textes werde ich jedoch zumeist nur von »Psychiatrie« sprechen. Dass »Psychotherapie« stets inkludiert ist, weil es eine ernst zu nehmende Psychiatrie ohne Psychotherapie gar nicht geben kann, ist selbstverständlich. Dies war, wie zu zeigen sein wird, auch eine Grundüberzeugung Arthur Kronfelds.

gnostik und Nosologie, um die Mehrdimensionalität des Faches sowie die Rolle der Person in der Psychiatrie.

Allerdings ist hier mit skeptischen Rückfragen zu rechnen:

- Ist es nicht trivial, nach der Identität einer medizinischen Disziplin zu fragen, die sich doch, unbeschadet aller inhaltlichen Debatten, stets aus der Erkennung, Benennung und Behandlung »ihrer« Erkrankungen speist, hier also aus der Nosologie, Diagnostik und Therapie der psychischen Erkrankungen?
- Ist es nicht vermessen oder gar überheblich, im Falle eines ständig in Entwicklung begriffenen und stark mit gesellschaftlichen und kulturellen Prozessen verschränkten Faches wie der Psychiatrie überhaupt nach »der« Identität zu suchen? Beschwört nicht dieser Singular die Gefahr einer intellektuellen Einengung herauf oder, im schlimmsten Fall, einer dogmatischen Erstarrung[2]?
- Dient nicht die Rubrizierung der Psychiatrie als *medizinische* Disziplin in erster Linie der Abgrenzung gegenüber anderen Berufsgruppen, etwa aus den Bereichen Psychologie oder Pflege, die ebenfalls wesentlich zur Behandlungsqualität und zur konzeptuellen Weiterentwicklung beitragen?

Dieses Buch beruht auf der Überzeugung, die genannten Fragen seien mit einem klaren Nein zu beantworten, allerdings keinem apodiktischen, sondern einem selbst- und methodenkritischen Nein: Was Krankheit und was Gesundheit sei – also der von der ersten Frage implizit als selbsterklärend unterstellte Bezugspunkt – adressiert ein Grundproblem der Medizin, das keineswegs trivial und erst recht nicht »bloß« theoretischer Natur ist. Die zahlreichen denkbaren Antworten entfalten eine nachhaltige, wenn auch oft unterschätzte Wirkung auf das konkrete medizinische Handeln.

Genau um diese Praxisrelevanz theoretischer Konzepte geht es bei der zweiten Frage: Wenn nämlich mit Identität gemeint ist, grundsätzliche Fragen mit einfachen, allenfalls sogar abschließenden Antworten »erledigen« zu können, dann wird das Ziel weit verfehlt, und wir befinden uns im Bereich des Dogmas. Die Geschichte der Medizin – und wahrlich auch diejenige des Faches Psychiatrie – sind reich an Beispielen für solche Fehlentwicklungen. Führen aber die grundlegenden Fragen zu differenzierten, offenen und in einem bestimmten Sinne bescheidenen Antworten, wird die Debatte also nicht beendet, sondern konstruktiv weitergetrieben, dann handelt es sich um einen ernsthaften wissenschaftlichen Diskurs. Eben dieser ist für die Psychiatrie das sprichwörtliche Salz in der Suppe: Sie ist auf ihn angewiesen, denn er prägt ihre Identität.

Arthur Kronfeld verkörpert eindrücklich das Ringen um diese Spannungsfelder. Er hat die zeitgenössische Diskussion angeregt, in mancher Hinsicht geprägt und regelmäßig provoziert. Er kam seinem selbst gesteckten Ziel recht nahe, das »Wesen

---

2 Die in diesem Buch angezielte »Identität« der Psychiatrie gründet auf deren Verständnis als personzentrierte und mehrdimensionale wissenschaftliche Disziplin. Der Begriff Identität hat hier also die genau entgegengesetzte Konnotation wie in manchen gegenwärtigen politischen Diskursen, in denen er für plumpe Ausgrenzung und Intoleranz steht.

der psychiatrischen Erkenntnis«[3] zu erfassen, einer *eigenständigen* Psychiatrie den Boden zu bereiten, die er »autologisch« nannte. An einigen Punkten aber stieß er auf Schwierigkeiten oder scheiterte: So ergeht es jeder sorgfältig arbeitenden Wissenschaft.

Das Nachzeichnen psychiatrischer Denkwege vom Zeitalter der Aufklärung bis ins 21. Jahrhundert, die in diesem Buch vorgenommen wird, um Kronfelds Werk systematisch einordnen zu können, erhebt keinen Anspruch auf Vollständigkeit. Die getroffene Auswahl von Konzepten und Personen folgt subjektiven Schwerpunktsetzungen des Autors. Gleichwohl ist sie nicht beliebig: Die leitende Maxime war, Positionen darzustellen, die sowohl für Arthur Kronfelds Werk wesentliche Bedeutung erlangten als auch das Potential für einen überzeugenden Brückenschlag von Kronfeld zur Psychiatrie des 21. Jahrhunderts besitzen. Aus ähnlichen Gründen und mit Blick auf die Lesbarkeit des Textes beschränken sich die Literaturangaben auf das für die Plausibilität und wissenschaftliche Zuordnung der jeweiligen Argumentation zwingend erforderliche Maß.

Mit Arthur Kronfeld verbindet mich die Überzeugung, dass bei der Entwicklung medizinischer Theorien stets auch deren Chancen und Risiken in der späteren praktischen Umsetzung zu bedenken sind. »Theorie ist Praxis«: Dies mag eine sehr plakative Aussage sein, ganz falsch ist sie nicht. Um eine enge Verflechtung der theoretischen mit der praktischen Ebene zu erreichen, finden sich zwischen den Kapiteln Vignetten, in denen konkrete Herausforderungen des psychiatrisch-psychotherapeutischen Alltags geschildert werden[4]. Ganz bewusst heißen sie nicht »Fallgeschichten«, sondern »Lebenswelten«[5], denn nicht medizinische Dokumentation und Diagnostik sind hier das Ziel (»Ein Fall von …«), sondern das plastische Hervortreten ebenso typischer wie anspruchsvoller Entscheidungssituationen, die psychiatrisches Arbeiten mit sich bringt. Zwei dieser »Lebenswelten« haben einen speziellen Charakter, da sie die Gestalt fiktiver Streitgespräche über zentrale Themen der Psychiatrie annehmen.[6]

Der Kapitelabfolge liegt die folgende Struktur zugrunde: Nach einer biographischen Skizze (▶ Kap. 2) wird die psychiatrische Theorienlandschaft dargestellt, die Kronfeld während seines Studiums und in den Assistenzarztjahren antraf (▶ Kap. 3). Dabei kommt deren breiteres, also nicht nur psychiatriebezogenes ideengeschichtliches Umfeld zur Sprache – ein Aspekt, auf den Kronfeld selbst stets besonderen Wert legte. Dem Versuch, die treibenden Motive »hinter« Kronfelds Lebensthema, der Identität der Psychiatrie, herauszuschälen (▶ Kap. 4), folgt die detaillierte, nahe

---

3 So der Titel seines Werkes von 1920, das im Folgenden in den Kapiteln 4, 5 und 8 detailliert zur Sprache kommen wird.
4 Alle Vignetten beruhen auf realen Situationen, die mir in der therapeutischen Arbeit der letzten Jahre begegneten. Selbstverständlich wurde der jeweilige Kontext so verfremdet, dass ein Rückschluss auf einzelne Personen ausgeschlossen ist.
5 Dieser heute unübliche Begriff darf auch als Reverenz vor Edmund Husserl verstanden werden. Er sprach zwar nicht als Erster von »Lebenswelt«, wies diesem Begriff aber eine zentrale Position in seinem Denken zu. Husserls Bedeutung für eine phänomenologisch orientierte Psychiatrie – und damit für Arthur Kronfeld – kommt in Kapitel 3 zur Sprache.
6 Die beiden fiktiven Streitgespräche wurden bereits zu früheren Zeitpunkten, 2013 bzw. 2016, veröffentlicht (Details siehe ▶ Kap. Lebenswelt 3 und ▶ Kap. Lebenswelt 7).

an seinen Texten gehaltene Erarbeitung dreier für Kronfeld zentraler Themen: Die Eigenständigkeit der Psychiatrie – er sprach von ihrer »Autologie« – (▶ Kap. 5), eine personzentrierte Psychotherapie als Grundhaltung und genuiner Bestandteil der Psychiatrie (▶ Kap. 6) sowie sein noch vor der Emigration vorgestelltes, ebenso eigenwilliges wie komplexes Schizophreniekonzept (▶ Kap. 7). Es folgt ein kritisches Résumé von Kronfelds Verständnis der Psychiatrie und der Psychologie als konsequent wissenschaftliche, zugleich jedoch der einzelnen gesunden oder erkrankten Person verpflichtete Fächer (▶ Kap. 8).

Der Brückenschlag zwischen Arthur Kronfelds Denkwelt und den grundsätzlichen Fragen, mit denen sich die heutige Psychiatrie konfrontiert sieht, ist Gegenstand des darauffolgenden Kapitels (▶ Kap. 9). Um im Bild zu bleiben, wird dies anhand von sieben inhaltlichen »Pfeilern« illustriert, auf denen diese »Brücke« ruht. Eine persönliche Reflexion vor dem Hintergrund nicht nur der psychiatrischen Ideengeschichte, sondern auch der eigenen, 40-jährigen Erfahrung in der institutionellen Psychiatrie, schließt das Buch ab (▶ Kap. 10).

Lebenswelt 1 – Aaron B. und die Vertrauenskrise: Warum psychotherapeutische Interventionen schmerzhaft sein können – für Patient/in *und* Therapeut/in

Aaron B., ein 54-jähriger, erfolgreicher Unternehmer, und Dr. T., der Psychiater, kannten sich seit 17 Jahren. Sie respektierten einander, und auf eine bestimmte Art mochten sie sich. Was beide verband, war – wenn auch aus ganz unterschiedlichen Blickwinkeln – das Wissen um die tiefen Spuren, die eine bipolare Störung[7] im Leben eines Menschen hinterlassen *kann* und in Aaron B.s Leben hinterlassen *hat*.

Als er den Patienten kennenlernte, war Dr. T. ein kurz vor dem Facharztexamen stehender Assistenzarzt in der psychiatrischen Klinik, in die Aaron B. wegen einer schweren manischen Phase gegen seinen Willen mittels einer »fürsorgerischen Unterbringung« (FU)[8] eingewiesen worden war. Vorausgegangen war eine notfallmäßige Intervention der Familie beim Hausarzt. Dieser suchte daraufhin den Patienten persönlich auf und gelangte zu der Überzeugung, eine stationäre Behandlung sei unausweichlich. Nachdem der Patient dies aber kategorisch abgelehnt hatte, ordnete der Hausarzt eine fürsorgerische Unterbringung an[9]. Aaron B. ließ sogar zu, dass dieser ihn selbst in die Klinik begleitete. Jedoch geschah dies unter speziellen Umständen: Angespannt und laut schimpfend, betonte er während der Fahrt immer wieder, er gehe nur mit, um einen Polizeieinsatz zu verhindern. Dies sei aber eindeutig eine Einweisung unter Zwang, »unter illegaler Gewaltanwendung«, wie er sich ausdrückte.

Die stationäre Behandlung hatte acht Wochen in Anspruch genommen. Da zwischen Aaron B. und Dr. T. trotz der schwierigen Zuweisungssituation ein tragfähiges Vertrauensverhältnis entstanden war, konnte die unfreiwillige Unterbringung bereits nach einer knappen Woche durch die Klinik aufgehoben werden. Der Patient erklärte sich zu einer freiwilligen stationären Weiterbehandlung bereit und hielt sich an diese Vereinbarung. Als sich die Entlassung abzeichnete, fragte er den Therapeuten, ob dieser die ambulante Weiterbetreuung in der Klinikambulanz übernehmen könne. So geschah es: Nahezu zwei Jahre

---

7 Eine frühere Bezeichnung war »manisch-depressive Erkrankung«.
8 Das Schweizerische Zivilgesetzbuch regelt die fürsorgerische Unterbringung in den Artikeln 426–439.
9 In einigen Schweizer Kantonen, etwa in Zürich, können *alle* Ärztinnen und Ärzte, die über eine kantonale Praxisbewilligung verfügen – unabhängig also von ihrer Fachrichtung – eine »fürsorgerische Unterbringung« anordnen, die im Falle einer eskalierenden Situation von der Polizei vollzogen werden *muss*. Selbstverständlich stehen der betroffenen Person Rechtsmittel zur Überprüfung des Entscheides zu, was aber den eigentlichen Akt der Klinikeinweisung nicht verhindern kann. Dazu entwickelte sich in den letzten Jahren eine kontroverse Diskussion (Hoff 2019).

lang suchte der Patient regelmäßig den ihm bekannten Therapeuten in der Klinik auf. Als ihm Dr. T. mitteilte, dass er, inzwischen Facharzt für Psychiatrie und Psychotherapie, in Kürze eine Praxis in derselben Stadt eröffnen werde, bat Aaron B. darum, in diese Praxis wechseln zu können, was Dr. T. sofort zusagte.

Der weitere Krankheitsverlauf gestaltete sich schwierig: In den folgenden 15 Jahren kam es zu sieben schweren manischen Phasen, die jeweils eine erneute stationäre Behandlung erforderlich machten, einmal wieder mittels fürsorgerischer Unterbringung. Die meisten dieser Phasen waren nach acht bis zwölf Wochen fast nahtlos übergegangen in eine resignativ-traurige Verstimmung mit Insuffizienzgefühlen, Ängsten und Selbstvorwürfen. Jedoch hatte keine dieser depressiven Phasen auch nur annähernd die Intensität der ihr jeweils vorausgehenden manischen Episoden.

Der Patient war über all diese Jahre in eine stabile familiäre und soziale Struktur eingebettet: Das von den Eltern ererbte, florierende Möbelgeschäft führte er erfolgreich weiter und baute es aus. Gemeinsam mit seiner Frau, mit der er fast 30 Jahre verheiratet war, hatte er drei Kinder, zwei Söhne und eine Tochter, mittlerweile alle erwachsen. Die Familie bekannte sich stets zu dem vom Patienten geleiteten Unternehmen; die Ehefrau bekleidete eine Leitungsfunktion im administrativen Bereich, und die Tochter arbeitete darauf hin, nach dem Abschluss ihres Studiums der Betriebswirtschaft in die Firma einzusteigen, um später die Leitung von ihrem Vater zu übernehmen.

Dieser tragfähige soziale Rahmen hatte entscheidend dazu beigetragen, dass die direkten und indirekten Folgen der Erkrankung im persönlichen Umfeld der Familie wie in der Firma so aufzufangen waren, dass kein nachhaltiger Schaden entstand. Natürlich hatte es während der manischen Phasen heftige Konflikte gegeben, da der Patient hochfliegende, aber völlig unrealistische und daher für das Unternehmen sehr riskante Pläne entwickelte: Ganz im Gegensatz zu seinem sonstigen Verhalten tätigte er ohne jede Absprache große Investitionen und zeigte sich gegenüber Argumenten, die nicht auf seiner Linie lagen, uneinsichtig, abweisend und mitunter verbal aggressiv. Die Ehefrau, die nach der ersten schweren Manie ihres Mannes tief verunsichert war und nach der zweiten Episode kurz mit dem Gedanken spielte, sich trotz der damals noch schulpflichtigen Kinder von ihm zu trennen, entschied sich schließlich anders: Sie begann, sich eingehend über die bipolare Erkrankung zu informieren, besuchte Selbsthilfegruppen für Angehörige und organisierte später selbst eine solche Gruppe in ihren Privaträumen.

Trotz der langjährigen, von wechselseitigem Vertrauen geprägten therapeutischen Beziehung gab es einen Punkt, bei dem eine markante Dissonanz zwischen den Auffassungen des Patienten und seines Therapeuten hartnäckig bestehen blieb: Die Einschätzung der, auf die ganze Lebenszeit bezogen, zahlreichen manischen und depressiven Phasen als Ausdruck einer psychischen Erkrankung, einer bipolaren Störung, lehnte der Patient auch nach vielen Jahren rundweg ab. Zwar akzeptierte er die regelmäßigen Termine bei Dr. T. ebenso wie die seit Jahren etablierte medikamentöse Vorbeugung mit einem Lithiumsalz und hielt sich streng an die Vorgaben für die erforderlichen Bestimmungen des Blutspiegels. Dennoch gab es so gut wie keine Therapiestunde, in der der Patient nicht mehr oder weniger deutlich sein Missfallen darüber zum Ausdruck brachte, dass seine, wie er es ausdrückte, »starken Stimmungsschwankungen« als Ausdruck einer *Erkrankung* aufgefasst würden. Er sei nicht krank. Er habe Hochs und Tiefs wie alle Menschen, es gehe mal aufwärts, mal abwärts. Aber schließlich sei er doch ein erfolgreicher Unternehmer, in der Branche anerkannt und von seiner Familie akzeptiert. Das passe doch überhaupt nicht zum Vorliegen einer schweren psychischen Erkrankung.

Besonders ambivalent äußerte er sich zur Psychiatrie: Er sehe die Bemühungen der Klinik und vor allem des ambulanten Behandlers, ihm zu helfen, und schätze dies sehr wohl. Die Machtfülle jedoch, die die Gesellschaft den psychiatrischen Fachpersonen zugestehe, sei völlig unangemessen, vor allem wenn es um die Verwendung diagnostischer Begriffe, den Einsatz therapeutischer Maßnahmen und deren Erzwingung gegen den Willen der betroffenen Person gehe, um medizinische Zwangsmaßnahmen also. Er halte diese Praxis für unverantwortlich, denn sie verletze Menschenrechte.

Mehrfach hatte Aaron B. nach Abklingen der manischen Phase sämtliche Dokumente der Klinik zur Einsicht verlangt und erhalten. Dies führte meist zu einem umfangreichen Schriftwechsel und zu Anträgen des Patienten, die eigene, in zahlreichen Punkten von der Patientenakte abweichende Darstellung nachträglich in die – er schrieb dieses Wort konsequent in Anführungszeichen – »Krankengeschichte« aufzunehmen, was auch jeweils so geschah. Abgesehen von seiner festen Überzeugung, bei der Einstufung der bei ihm auftretenden Stimmungsschwankungen als »bipolare Störung« handele es sich um eine Fehldiagnose, befürchtete der Patient, durch diese diagnostische Etikettierung, sollte sie je in seinem beruflichen Umfeld bekannt werden, könne die Firma erheblichen Schaden nehmen. Damit aber stehe nicht nur seine eigene Existenz, sondern auch diejenige der Tochter auf dem Spiel. »Das können Sie doch nicht wollen, Herr Dr. T.!« – so ein nicht nur einmal geäußerter Satz des Patienten. Mitunter folgte in gereiztem Ton die Aufforderung an den Therapeuten, alles zu tun, damit ihm die Behandlung der angeblichen Krankheit nicht bedeutend mehr schade als nutze.

Die letzte manische Phase, die inmitten der Coronapandemie schleichend begonnen und sich innerhalb weniger Wochen zum Vollbild eines manischen Syndroms ausgeweitet hatte, stand unter einem besonders ungünstigen Stern: Aaron B. hatte in der Frühphase der Erkrankung ein kleineres Möbelhaus übernommen, ohne dies im Vorfeld mit dem Treuhänder, seiner Frau oder der designierten Nachfolgerin, seiner Tochter, abzusprechen. Alle stellte er triumphierend vor vollendete Tatsachen, was zunächst Konsternation, dann Entrüstung hervorrief. Sofort äußerten Ehefrau und Tochter Aaron B. gegenüber den Verdacht, er sei erneut auf dem Weg in eine Manie: Er sei gesprächiger, ungeduldiger, gereizt, schlafe wenig und neige, in markantem Kontrast zu seinem üblichen unternehmerischen Verhalten, zu erratischen und riskanten Entscheidungen. Der Patient ließ dies in keiner Weise gelten, beschwerte sich lautstark über die Einengung seines Handlungsspielraums, fühlte sich missverstanden und, wie er immer wieder sagte, »in die psychiatrische Ecke gedrängt«.

In der Folgezeit wurde das manische Syndrom immer ausgeprägter. Hektik, Gereiztheit, reduzierte Kommunikation und – in dieser Situation kaum verwunderlich – Misstrauen begannen, das familiäre Klima zu prägen. Die beiden Söhne hatten sich ohnehin schon von der Familie entfernt und mieden nun erst recht den Kontakt, was den Patienten kränkte und bei der Ehefrau sowie der Tochter das Gefühl zunehmender Hilflosigkeit verstärkte. An einem Wochenende eskalierte die Lage: Es kam zu lautstarken verbalen Auseinandersetzungen, in deren Verlauf der Patient wutentbrannt das Haus verließ und mit seinem Auto zu einem Freund fuhr. Dieser Freund, so seine in Richtung der Ehefrau mehr geschrienen als gerufenen Abschiedsworte, »akzeptiert mich wenigstens, wie ich bin, und erklärt mich nicht einfach für verrückt – so wie Ihr!«

Der Freund, der Aaron B. zwar lange kannte, aber noch nie unmittelbar in einem solchen Zustand erlebt hatte, war völlig überrumpelt. Er wusste allerdings von der laufenden Behandlung bei Dr. T. und konnte den Patienten mit großer Mühe dazu bewegen, sich umgehend bei diesem vorzustellen. Dies geschah noch am selben Abend.

Die Sprechstundentermine hatte Aaron B. in den letzten Wochen, für ihn untypisch, nur unregelmäßig wahrgenommen. Dr. T. war die Verschlechterung des Zustandsbildes bewusst, war er doch von der Familie über die zunehmenden häuslichen Spannungen informiert worden. Das notfallmäßige Gespräch, zu dem der Freund den Patienten an diesem Abend in die Praxis von Dr. T. gefahren hatte, verlief, wie erwartet, schwierig: Dr. T. sei, so der Patient, kaum war er mit seinem Therapeuten allein im Sprechzimmer, »von der Familie manipuliert«, denn offenkundig zähle für ihn das Wort der Angehörigen mehr als dasjenige des eigenen, ihm seit Jahren gut bekannten Patienten. Aaron B. berichtete über zunehmendes Misstrauen anderen Menschen gegenüber. Er wisse nicht mehr, wem er überhaupt noch vertrauen könne. Auch bezüglich seines Therapeuten sei er da keineswegs sicher.

Dr. T. kam auf einen Vorschlag zurück, den er in den vergangenen Therapiestunden bereits gemacht hatte: Aaron B. solle mit Blick auf seine zunehmende Unruhe und Getriebenheit zusätzlich zu der Lithiumprophylaxe ein Neuroleptikum einnehmen. Dies wies der Patient erneut kategorisch von sich mit der Bemerkung, es müsse wohl genügen, dass er seit Jahren zuverlässig Lithium einnehme, da brauche es definitiv kein zweites Medikament. Er geriet durch dieses Thema derart in Rage, dass er – überraschend aus Sicht von Dr. T., obwohl dieser den Patienten auch in manischen Zuständen kannte – abrupt aufstand, schimpfte und wild gestikulierend die Praxis verließ.

Er musste direkt nach Hause gefahren sein, denn Ehefrau und Tochter informierten Dr. T. sofort darüber, dass der Patient in seinem erregt-misstrauischen Zustand einerseits bedrohlich wirkte, sie sich andererseits wegen seiner trotz verbaler Aggressivität erkennbaren Hilfsbedürftigkeit große Sorgen um ihn machten. Dies gehe bis zu der Befürchtung, er könne sich etwas antun. Schließlich wurde der diensthabende Notfallpsychiater verständigt, der den Patienten noch in derselben Nacht zu Hause aufsuchte, untersuchte und mittels fürsorgerischer Unterbringung in die psychiatrische Klinik einwies. Seine Diagnose lautete »schwere manische Episode mit psychotischen Merkmalen bei bekannter bipolarer Störung«.

Dr. T. blieb während der achtwöchigen stationären Therapie mit Aaron B. telefonisch in Kontakt. Am Austrittstag war dessen Zustand deutlich verbessert, aber noch nicht ganz stabilisiert: Es bestand weiterhin eine leichte Beschleunigung im Denken sowie eine affektive Labilität mit gelegentlicher Gereiztheit. Jedoch war der Patient wieder dialogfähig und akzeptierte, ja wünschte ausdrücklich die ambulante Weiterbehandlung bei Dr. T. Auch erklärte er sich bereit, die von der Klinik verordneten Psychopharmaka regelmäßig einzunehmen.

Für den ersten Termin mit Aaron B. nach seinem Klinikaustritt nahm sich Dr. T. bewusst viel Zeit. Gleichwohl kam es zu einer heiklen Situation, zu einer eigentlichen Vertrauenskrise, die die über Jahre gewachsene und – allen Krisen zum Trotz – stabile therapeutische Beziehung erstmals auf eine wirkliche Belastungsprobe stellte. Dies war der entscheidende Teil des Dialoges:

Dr. T. »Herr B., mir ist nur zu bewusst, dass Sie mit der Einschätzung der Klinik und Ihrer Familie bezüglich Ihres Zustandes in den letzten Wochen ganz und gar nicht einverstanden sind. Lassen Sie uns dennoch nach vorne schauen und planen, wie es nun weiter gehen kann.«

Aaron B. »So einfach geht das nicht! Ich habe Ihnen in all den Jahren vertraut, und irgendwie tue ich das immer noch, aber ich habe ernsthafte Zweifel. Die erneute Einweisung hat mich an den Rand des Ruins gebracht, geschäftlich, meine ich; aber auch familiär ist es sehr schwierig geworden. All dies geschieht nur, weil meine Familie, die Klinik, aber eben auch Sie mir eine psychiatrische Erkrankung andichten und aufzwingen wollen, die ich weder hatte noch habe. Trotzdem möchte ich eigentlich weiter mit Ihnen zusammenarbeiten, denn sie kennen mich gut und haben mir in manchen Krisen sehr geholfen.«

(denkt kurz nach, der Tonfall nun erkennbar schroffer)

»Ich muss Sie aber nach dieser erneuten schrecklichen Erfahrung einer Zwangseinweisung auffordern, sich definitiv von der Fehldiagnose einer bipolaren Störung zu distanzieren. Sonst kann ich leider die Behandlung bei Ihnen nicht fortsetzen, weil ich Ihnen dann nicht mehr vertrauen kann!«

Dr. T. *(wirkt überrascht und betroffen)*

»Herr B., meine Rolle als Therapeut erfordert Offenheit. Dies gilt auch dann, wenn wir *nicht* einer Meinung sind. Anlügen werde ich Sie nicht. Nach allem, was in den vergangenen 17 Jahren passiert ist, muss ich sagen, dass die bei Ihnen gestellte Diagnose einer bipolaren Erkrankung korrekt ist.«

Aaron B. *(angespannt, setzt zum Protest an)*

»... aber ...«

Dr. T. *(unterbricht ihn)*

»... bitte lassen Sie mich den Gedanken beenden. Aus meiner Sicht *haben* sie diese Erkrankung, leider. Aber, Herr B., Sie *sind nicht* diese Erkrankung! Es gibt Möglichkeiten, damit umzugehen, Wege zu fin-

	den, die mit Ihrem Selbstbild und mit Ihrer Lebensplanung vereinbar sind. Genau das sollten wir gemeinsam angehen.«
Aaron B.	*(bleibt angespannt)* »Ich sehe das anders. Ich schätze es zwar, dass Sie ehrlich zu mir sein wollen, aber Sie sind nun einmal im Irrtum. Ohne es zu wollen, schaden Sie mir. Wegen einer sogenannten Diagnose nehmen Sie in Kauf, mich in den Ruin zu treiben. Sie müssen sich mit mir gemeinsam entschieden gegen diese Fehldiagnose wehren, und zwar sofort!«
Dr. T.	*(zögert)* »Lassen Sie uns ...«
Aaron B.	*(eher ernst als wütend)* »Herr Dr. T., ich denke nicht, dass sich mein Vertrauen zu Ihnen wiederherstellen lässt ...«

Eine schwierige Situation: Hier der Patient, der einen schwerwiegenden Vertrauensverlust beklagt und dies dem Therapeuten anlastet, dort der Therapeut im Dilemma, entweder seinem Patienten gegenüber ehrlich zu sein und einen Therapieabbruch zu riskieren oder mit seiner Überzeugung hinter dem Berg zu halten, zu beschönigen, damit aber den Anspruch, stets ein authentisches Gegenüber zu sein, zumindest temporär aufzugeben. Bemerkenswerterweise haben dabei beide Beteiligten, unabhängig von dem konkreten Konflikt, dasselbe Ziel, nämlich die bewährte Arbeitsbeziehung fortzusetzen.

Dr. T. entschied sich für die erstgenannte Option. Er vertrat weiterhin seinen Standpunkt, zwar nicht konfrontativ, aber klar, und nahm mögliche Folgen in Kauf. Aaron B. wiederum brach die therapeutische Beziehung nicht ab. Jedoch standen die folgenden Therapiestunden fast vollständig im Zeichen eines zähen Ringens um den Wiederaufbau von Vertrauen. Die Einbeziehung der Familie lehnte der Patient vorerst ab. Er müsse erst »ins Reine kommen« mit dem Therapeuten und sich selbst. Erfreulicherweise klang das manische Syndrom in den Folgewochen weitgehend ab, ohne dass sich eine depressive Verstimmung einstellte. Aaron B. und Dr. T. gewannen den Eindruck, die Spitze der Vertrauenskrise sei gebrochen. Spuren hatte sie gleichwohl bei beiden hinterlassen, deutliche Spuren sogar: Die therapeutische Beziehung war für mehrere Monate anders als zuvor, fragiler, mit leisen Zweifeln unterlegt, mitunter angespannt.

Meine persönliche Quintessenz

Kern psychiatrischer und psychotherapeutischer Arbeit ist der Dialog. Damit ist weit mehr gemeint als der verbale Austausch. Vielmehr geht es um die dialogisch verfasste therapeutische Beziehung in ihrer ganzen Breite, was neben dem Gesprächsinhalt selbst auch den gegenseitigen Respekt, den körperlichen Ausdruck, etwa Mimik und Stimmmodulation, sowie das Interaktionsverhalten umfasst. Freilich ist auch eine noch so gute therapeutische Beziehung nie Selbstzweck. Sie dient einzig dem Ziel, Befinden und Lebensqualität der betroffenen Person zu verbessern. *Dies* ist das eigentliche Handwerk der Psychiatrie, und es ist ein anspruchsvolles Handwerk: Da es um persönliche Veränderung geht, bleiben kritische Situationen nicht aus. Deren Spektrum ist weit und reicht von der bloßen Meinungsverschiedenheit über grundsätzliche Divergenzen und, wie bei Aaron B., veritable Vertrauenskrisen bis hin zum Abbruch der Behandlung.

Das therapeutische Arbeitsbündnis muss Freiräume dafür schaffen, dass solch heikle Momente erkannt, benannt und konstruktiv bearbeitet werden können – eine beachtliche Herausforderung, die auch einmal schmerzhaft sein kann, notabene für *beide* Beteiligten.

2   Biographische Skizze

Arthur Kronfelds Denkweg steht im Mittelpunkt dieses Buches, *nicht* seine Biographie. Dennoch ist eine skizzenhafte Annäherung an die wesentlichen Stationen seines Lebens für ein vertieftes Verständnis seines Werkes sinnvoll. Um nicht nur Daten und Fakten aufzuzählen, sondern der Darstellung eine persönliche Färbung zu geben, greife ich im Folgenden auf autobiographische Texte zurück, die Kronfeld anlässlich seiner drei akademischen Qualifikationsarbeiten verfasste.

Über seine frühen Jahre berichtete er im Kontext seiner medizinischen Dissertation von 1910:

> »Als Sohn des Justizrates und königl. Notars Dr. Kronfeld und seiner Gattin geb. Liebmann bin ich am 9. Januar 1886 zu Berlin geboren. Ich bin jüdischer Konfession. Von 1895–1904 besuchte ich das Sophiengymnasium zu Berlin und erlangte die Berechtigung zum einjährig-freiwilligen Militärdienst und das Reifezeugnis. Von 1904–1909 studierte ich Medizin an den Universitäten Jena, München, Berlin und Heidelberg, bestand 1906 zu Berlin das Tentamen physicum und 1909 zu Heidelberg die ärztliche Staatsprüfung: Das praktische Jahr der Mediziner absolvierte ich an der Großherzoglich Bad. psychiatrischen Universitätsklinik zu Heidelberg und am Städtischen Krankenhause Moabit zu Berlin. Die ärztliche Approbation wurde mir am 1. Juni 1910 erteilt.« (Kronfeld 1910[10])

Dort schließt 1912 der entsprechende Text aus der philosophischen Dissertation an:

> »Am 1. Juni 1910 als Arzt approbiert, wurde ich Assistent an der Großherzogl. psychiatrischen Klinik der Universität Heidelberg. Zur Zeit genüge ich meiner Militärpflicht als einjährig freiwilliger Arzt.
> Mit Philosophie und Psychologie habe ich mich seit Beginn meines Studiums autodidaktisch beschäftigt; mit den experimentell-psychologischen Methoden vornehmlich unter Leitung von Herrn Geheimrat Ziehen, Berlin.
> Nächst den Werken Immanuel Kants verdanke ich die Fundierung meiner philosophischen Überzeugung und meines psychologischen Wissens den Werken Jakob Friedrich Fries', in die ich durch Nelson, Göttingen, eingeführt wurde; ferner vor allem denen Nelsons, Brentanos, Husserls, und Messers experimentellen Arbeiten.« (Kronfeld 1912a, S. 487)

1913 zog Arthur Kronfeld nach Berlin. Die Gründe dafür sowie die Ereignisse der Folgejahre, einschließlich der Zeit als Soldat im I. Weltkrieg, schilderte er in den biographischen Angaben, die er gemeinsam mit seinem Habilitationsgesuch bei der Berliner medizinischen Fakultät einreichte:

> »Im Oktober 1913, als mein Lehrer und Chef Prof. Nissl an jener Krankheit, die ihn später dahinraffte, zuerst längere Zeit darniederlag, verliess ich auf seinen Rat die psychiatrische Klinik – wie er und ich damals annahmen, nur zeitweilig – um meine psychiatrische Aus-

---

10 Eine Seitenzahl kann nicht angegeben werden, da dieser Lebenslauf nur in Sonderdrucken des Artikels, nicht aber in der gebundenen Zeitschrift enthalten ist.

bildung weiter zu fördern. Durch seine Empfehlung kam ich zu Geh.Rat. Prof. H. Liepmann, damals noch Privatdozent und Oberarzt an der Berliner Städt. Irrenanstalt[11] Dalldorf, die mich ab 1. Dezember 1913 als etatsmässigen Assistenzarzt anstellte. Ich lernte dort diejenigen Gebiete und Forschungsweisen der lokalisierenden Hirnpathologie, die mit der Schule Wernickes und besonders mit dem Namen H. Liepmann's verknüpft sind. Dort war ich bis zum Kriegsausbruch.

Am 2. August 1914 folgte ich meiner Mobilmachungsordre und habe den ganzen Krieg als Oberarzt d. Res. an der Front mitgemacht, bis zu meiner Verwundung im Sommer 1917. Danach bekam ich, als nicht mehr frontdienstfähig, eine Aufgabe in einer Kriegslazarettabteilung, wo ich bis zum Kriegsende war.

... Nach einigen früheren harmlosen Verwundungen, während deren ich meinen Truppenteil nicht verliess, wurde ich Mitte 1917 durch Granatsplitter am Kopf ernster verwundet. Ich erhielt das Eiserne Kreuz I. Klasse und II. Klasse, das Militärverdienstkreuz von Mecklenburg-Schwerin und das Verwundetenabzeichen.

Nach meiner Wiederherstellung wurde ich als Nervenfacharzt zur Errichtung einer Nervenstation bei der Kriegslazarettabteilung 40 B (Freiburg i/Br.) kommandiert, die rasch auf 300 Betten anwuchs. Dort erfreute ich mich der neurologischen und internistischen Belehrung von Exz. Bäumler und Geheimrat de la Camp. Ich erhielt ferner vom Feldflugchef den Auftrag, im Anschluss an die Fliegerprüfungskommission Freiburg ... eine experimentell-psychologische Fliegereignungsprüfung zu konstruieren und durchzuführen. Nach dem von mir eingerichteten Verfahren wurden bis zum Kriegsende über 400 Fliegeraspiranten geprüft; eine Denkschrift hierüber habe ich auf Befehl noch vor Kriegsende dem Feldflugchef unterbreitet.

Nach Kriegsende kehrte ich nach Berlin zurück. Prof. Nissl war inzwischen an die Psychiatrische Forschungsanstalt nach München übergesiedelt, klinische Arbeit bei ihm kam nicht mehr in Frage. Geheimrat Liepmann war Direktor der Städt. Irrenanstalt Herzberge geworden. Dortselbst trat ich am 1. Dezember 1918 wieder in meine etatsmässige Assistentenstelle ein.

Inzwischen hatte ich geheiratet. Die Anstaltswohnung war unzulänglich. Auch hatte sich durch den Krieg und die Nachkriegszeit das Vermögen meiner Eltern verloren; zudem war mein Vater schwer erkrankt und arbeitsunfähig; er starb 1921. So stand ich im Sommer 1919 vor der Notwendigkeit, aus dringenden materiellen Gründen, um für mich und die Meinigen zu sorgen, in die ärztliche Praxis zu gehen. Seit dem übe ich in Berlin neurologische[12] Praxis aus. Diese sicherte mich zwar materiell, liess mir aber dabei Zeit, um die wissenschaftlichen Bestrebungen der Vorkriegszeit fortzusetzen. Der grösste Teil meiner wissenschaftlichen Arbeiten wurde erst seit diesem Zeitpunkt veröffentlicht.

Der leitende Gedanke meiner psychiatrischen Arbeiten ist der, die Symptomanalyse mit psychologischen Mitteln zu vertiefen. Ich bin der Überzeugung, dass alsdann die Beziehungen der Symptome, ihrer Genese und Gestalt, zu der psychophysischen Persönlichkeit, der Konstitution und Entwicklung des einzelnen Falles sich deutlicher herausstellen, ebenso aber auch die etwaige direkt nosogene Natur bestimmter abnormer Psychismen sich sicherer begründen lässt. In meiner dem Habilitationsgesuch beigelegten Schrift versuche ich, dies Programm meiner bisherigen Veröffentlichungen methodisch zu begründen.« (Kronfeld 1927a, nachgedruckt in Kronfeld 2017)

---

11 »Irrenanstalt« war seinerzeit ein etablierter *terminus technicus* – was selbstverständlich nicht bedeutet, dass ihm nicht auch schon damals ein hohes Stigmatisierungs- und Diskriminierungspotential innewohnte.

12 Der zu vermutende Grund, warum Kronfeld an dieser Stelle von »neurologischer« Praxis spricht und nicht auf seine psychiatrisch-psychotherapeutische Tätigkeit im Institut von Magnus Hirschfeld hinweist, wird in Fußnote 16 genannt.

Nach dem Krieg war Kronfeld demnach in Berlin geblieben[13]. Die von ihm erwähnte Eheschließung – der Geburtsname seiner Frau war Lydia Quien – fand am 8. August 1918 statt[14] [15]. Das Paar hatte, soweit aus den mir zugänglichen Quellen beurteilbar, keine Kinder.

Kronfeld fand Anschluss an die Arbeitsgruppe um Magnus Hirschfeld (1868–1935), dem damals bereits ebenso bekannten wie umstrittenen Begründer der Sexualwissenschaft[16]. An der Gründungsveranstaltung des gleichnamigen Institutes im Juli 1919 hielt er das Eröffnungsreferat über »Gegenwärtige Probleme und Ziele der Sexuologie« (Kronfeld 1919). Er blieb bis 1926 enger Mitarbeiter des Institutes, wobei er neben allen administrativen und organisatorischen Aufgaben die Gelegenheit nutzte, sich im Rahmen seiner eigenen ärztlich-psychotherapeutischen Tätigkeit einen umfassenden Erfahrungsschatz anzueignen. Dies schlug sich unmittelbar und nachhaltig in den späteren Veröffentlichungen nieder (▶ Kap. 5 und ▶ Kap. 6).

1926 eröffnete Kronfeld am Berliner Tiergarten eine psychiatrisch-psychotherapeutische Praxis, blieb allerdings der wissenschaftlichen Arbeit treu einschließlich einer regen Publikations- und Vortragstätigkeit. Wie er selbst in obigem Zitat berichtet, gelang es ihm kurz darauf, sich aus der Praxis heraus, also ohne feste institutionelle Anbindung, mit einer Arbeit über »Die Psychologie in der Psychiatrie« bei Karl Bonhoeffer (1868–1948), dem damaligen Direktor der Klinik für psychische und Nervenkrankheiten an der Charité[17], zu habilitieren (Kronfeld 1927a). Vier Jahre später, 1931, erhielt er die Ernennung zum außerordentlichen, also nicht beamteten Professor.

Kronfeld war Mitorganisator der neu etablierten »Allgemeinen ärztlichen Kongresse für Psychotherapie«. Ein weiterer wichtiger Schritt war die Gründung der »Allgemeinen ärztlichen Gesellschaft für Psychotherapie«, deren Vorstandsmitglied er wurde. Ab 1930 war er einer der Schriftleiter des auch international angesehenen

---

13 Ebenso lebhafte wie authentische Einblicke in das intellektuelle, gesellschaftliche und politische Klima Berlins während der Weimarer Republik gewähren, aus je unterschiedlicher Warte, die drei jüngst erschienenen Werke von Hummelt (2022), Jähner (2022) und Wildt (2022).
14 Diese Angaben sind der Kopie eines nach dem 1. 2. 1935 entstandenen Dokumentes aus dem deutschen Bundesarchiv in Koblenz mit der Signatur R 21/200 11 entnommen, das mein Kollege Dr. med. Yazan Abu Ghazal mir dankenswerter Weise zur Verfügung gestellt hat.
15 In diesem Dokument wird Kronfelds Religion, ebenso wie diejenige seiner Frau, als »franz. reformiert« angegeben. Ob er tatsächlich konvertiert ist und, wenn ja, welche Rolle allenfalls aus der politischen Lage ableitbare Gründe für diesen Entschluss spielten, wird die zukünftige Forschung zu klären haben.
16 Diesen Kontext erwähnt Kronfeld in seinem anlässlich der Habilitation verfassten – und oben zitierten – Lebenslauf in keiner Weise. Der Grund ist unklar. Herrn (2017) vermutet als Motiv eine strategische Überlegung Kronfelds, nämlich zu verhindern, dass Inkompatibilitäten zwischen seinem sexualwissenschaftlichen Engagement und der Haltung der Berliner medizinischen Fakultät seiner akademischen Entwicklung im Wege stehen.
17 Zwei Söhne und zwei Schwiegersöhne Karl Bonhoeffers wurden von den Nationalsozialisten ermordet. Am bekanntesten ist das Schicksal seines Sohnes Dietrich Bonhoeffer (1906–1945), eines protestantischen Theologen und aktiven Widerstandskämpfers, der kurz vor Kriegsende im Konzentrationslager Flossenbürg starb.

»Zentralblattes für Psychotherapie«.«. All diese Aktivitäten endeten abrupt, als ihm die Nationalsozialisten am 1.2.1935 die Lehrbefugnis und damit die wissenschaftliche Arbeitsgrundlage entzogen[18].

In den 1920er-Jahren engagierte sich Kronfeld zunehmend gesundheitspolitisch, etwa als Mitglied des »Vereins sozialistischer Ärzte« (Kittel 1986a, 1989). Dabei lagen ihm die systematische Etablierung und die Zugänglichkeit psychiatrisch-psychotherapeutischer Behandlungsangebote im städtischen Raum besonders am Herzen (Schröder 1986).

Zwei Jahre nach der Machtergreifung der Nationalsozialisten sahen sich Kronfeld und seine Frau gezwungen, ins Exil zu gehen, zunächst in die Schweiz. Dort arbeitete er für etwa ein Jahr im Privatsanatorium Les Rives de Prangins, heute Hôpital psychiatrique de Prangins, zwischen Lausanne und Nyon am Genfersee gelegen. Nachdem ihm von den Schweizer Behörden kein Asylstatus zugesprochen worden war, führte eine weitere Emigrationsetappe das Ehepaar nach Moskau[19]. Kronfeld erhielt hier eine Forschungsprofessur und setzte seine intensive Publikationstätigkeit fort, notabene in russischer Sprache. Nach Hitlers Überfall auf die Sowjetunion im Herbst 1941 scheinen Arthur Kronfeld und seine Frau zu der Überzeugung gelangt zu sein, dass sie trotz Emigration nicht sicher vor Verfolgung seien. Die resultierende Verzweiflung muss so groß geworden sein, dass beide am 16. Oktober 1941 in Moskau Suizid begingen, indem sie eine hohe Dosis eines Barbiturates einnahmen. Viele Details im Vorfeld dieses tragischen Ereignisses harren allerdings noch der historischen Aufarbeitung.

Auch bezüglich der hier referierten biographischen Daten und Zusammenhänge ist ein Caveat geboten: Von Kronfelds wenigen eigenen Berichten abgesehen, stützen sich diese nämlich ausschließlich auf die Sekundärliteratur. Diese jedoch ist weder umfangreich noch genügt sie, vor allem, was Quellennachweise betrifft, in allen Fällen den zu erwartenden methodischen Ansprüchen. Eine umfassende, auf Recherchen an all seinen Wohn- und Arbeitsorten gestützte wissenschaftliche Biographie Arthur Kronfelds steht aus.

---

18 Dies geht ebenfalls aus dem in Fußnote 14 erwähnten Dokument des deutschen Bundesarchivs in Koblenz mit der Signatur R 21/200 11 hervor.
19 Einen umfassenden Überblick über die nach 1933 stattgehabte, besser: erzwungene Emigrationsbewegung jüdischer Ärztinnen und Ärzte von Deutschland nach Russland geben Peters (1992) und Tischler (2006).

Lebenswelt 2 – Charlotte D. und die Diskriminierung: Wie das Aufeinanderprallen zweier ethischer Prinzipien die Beteiligten an ihre Grenzen führt

Charlotte D., eine 70-jährige Rentnerin, lebte nach dem Tod ihres an der Parkinsonschen Erkrankung verstorbenen Mannes allein. Bereits zuvor war sie einige Jahre Patientin in Dr. T.s Praxis. Sie hatte in ihrem Leben mehrere depressive Episoden durchgemacht, davon zwei ausgesprochen schwere, die jeweils einen mehrmonatigen Klinikaufenthalt zur Folge hatten. In diesen Zeiten litt sie unter einem ausgeprägten gehemmt-depressiven Syndrom. Trotz des damit einhergehenden sozialen Rückzuges und ihrer Schweigsamkeit quälten sie – was von außen kaum jemand bemerkte – eine ständige innere Anspannung, ergebnisloses Grübeln, Ängste, Schuldgefühle und, vor allem in den frühen Morgenstunden, Suizidgedanken. Zu einem ausgeführten Suizidversuch war es aber noch nie gekommen.

Die letzte depressive Episode lag nahezu acht Jahre zurück. Frau D. stellte sich in mehrwöchigen Abständen in Dr. T.s Sprechstunde vor, behielt eine medikamentöse Rückfallprophylaxe mit Lithium konsequent bei und bezeichnete sich gerne, wenn auch mit ironischem Unterton, als »geheilt«. Die massive Belastung durch die rasch progrediente, zum Tode führende neurologische Erkrankung des Ehemannes hatte bei ihr zwar Trauer und große Erschöpfung hervorgerufen, nicht aber zu einem Rückfall in die Depression geführt. Oft betonte sie sogar den markanten, wenn auch nur subjektiv erlebbaren und schwer in Worte zu fassenden Unterschied zwischen Trauer und Depression. Es war Charlotte D. gelungen, im letzten Lebensjahr ihres Mannes dessen wirksamste Stütze zu sein. Die gemeinsame Tochter des Ehepaares, eine damals 35-jährige Biochemikerin, lebte gemeinsam mit ihrem Mann und einer siebenjährigen Tochter in der Nachbarstadt. Zwischen ihr und den Eltern bestand eine enge und herzliche Beziehung.

Während der Krankheitszeit des Ehemannes erwähnte Charlotte D. in der Sprechstunde zunächst eher beiläufig, später mit größerem Nachdruck ein Thema, das das Ehepaar zunehmend beschäftigt habe: Angestoßen von ihrem Mann, hätten sich beide intensiv mit der Frage auseinandergesetzt, ob eine Person grundsätzlich berechtigt sei, ihrem Leben selbst ein Ende zu setzen und dabei die Unterstützung anderer Menschen, vor allem von ärztlicher Seite, zu beanspruchen. Sie seien beide nach langen Diskussionen zu der Überzeugung gelangt, dass ein solcher »assistierter Suizid« durchaus vertretbar sein könne, sofern die betroffene Person überzeugende Gründe für ihren Sterbewunsch vorbringe, etwa einen unerträglichen krankheitsbedingten Leidenszustand.

Für sie selbst sei das Thema damals eher abstrakt gewesen, nicht hingegen für ihren Mann. Angesichts seiner rapide verlaufenden, schwer therapierbaren neurologischen Erkrankung habe er entschieden, Mitglied einer Sterbehilfeorganisation zu werden[20]. Sie habe diesen Schritt seinerzeit nicht getan. Nur wenige Monate später sei ihr Mann seiner Krankheit erlegen, ohne dass es zu weiteren Kontakten mit einem Sterbehelfer gekommen sei. Das Thema sei, was sie im Nachhinein überraschend finde, in den letzten Lebenswochen ihres Mannes nicht mehr angesprochen worden.

Nach dem Verlust ihres Mannes in der Weihnachtszeit begleitete Dr. T. die Patientin in Form etwas häufigerer psychotherapeutischer Gespräche. Sie fand einen Weg, mit der Trauer zu leben. In den ersten Monaten ergaben sich keine Hinweise auf ein Rezidiv ihrer depressiven Erkrankung. Dies allerdings änderte sich im Sommer des Folgejahres: Charlotte D., in gesunden Zeiten eine energische, entschlussfreudige Person, wurde zunehmend stiller, wirkte in der Sprechstunde schon bei der Begrüßung deutlich bedrückt, um dann, darauf angesprochen, in fassadenhafter Weise zu betonen, sie komme schon irgendwie zurecht. In der Folgezeit stellten sich ausgeprägte Schlafstörungen, Energieverlust und Appetitlosigkeit ein, die Patientin verlor 5 kg Körpergewicht innerhalb zweier Monate. Soziale Kontakte reduzierte sie auf ein Minimum, sogar einige fest vereinbarte Termine mit der Familie ihrer Tochter sagte sie ab. Die Tochter war in Kenntnis der psychiatrischen Vorgeschichte ihrer Mutter zunehmend besorgt und wandte sich telefonisch an den Therapeuten.

In der nächsten Sprechstunde bot sich Dr. T. das Vollbild eines gehemmt-depressiven Zustandsbildes: Mit großer Mühe und voller Scham berichtete Charlotte D., dass sie nur noch in ihrer Wohnung sitze, zu nichts mehr nütze sei, der Tochter, den Freunden und wohl auch ihm, dem Therapeuten, zur Last falle. Oft sei sie verzweifelt, wisse keinen Ausweg, traue sich aber zugleich nicht, an Suizid zu denken, obwohl das – so die Patientin wörtlich – »vermutlich für Alle der beste Weg wäre«. Der Therapeut schlug eine Anpassung der antidepressiven Medikation sowie Termine in wöchentlichen Abständen vor, was sie stumm nickend akzeptierte.

Während zweier Wochen änderte sich wenig. Auf Nachfrage verneinte die Patientin suizidale Gedanken jeweils klar und deutlich. Dann aber trat eine plötzliche Wendung zum Schlechten ein, mit der weder die Patientin noch der Therapeut gerechnet hatten: Die Tochter teilte ihrer Mutter mit, der internationale Konzern, für den sie arbeite, wolle sie für zwei Jahre in die USA schicken, um ein Forschungsprojekt zu leiten. Dies werde ein wesentlicher Karriereschritt für sie sein, eine große Chance also, die sie trotz mancher Bedenken unbedingt wahrnehmen wolle. Die Familie werde bereits in drei Monaten in die USA ziehen.

Diese Nachricht traf die Patientin – nach ihren eigenen Worten – »wie ein Blitz«. Die Tochter, die darüber sehr erschrocken war, hielt nun einen besonders engen Kontakt mit mehreren Telefonaten am Tag aufrecht. Die Patientin aber

---

20 In der Schweiz gibt es mehrere solche Organisationen. Rechtlich bleibt nach dem Schweizer Strafgesetzbuch die – ärztliche und nicht-ärztliche – Assistenz beim Suizid einer urteilsfähigen Person straffrei, sofern keine »selbstsüchtigen Beweggründe« für diese Assistenz vorliegen (Art. 115 StGB).

wurde immer schweigsamer und in sich gekehrter. Gegenüber Dr. T. äußerte die Tochter, sie wisse ja leider nur zu gut, wie Depressionen bei ihrer Mutter aussähen, aber einen Zustand wie den aktuellen habe sie bei ihr noch nie erlebt.

Beim nächsten Termin machte Dr. T. eine ähnliche Erfahrung: Von der fortbestehenden traurigen Verstimmung abgesehen, wirkte seine Patientin verändert, einerseits nervös und angespannt, andererseits seltsam entschieden und mit fester Stimme sprechend. Gerade Letzteres überraschte ihn. Sie müsse, so Charlotte D., heute etwas ansprechen, das für sie selbst, aber wohl ebenso für Dr. T. ein schwieriges Thema sei – aber es gehe nicht anders: Nach der Mitteilung der Tochter sei ihr Verschiedenes klar geworden, was bisher »im Nebel der Depression« gelegen habe. Das Fass sei nun übergelaufen. Sie wolle einfach nicht mehr weiterleben. Dass sie nun auch noch »die Tochter verlieren« werde, sei kein Zufall. Sie fasse es vielmehr als ein Zeichen auf, als eine »von wem auch immer« an sie gerichtete Botschaft, es sei Zeit, sich zu verabschieden. Diesen Entschluss hätte sie, wie sie hervorhob, schon viel früher treffen sollen. Aber erst jetzt verstehe sie ihre Situation wirklich, und jetzt müsse sie handeln. Die Erinnerungen an Diskussionen mit ihrem Mann über einen assistierten Suizid seien in den letzten Tagen sehr lebhaft gewesen. Sie habe sich geradezu körperlich zurückversetzt gefühlt in diese Gespräche. Nun aber gehe es nicht um ihren Mann, sondern um sie.

Der Dialog zwischen der Patientin und Dr. T. führte zu einem Punkt, an dem das bestehende ethische Dilemma scharf konturiert hervortrat – allerdings nicht als abstrakter Gegenstand eines Ethikseminars, was Dr. T. aus Fortbildungen wohl vertraut war, sondern konkret bezogen auf zwei jetzt handelnde Personen:

Charlotte D. »Herr Dr. T., ich bin mir bewusst, was ich von Ihnen verlange. Aber Sie sehen doch, wie es um mich steht. Es gibt für mich keinen anderen Weg. Bitte unterstützen Sie mich dabei, diese Welt zu verlassen!«

Dr. T. »Ja, ich sehe, wie verzweifelt sie sind, Frau D. Zugleich weiß ich aber auch, dass sie mehrfach schlimme depressive Zeiten durchgestanden und in ihr Leben zurückgefunden haben. Das kann auch jetzt wieder gelingen.«

Charlotte D. (*aufgebracht, zitternd*)
»Ich kann das nicht, und ich will das nicht. Akzeptieren Sie das bitte! Sie legen doch stets so großen Wert auf meine Autonomie. Sie sei das eigentliche Ziel ihrer therapeutischen Arbeit, sagten Sie kürzlich. Jetzt will ich von dieser Autonomie Gebrauch machen – das geht aber nicht ohne Ihre Hilfe.«

Dr. T. »Es steht uns doch offen, nach Alternativen zu suchen, denken Sie nicht?«

Charlotte D. »Nein, das denke ich nicht, weil ich es nicht denken *will*. Ich will nicht mehr leben. Mit mir selbst komme ich nicht zurecht, und den anderen falle ich immer mehr zur Last. Auch Ihnen übrigens, aber das würden Sie ja nie zugeben. Dr. T., ich muss es geradeheraus sagen: Wenn Sie mich bei meinem Wunsch nicht aktiv unterstützen, dann diskriminieren Sie mich. Sie verweigern mir ärztliche Hilfe nur deswegen, weil ich früher Depressionen hatte und vor einiger Zeit den Tod meines Mannes verkraften musste. Das ist nicht in Ordnung, das ist unfair! Bitte denken Sie darüber nach und helfen mir.«

Das tat Dr. T., und zwar intensiv: Wo, so fragte er sich, stand Charlotte D. auf der Skala zwischen dem wohlüberlegten, nachhaltig vorgebrachten, auf triftigen Gründen beruhenden »Bilanzsuizid« einer autonomen Person einerseits und dem Todeswunsch, dessen wesentliche Quelle eine aktuell bestehende psychische Erkrankung war, andererseits? Er kam zu dem Schluss, dass sich seine Patientin viel näher am Depressionsende der Skala befand als im Bereich eines autonomen Entschlusses, der sich an den Prinzipien und Werten orientierte, die ihr Leben außerhalb depressiver Phasen stets geprägt hatten. Aus seiner Sicht traf die überraschende Mitteilung der Tochter, sie werde bald in die USA ziehen, auf eine Person, die sich bereits in einer mittelgradigen depressiven Episode befand. Diese beeinflusste nicht nur Charlotte D.s Stimmungslage, was offenkundig war, sondern in markanter, für Außenstehende jedoch nicht unmittelbar erkennbarer Weise auch ihr persönliches Wertgefüge. Ihre Schuldgefühle und Selbstvorwürfe, ihre Sorge, anderen, nicht zuletzt Dr. T., zur Last zu fallen, ihr drängendes Gefühl, sich aus der Welt verabschieden zu *sollen*, ja zu *müssen* – all dies trug zur Überzeugung des Therapeuten bei, er habe seiner Patientin trotz deren genau gegenteiligen Wunsches konsequent einen therapeutischen Weg, eine Lösungssuche für ihr Weiterleben anzubieten und nicht die ärztliche Unterstützung bei der Vorbereitung und Durchführung eines Suizides.

Lange rang er mit sich, ob er Charlotte D. einen Klinikeintritt nahelegen solle, um eine intensivere Betreuung sicherzustellen und damit das Suizidrisiko zu reduzieren. Ihm war klar, dass die Patientin dies keinesfalls gutheißen würde. Schließlich entschied er sich dagegen, wenn auch mit mancherlei Bedenken. Umso erleichterter war er, als sich in der Folgezeit das depressive Syndrom langsam zurückbildete, obwohl die Tochter ihren Umzug in die USA vorbereitete. Das Thema des Suizides, sei er ärztlich assistiert oder nicht, verlor in den Therapiestunden seinen angespannt-auffordernden Charakter.

Das gemeinsame ethische Dilemma der Patientin und des Therapeuten aber blieb präsent und spürbar. Es beschäftigte beide auch außerhalb der Sprechstunde weiter: Dr. T. berichtete, natürlich anonymisiert, in der nächsten Supervision über Charlotte D. Die Patientin ihrerseits beantragte nach dem Abklingen der depressiven Phase die Mitgliedschaft bei derselben Sterbehilfeorganisation, an die sich ihr Mann seinerzeit gewandt hatte. Dies berichtete sie Dr. T. mit der Bemerkung, er solle ihren Schritt nicht als Kritik an ihm verstehen. Sie habe die ernsthafte Auseinandersetzung mit dem Thema, die sie bei ihm gespürt habe, geschätzt, denn sie sei ihr gegenüber respektvoll gewesen. Dennoch habe sie seine Meinung oftmals nicht nachvollziehen können, habe sie mitunter tatsächlich als diskriminierend empfunden. Aber auch sie selbst sei »mit diesen Fragen noch lange nicht fertig«.

Meine persönliche Quintessenz

Der Umgang mit Todeswünschen einer Patientin oder eines Patienten gehört zu den besonders anspruchsvollen und belastenden Aufgaben des ärztlichen Berufes. In vielen westlichen Gesellschaften entstand in den letzten Jahrzehnten ein breiter Diskurs über den assistierten Suizid. In der Regel gesteht dabei die – mittlerweile in einigen Ländern, darunter die Schweiz, Deutschland und Österreich, höchstrichterlich bestätigte[21] – öffentliche Meinung einer mündigen und urteilsfähigen Person das Recht zu, selbst über den Zeitpunkt des eigenen Todes zu entscheiden und allenfalls ärztliche Hilfe bei der Durchführung eines assistierten Suizides zu erbitten.

Für Fachpersonen in der Psychiatrie generiert dies ein gravierendes Dilemma: Bürgerliche (Grund-)Rechte gelten in einem demokratischen Gemeinwesen für jede einzelne Person. Wenn also der erwähnte Konsens hinsichtlich der Legitimität eines assistierten Suizides besteht, dürfen die daraus resultierenden Handlungsoptionen niemandem ohne zwingenden Grund verwehrt werden. So etwa wäre es offenkundig diskriminierend, wenn ein Arzt das Gespräch über einen assistierten Suizid *nur deswegen* verweigert, weil die betroffene Person in der Vergangenheit eine psychiatrische Erkrankung hatte.

Diese Aussage dürfte heute auf breite Zustimmung stoßen. Ein Problem entsteht, wenn die psychische Erkrankung zum Zeitpunkt des geäußerten Todeswunsches noch vorhanden ist, in welcher Intensität auch immer. Psychiatrisch Tätige wissen nur zu gut, dass ihre Patientinnen und Patienten eben nicht nur drastische, unmittelbar ins Auge springende Symptome zeigen, sondern auch Gedanken und subjektive Erlebnisse haben, die sich nur schrittweise und nur vor dem Hintergrund einer respektvoll-dialogischen therapeutischen Beziehung erschließen. Dazu gehören genau diejenigen Bereiche, die bei der ärztlichen Einschätzung eines Sterbewunsches entscheidend sind: Persönlichkeit, biographische Entwicklungen, individuelles Wertgefüge.

Sollte sich der Wunsch nach einem assistierten Suizid aus Quellen speisen, die mit einer aktuell bestehenden psychischen Erkrankung verbunden sind, so ist die konsequente Therapie dieser Erkrankung das ethisch gebotene Vorgehen für jede psychiatrische Fachperson. Dies ist wahrlich leichter gesagt als getan. Das Dilemma zwischen dem Respekt vor der Autonomie der Patienten/innen einerseits und der ärztlichen Verpflichtung zur Hilfeleistung andererseits (»Autonomie-Fürsorge-Konflikt«) ist nicht allgemein auflösbar, sondern erfordert immer eine begründete Entscheidung im Einzelfall. Es wird uns weiterhin begleiten und, blickt man auf die gesellschaftliche Entwicklung, an Bedeutung zunehmen.

---

21 Vgl. die Urteile des Schweizerischen Bundesgerichts von 2006 (BGE 133 I 58), des deutschen Bundesverfassungsgerichts von 2020 (2 BVerfGE 2347/15) und des österreichischen Verfassungsgerichtshofs von 2020 (G 139/2019–71).

3 Was Kronfeld antraf: Theorien und Kontroversen in der Ideengeschichte der Psychiatrie vom 18. bis zum frühen 20. Jahrhundert

Arthur Kronfelds Annäherung an die Psychiatrie wurde wesentlich geprägt durch sein Interesse an philosophischen und dabei insbesondere an wissenschaftstheoretischen Fragen, das ihn von der Studienzeit bis zur Emigration in die Schweiz und nach Moskau nie mehr verlassen sollte. Theorie musste für ihn aber stets der Praxis dienen, in der Psychiatrie also konkret der Qualität von Diagnostik, Behandlung und Forschung zuträglich sein.

Als Kronfeld seine Assistententätigkeit an der psychiatrischen Universitätsklinik Heidelberg aufnahm, hatte er sich unter der Ägide seines Mentors und späteren Freundes Leonard Nelson (1882–1927) bereits intensiv mit der Philosophie Jakob Friedrich Fries' (1773–1843) befasst, der in der ersten Hälfte des 19. Jahrhunderts zum Begründer einer neukantianischen Schule geworden war. Warum Kronfeld im psychiatrischen Kontext gerade diese philosophische Richtung derart attraktiv erschien, dass er sie zum eigentlichen Kern seines Denkens machen sollte, wird an späterer Stelle herausgearbeitet (▶ Kap. 5).

Bei aller Orientierung am Neukantianismus Friesscher Prägung, die – besonders in den bis 1920 erschienenen Schriften – an Verehrung grenzte, verfügte Kronfeld über eine breite philosophische Bildung. Er hatte, plakativ ausgedrückt, »seinen Kant gelesen«, und zwar gründlich. Um der intellektuellen Breite des Kronfeldschen Horizontes gerecht zu werden, sollen im Folgenden tragende Denkwege des jungen Faches Psychiatrie vom ausgehenden 18. bis zum frühen 20. Jahrhundert nachgezeichnet werden. Warum dies bedeutsam ist, zeigt bereits ein Blick in seine frühen Schriften: Vor allem die philosophische Dissertation und die kritische Auseinandersetzung mit der Psychoanalyse Sigmund Freuds, jeweils 1912 erschienen, als Kronfeld 26 Jahre alt war, sind voller Bezüge zu unterschiedlichsten erkenntnistheoretischen Positionen, die systematisch abgewogen, kritisiert, erweitert werden – ein charakteristischer Arbeitsstil, dem er treu bleiben sollte.

Weil es hier nicht um ideengeschichtliche Vollständigkeit geht, sondern um ein vertieftes Verständnis des Kronfeldschen Werkes und um dessen Fruchtbarmachung für die aktuelle Debatte, wird sich die Argumentation an einer Abfolge von acht wirkmächtigen wissenschaftlichen Narrativen orientieren. Deren Auswahl reflektiert zweifellos subjektive Akzentsetzungen des Autors. Die Frage nach dem Selbstverständnis der Psychiatrie bleibt jedoch als zentrale Referenz erhalten.

3.1 Ein personzentrierter Beginn: Die Psychiatrie als »Kind der Aufklärung«

Hier ist sogleich einem Missverständnis vorzubeugen: Keineswegs ist eine unkritische oder gar hagiographische Darstellung der Psychiatrie beabsichtigt, deren Geschichte wahrlich – auch im Zeitalter der Aufklärung – nicht nur Licht-, sondern auch Schattenseiten aufzuweisen hat – *markante* Schattenseiten, um genau zu sein. Die Etikettierung als »Kind der Aufklärung« bezieht sich auf einen sich im späten 18. Jahrhundert entwickelnden, für das im Entstehen begriffene Fach Psychiatrie zentralen Gedanken: Bei psychisch kranken Personen handele es sich in schroffem Kontrast zu früheren Denktraditionen eben *nicht* um »Besessene«, um von Gott Bestrafte, um Verbrecher oder anderweitig gesellschaftlich »Aussätzige«, die im Interesse des Gemeinwohls systematisch zu marginalisieren seien. Vielmehr seien sie kranke, leidende Menschen, »Patienten«[22], mit einem genuinen, also *allein* durch den Patientenstatus garantierten Anspruch auf gesellschaftliche Akzeptanz, auf Unterstützung und, vor allem, auf Behandlung.

Dieser Grundtenor hängt eng zusammen mit der allgemeinen gesellschaftlichen Stoßrichtung in der Epoche der Aufklärung. Es entstand das Bild des/der mündigen, selbstverantwortlich handelnden Bürgers/Bürgerin, des/der *citoyen/citoyenne*, der/die Entscheidungen der weltlichen und geistlichen Obrigkeit nicht einfach hinzunehmen, sondern zu hinterfragen und mitzugestalten aufgefordert war.

Das philosophisch tragende Konzept der Aufklärungszeit war der Rationalismus. Vertreter dieser Richtung, etwa die französischen Enzyklopädisten um Denis Diderot (1713–1784) und Jean-Baptiste le Rond d'Alembert (1717–1783), verliehen dem Begriff »Wissenschaft« einen ausgesprochen positiven, optimistischen Bedeutungshof. Sie waren überzeugt, es gebe allenfalls vorläufig, nicht aber grundsätzlich unlösbare Probleme, sofern man die Erkenntniskraft der menschlichen Vernunft, der »Ratio«, nur nachhaltig einsetze.

So wurde die Vernunft zum eigentlichen Kern dessen, was Menschen ausmacht, zum Zentrum der *conditio humana*. Hier lag eine wesentliche Verbindung zur Psychiatrie: Personen, so die Grundannahme der Aufklärung, verfügen als solche über Vernunft. Sie können aber durch Krankheiten in die Lage geraten, von ihrer Vernunft vorübergehend keinen oder nur eingeschränkten Gebrauch machen zu können. Ein derartiger Krankheitszustand tangiere ihren Status als Person im Grundsatz jedoch nicht, ähnlich wie heute einem bewusstlosen Unfallopfer oder einem an Demenz erkrankten Menschen dieselben Rechte zugestanden werden wie jeder gesunden Person.

»Geisteskranke«, wie es damals hieß, waren nun – mindestens aus aufgeklärt-philosophischer Warte – leidende, auf Hilfe angewiesene und zur Inanspruchnahme von Hilfe berechtigte Personen: Vor diesem Hintergrund entstanden europaweit

---

22 Das lateinische Verb »pati, patior, passus sum« ist – ein Grauen für jede/n Lateinschüler/in – ein Deponens, hat also grammatisch eine passivische Form, aber eine aktivische Bedeutung: »Leiden, ich leide, ich habe gelitten«. »Patiens«, Partizip Präsens und zugleich Adjektiv, heißt »leidend« oder, substantiviert, »der/die Leidende«, im Plural »patientes«.

große psychiatrische Kliniken, was der konzeptuellen Auseinandersetzung des jungen Faches mit seinen wissenschaftlichen und ethischen Grundlagen enormen Aufschwung verlieh. Das bekannteste Beispiel für diese Entwicklung dürfte der französische Psychiater Philippe Pinel (1745–1826) sein, der im Jahr 1793 in der Pariser Klinik Bicêtre anordnete, Zwangsmaßnahmen, insbesondere das damals sehr häufige Anketten von Patientinnen und Patienten, seien unzulässig und dürften lediglich als *ultima ratio* in Betracht gezogen werden, sofern keine mildere Vorgehensweise möglich sei.

Jedoch boten die aufklärerischen Ideale, die bei der Entstehung des Faches Psychiatrie Pate standen, keineswegs die Garantie dafür, dass die tägliche Praxis im Umgang mit psychisch erkrankten Menschen eben diesen hohen Ansprüchen genügte. So gab es einige, heute barbarisch anmutende »Therapiemethoden«, die auf einem vermeintlich rational-wissenschaftlichen, in Tat und Wahrheit aber naiven Verständnis der Krankheitsursachen basierten: In der Annahme, erregt-manische Zustände seien zurückzuführen auf einen gestörten Blutfluss ins Gehirn, setzte man Betroffene – wohl meist gegen ihren Willen – auf einen sogenannten »Drehstuhl« und versetzte sie in rasche Drehbewegungen, um den Blutkreislauf positiv zu beeinflussen. Ein weiteres Beispiel: In der Annahme, durch psychotische Erlebnisse verängstigte Personen müssten nur einer überraschenden, noch größeren psychischen Irritation ausgesetzt werden, um ihre eigentliche Krankheit zu überwinden, sie gleichsam zu vergessen, wurden Fallbrücken installiert, durch die der ahnungslose psychisch Kranke ins kalte Wasser stürzte und einem Schreckmoment ausgesetzt war.

Trotz dieser unvermeidlichen und wirkmächtigen »Dialektik der Aufklärung« (Horkheimer 1947) bleibt festzuhalten, dass der Grundgedanke der Aufklärungszeit, die erstarkte Position des mündigen Bürgers und der mündigen Bürgerin mit den dazugehörigen Rechten und Pflichten, wesentlich zur Entstehung und Etablierung der neuen medizinisch-wissenschaftlichen Disziplin »Psychiatrie« beigetragen hatte.

3.2 Macht und Faszination des Irrationalen: Psychiatrie im Zeitalter der Romantik

Das ideengeschichtliche Pendel schlug in den ersten Dekaden des 19. Jahrhunderts kräftig aus, aus aufklärerischer Perspektive in die genau entgegengesetzte Richtung. Die Rede ist von der Epoche der Romantik, in der sich das Interesse von der kühlen Rationalität und der auf die Quantifizierbarkeit von Phänomenen setzenden Wissenschaftlichkeit des 18. Jahrhunderts hin zu qualitativen, sich der exakten Messbarkeit entziehenden Bereichen verlagerte: Gefühle, Ahnungen, Leidenschaften, das Vage, Unheimliche, Irrationale wurden zu faszinierenden Themen (Huch 1920). Autoren und Autorinnen der romantischen Epoche suchten jenseits der Vereinzelung des Faktums nach großen, »ganzheitlichen« Zusammenhängen, selbst wenn es dazu spekulativer Methoden bedurfte. So wurde die »Allbeseeltheit der Natur« zu einem gängigen Postulat, für das insbesondere die Naturphilosophie Friedrich Wilhelm Joseph Schellings (1775–1854) den theoretischen Rahmen bereitstellte. Auch in der Kunst brach sich die romantische Betonung des Gefühlshaften Bahn: Eindrucksvoll bezeugen dies die stimmungsvollen Landschaftsbilder Caspar David Friedrichs (1774–1840). In der Literatur stießen emotional hoch befrachtete, oft um das Unerklärliche, Unheimliche kreisende Erzählungen wie diejenigen des amerikanischen Schriftstellers Edgar Allen Poe (1809–1849) auf breites Interesse. Das romantische Opernschaffen macht keine Ausnahme, wobei sich mitunter explizite Bezüge zu psychiatrischen Themen ergeben. In Gaetano Donizettis (1797–1848) Oper »Lucia di Lammermoor« wird die Protagonistin wegen einer (vermeintlich) enttäuschten Liebe psychotisch, sie »verfällt dem Wahnsinn«. Die »Wahnsinnsarie« der Lucia ist nicht nur *das* Beispiel für einen im Sinne der Romantik vertonten psychischen Ausnahmezustand, sondern zählt auch zu den anspruchsvollsten Arien der gesamten Opernliteratur.

Dies deutet auf eine gleichsam natürliche Nähe hin zwischen dem Lebensgefühl der romantischen Epoche und dem jungen medizinischen Fach Psychiatrie, ging es doch in beiden Bereichen um Grenzsituationen im Leben von Menschen, in denen heftige, nicht selten gar unkontrollierbare Affekte das Geschehen prägten (Marx 1990, 1991). In der Tat fokussierten psychiatrische Autoren der Romantik – beispielhaft seien Johann Christian August Heinroth (1773–1843) und Karl Wilhelm Ideler (1795–1860) erwähnt – markant stärker als frühere Psychiatergenerationen auf die Emotionalität, auf komplexe lebensgeschichtliche, weltanschauliche und christlich-religiöse Zusammenhänge. Insbesondere Heinroth fand dabei zu einem – wie wir es heute nennen würden – personzentrierten Ansatz und wird zu Recht als Vorläufer wesentlich später entstandener psychotherapeutischer Verfahren angesehen. Dies trifft ebenso zu auf einen weiteren medizinischen Exponenten der (Spät-) Romantik, Carl Gustav Carus (1798–1869). Er, ein vielseitig begabter Mediziner, Landschaftsmaler und Philosoph, vertrat als Geburtshelfer, der er in seinem Hauptberuf war, zwar eine naturwissenschaftlich geprägte Sicht, forderte aber zugleich, eine ganzheitliche Dimension – er sprach vom Geistigen im Menschen – als gleichberechtigten Erkenntnisgegenstand anzuerkennen. Indem Carus den Begriff des »Unbewusstseins« als Kontrapunkt zum wachen, rational gesteuerten Bewusstsein prägte und ihn für das Verständnis der menschlichen Psyche sowie ihrer Erkrankungen für bedeutsam hielt, nahm er, wie Heinroth, tragende Elemente der Psychoanalyse vorweg, einer prominent mit Deutungen arbeitenden Therapierichtung, die Sigmund Freud (1856–1939) erst Jahrzehnte später formulieren sollte.

Vor dem Hintergrund seines christlichen Weltbildes wies Heinroth jeder Person die Pflicht zu, eigene Wünsche, Affekte und Triebe so zu kanalisieren, dass sie keinen Schaden anrichteten, weder für sich selbst noch für andere. Wer das nicht beherzige, wer den Affekten – den »Leidenschaften« in zeittypisch romantischer Diktion – freien Lauf lasse, handele nicht nur unsozial und unmoralisch, sondern riskiere auch, in einen psychisch labilen oder gar krankhaften Zustand zu geraten. Auf diese Weise geriet das erkrankte Individuum durch die markant normative Komponente dieses Krankheitsverständnisses in eine Mitverantwortung für den eigenen Zustand.

3.2 Macht und Faszination des Irrationalen: Psychiatrie im Zeitalter der Romantik

Heinroth – ein mit Blick auf Arthur Kronfeld wichtiger Aspekt – wird in einer gängigen psychiatriehistorischen Einteilung der Gruppe der »Psychiker« zugerechnet. Diese Autoren vertraten die Auffassung, die Psyche – seinerzeit meist »Seele« genannt – könne *aus sich heraus* erkranken, etwa als Folge einer rücksichtslosen Lebensführung. Eine scharfe Gegenposition vertraten die »Somatiker« wie Maximilian Jacobi (1775–1858)[23] oder Christian Friedrich Nasse (1778–1851). Für diese entsprangen psychische Erkrankungen stets einer körperlichen Ursache, sei diese im Stoffwechsel des gesamten Körpers oder lediglich des Gehirns lokalisiert. Sie waren aber, einem häufigen Missverständnis zum Trotz, keineswegs Materialisten, die das Psychische vollständig im Körperlichen aufgehen lassen wollten. Im Gegenteil: Die Somatiker beharrten darauf, die »Seele« sei etwas Göttliches, das allein deswegen *gar nicht erkranken könne*. Diese Fraktionenbildung in der Psychiatrie der Romantik war eigentümlich: Hier die der spekulativen Naturphilosophie nahestehenden »Psychiker«, dort die sich eher an naturwissenschaftlichen Methoden orientierenden, aber gleichwohl einem strengen Dualismus und einer christlichen Weltsicht verpflichteten »Somatiker«. Der wesentliche Unterschied zwischen beiden Gruppen liegt also gerade nicht im Bereich des Leib-Seele-Problems, sondern in der Antwort auf die Frage, ob die »Seele« *überhaupt* erkranken könne.

Für Kronfelds Denken spielt dieser Horizont insofern eine markante Rolle, als er, 100 Jahre nach der Kontroverse zwischen »Psychikern« und »Somatikern«, versuchen wird, die Eigenständigkeit des psychischen Bereiches, der »Seele«, vor allem dessen Nicht-Reduzierbarkeit auf körperliche Vorgänge, zu betonen und zu verteidigen. Zugleich jedoch wird er ihn, in scharfem Kontrast zur Position der »Somatiker«, dezidiert zu einem Gegenstand empirischer, nach quantifizierbaren naturgesetzlichen Zusammenhängen suchender Forschung erklären. Das »Verstecken« des Psychischen vor der empirischen Wissenschaft mit der Begründung, es sei für sie prinzipiell unerreichbar, da der Metaphysik zugehörig, war die Position, die Kronfeld in der Tradition des Fries-Nelsonschen Neukantianismus energisch bekämpfte. Auf diese philosophische Schule und ihre durch Arthur Kronfeld vermittelte Bedeutung für die Psychiatrie wird an späterer Stelle eingegangen (▶ Kap. 5, ▶ Kap. 8 und ▶ Kap. 9).

---

23 Maximilian Jacobi entstammte einer weitverzweigten Gelehrtenfamilie. Sein Vater, der Philosoph Friedrich Heinrich Jacobi (1743–1819), hatte sich mehrfach mit maßgeblichen Voten in der zeitgenössischen Debatte um Grundpositionen der Aufklärung sowie um die von Immanuel Kant (1724–1804) und Johann Gottlieb Fichte (1762–1814) vertretene Transzendentalphilosophie zu Wort gemeldet. Johann Wolfgang von Goethe (1749–1832) pflegte eine langjährige Freundschaft mit der Familie Jacobi.

3.3 Wilhelm Griesinger (1817–1868): Psychiatrische Forschung als selbstbewusste empirische, sich ihrer Grenzen stets bewusste Annäherung an das Psychische

Mit Wilhelm Griesinger betritt ein Arzt und Forscher die psychiatrische Bühne des 19. Jahrhunderts, dessen Einfluss auf die Entwicklung des Faches kaum überschätzt werden kann, obwohl, was ebenso auf Arthur Kronfeld zutrifft, sein Werk heute nur medizinhistorischen Fachleuten näher bekannt sein dürfte. Meist, und grob verkürzend, wird Griesinger als Begründer einer empirisch ausgerichteten, mit naturwissenschaftlichen Methoden arbeitenden Psychiatrie verstanden. Er habe, so eine verbreitete holzschnittartige Lesart, der von müßiger philosophischer Spekulation dominierten Psychiatrie der romantischen Ära dezidiert ein Ende bereitet und damit eine neue, nämlich die neurowissenschaftliche Ära des Faches eingeläutet. Oft wird sein ideengeschichtlicher Leistungsausweis verdichtet in einem – vermeintlichen – Zitat, welches das Denken dieses wegweisenden Psychiaters repräsentieren solle: »Geisteskrankheiten sind Gehirnkrankheiten.«

Doch so einfach ist es nicht. Bei dem genannten plakativen Satz, der eben *kein* Zitat ist, fehlt die Quellenangabe nicht ohne Grund, bringt er doch nur die halbe Wahrheit zum Ausdruck. Griesingers Ziel war, die Psychiatrie fest zu etablieren im Konzert der medizinischen Disziplinen, die sich im 19. Jahrhundert an den neu gegründeten Fakultäten bildeten. Für ihn war selbstverständlich, dass die Psychiatrie keine Sonderrolle beanspruchen dürfe, sondern sich exakt denselben strengen wissenschaftlichen Beurteilungsmaßstäben zu unterwerfen habe wie andere Fächer. Er war überzeugt, dass die Erforschung somatischer Prozesse, insbesondere solcher des Gehirns, wesentliche Aufschlüsse über die Entstehung und allenfalls die Behandlung psychischer Erkrankungen erbringen würde. In diesem Sinn ist Griesinger tatsächlich eine entscheidende Gründerfigur der empirisch-neurowissenschaftlich geprägten psychiatrischen Forschung, gleichsam der Vater der »biologischen Psychiatrie«, wie diese Richtung im 20. Jahrhundert meist genannt wurde.

Er war jedoch mehr als das, nämlich ein umfassend gebildeter, weit gereister kritischer Geist, dem allzu einfache Erklärungen suspekt waren, trotz aller Sympathie für präzises und überprüfbares empirisch-quantitatives Arbeiten in der Psychiatrie. Wegen der Bedeutung dieses Kontextes für das Fach Psychiatrie und damit für das Denken Arthur Kronfelds seien drei zentrale Textstellen Griesingers zitiert. Sie kreisen um die Bedeutung des neurobiologischen Zugangswegs zum Phänomen der psychischen Erkrankungen, zugleich aber um dessen Grenzen. In der zweiten Auflage seines Lehrbuches der Psychiatrie von 1861 warb er gleich auf den ersten Seiten für einen weit zu haltenden Horizont:

> »Indem man durch die Thatsachen genöthigt das Vorstellen und Wollen in das Gehirn verlegt, soll über das Verhältniss dieser psychischen Acte zum Gehirn, über das Verhältniss der Seele zur Materie überhaupt noch nichts präjudicirt werden. Vom empirischen Standpunkte aus ist zwar vor Allem die Thatsache der Einheit von Leib und Seele festzuhalten und muss es dem Apriorismus überlassen bleiben, die Seele ohne Beziehung auf den Leib ... zu

untersuchen und sich mit abstracten Betrachtungen über ihre Immaterialität und Einheit im Gegensatz zur Vielheit der Materie etc. zu begnügen. Aber die Hypothesen, die man schon ersonnen hat, um jene unerklärliche Einheit für die Reflexion fassbar zu machen, ... diese Hypothesen sind für die empirische Betrachtung gleich unwiderleglich und gleich unannehmbar. Wie ein materieller, physicalischer Vorgang in den Nervenfasern oder Ganglienzellen zu einer Vorstellung, zu einem Acte des Bewusstseins werden kann, ist vollkommen unbegreiflich, ja wir haben keine Ahnung, wie auch nur eine Frage nach dem Vorhandensein und der Art von vermittelnden Vorgängen zwischen beiden zu stellen wäre. Alles ist hier noch möglich.« (Griesinger 1861, S. 6)

Griesingers methodenkritische Einstellung wird gut erkennbar in seinem Umgang mit dem Materialismus. In Anlehnung an den zeitgenössischen Philosophen Friedrich Albert Lange (1828–1875) (Verwey 1985) hielt er für bestimmte Bereiche der psychiatrischen Forschung einen »methodischen Materialismus« für den geeignetsten konzeptuellen Rahmen. Aus seiner Darstellung spricht eine erkenntnistheoretisch bemerkenswert bescheidene, geradezu defensive Haltung. Sie unterscheidet sich markant von den vollmundig-drastischen Affirmationen des »metaphysischen Materialismus«, für den es eine ausgemachte Sache war (und ist), dass außerhalb der Materie oder unabhängig von ihr schlicht *nichts* existiert, also auch (und speziell) keine eigenständigen psychischen, personalen oder interpersonalen Phänomene:

»Bei dieser Sachlage ist die einfachste Hypothese die beste, und sicher bietet die materialistische weniger Schwierigkeiten, Unklarheiten und Widersprüche ... als irgend eine andere. Es ist also wissenschaftlich gerechtfertigt, mit gänzlichem Absehen von jenen möglichen, aber vollkommen unbekannten vermittelnden Vorgängen, die Seelenthätigkeiten in derjenigen Einheit mit dem Leibe und namentlich mit dem Gehirne aufzufassen, welche zwischen Function und Organ besteht, ... und die Seele zunächst und vor Allem für die Summe aller Gehirnzustände zu erklären.« (Griesinger 1861, S. 6)

Liest man weiter, was Vertreter einer verkürzten, auf den Materialismus setzenden Griesinger-Rezeption offenbar nicht taten, wird seine Position noch schärfer konturiert:

»Wirkliche Auskunft über das Geschehen in der Seele vermag weder der Materialismus zu geben ... noch der Spiritualismus. ... Wüssten wir auch Alles, was im Gehirn bei seiner Thätigkeit vorgeht, könnten wir alle chemischen, electrischen etc. Processe bis in ihr letztes Detail durchschauen – was nützte es? Alle Schwingungen und Vibrationen, alles Electrische und Mechanische ist doch immer noch kein Seelenzustand, kein Vorstellen. Wie es zu diesem werden kann – dies Räthsel wird wohl ungelöst bleiben ... Was soll man nun zu dem platten und seichten Materialismus sagen, der die allgemeinsten und werthvollsten Thatsachen des menschlichen Bewusstseins über Bord werfen möchte, weil sie sich nicht im Gehirne mit Händen greifen lassen? Indem die empirische Auffassung die Phänomene des Empfindens, Vorstellens und Wollens dem Gehirne als seine Thätigkeiten zuschreibt, lässt sie nicht nur den thatsächlichen Inhalt des menschlichen Seelenlebens in seinem ganzen Reichthum unberührt, und hält namentlich die Thatsache der freien Selbstbestimmung nachdrücklich fest, sie lässt natürlich auch die metaphysischen Fragen offen.« (Griesinger 1861, S. 6/7)

Das sind klare Worte. Das Organ Gehirn stellt biologische Voraussetzungen bereit, ohne die es kein denkendes Subjekt, keine Person gäbe. Daher kann und muss es zum Gegenstand empirischer, vorwiegend neurobiologischer Forschung werden. Aber, so Griesinger, das Gehirn ist keineswegs identisch mit dem Subjekt und dessen Empfindungen, Gedanken, Handlungen, Plänen und Wertvorstellungen.[24]

Kurz angesprochen sei hier ein weiteres, überaus aktuell anmutendes Votum Griesingers: Er vertrat, zumindest bis 1865[25], die Ansicht, es gebe nicht viele verschiedene, sondern nur *eine* »Geisteskrankheit«, die, wie es später hieß, »Einheitspsychose«. Diese weise einen charakteristischen Zeitverlauf auf: Sie beginne stets mit einer affektiven Symptomatik, etwa einer depressiven Episode. Komme die Erkrankung dann nicht zum Stillstand, folge eine paranoid-halluzinatorische Entgleisung, die »Verrücktheit«, im ungünstigsten Fall gefolgt von irreversiblen kognitiven Defiziten bis hin zu dem, was heute Demenz genannt wird.

Derartige »einheitspsychotische« Argumente fanden vom 19. Jahrhundert bis heute sowohl bei psychopathologisch wie bei neurowissenschaftlich orientierten Fachpersonen Anklang (Crow 1990, Janzarik 1988, Mundt und Sass 1992, Rennert 1965). Sie weisen deutliche Parallelen auf zu der aktuellen Debatte um die Notwendigkeit eines »transdiagnostischen« Vorgehens in der psychiatrischen Forschung, ein Aspekt, der im neunten Kapitel vertieft dargestellt wird (▶ Kap. 9).

Griesinger – auch hierin ähnelte ihm Arthur Kronfeld – lag viel daran, theoretische Konzepte in konkretes psychiatrisches Handeln zu überführen. So setzte er sich nachhaltig dafür ein, dass die psychiatrische Versorgung in der Nähe derjenigen, die ihrer besonders bedürfen, zur Verfügung steht. Er forderte ein Abrücken vom Modell im ländlichen Raum errichteter großer Kliniken, seinerzeit »Anstalten« genannt, und den systematischen Aufbau »psychiatrischer Stadtasyle« (Rössler 1992). Damit meinte er nichts anderes als die heute zunehmend verbreiteten (wenn auch oft markant unterfinanzierten[26]) gemeindenahen Ambulatorien, ergänzt durch Tageskliniken, aufsuchende Angebote (Behandlung zu Hause, »home treatment«) und gezielte Unterstützung am Arbeitsplatz (»supported employment«).

Griesinger Bedeutung für die Entwicklung der Psychiatrie beruht entscheidend auf seiner die Mehrdimensionalität des Faches wissenschaftlich wie versorgungsbezogen ernst nehmenden Grundhaltung (Hoff und Hippius 2001). Dieser Facettenreichtum der Psychiatrie wird noch oft zur Sprache kommen, speziell bei der Frage nach dem Status und der Tragfähigkeit des »bio-psycho-sozialen Modells« im 21. Jahrhundert (▶ Kap. 9).

---

24 Wie aktuell dieses Thema immer war (und bleiben wird), belegt Thomas Fuchs' Buch »Das Gehirn, ein Beziehungsorgan« (2021a) (▶ Kap. 9).
25 Später ließ sich Griesinger von der Existenz einer »primären Verrücktheit« überzeugen, der kein affektives Stadium vorausgehen müsse.
26 Dass derartige »intermediäre«, also zwischen stationärer Behandlung in einer Klinik und ambulanter Betreuung in einer Praxis angesiedelte Angebote sinnvoll und wirksam sind, ist unbestritten und empirisch gut belegt. Leider werden diesbezügliche Projekte häufig durch traditionelle, streng an der Zweiteilung von stationärer und ambulanter Versorgung ausgerichtete Finanzierungskonzepte erschwert, mitunter gar verhindert.

3.4 Das biologische Substrat als einzige Realität: Die »Gehirnpsychiatrie« des ausgehenden 19. Jahrhunderts

Griesingers Anspruch auf wissenschaftliche Differenziertheit musste in den letzten Jahrzehnten des 19. Jahrhunderts Rückschläge einstecken. Dies hatte mit der enormen Entwicklungsdynamik der Naturwissenschaften, vor allem der Biologie, und dem so entfachten Forschungsoptimismus in der Psychiatrie zu tun: Das empirische Wissen der Neuroanatomie und -physiologie vermehrte sich exponentiell, begleitet von entsprechenden theoretischen Modellen. Neue technische Hilfsmittel der Forschung wie das von Bernhard von Gudden (1824–1886) 1875 beschriebene »Mikrotom« zur Herstellung dünner Hirnschnitte oder die von Franz Nissl (1860–1919) entwickelte histologische Färbemethode (»Nissl-Färbung«) nährten die Hoffnung, der immer detailliertere wissenschaftliche Blick in das Gehirn werde die Ursachen psychischer Erkrankungen bald aufdecken.

Eine markante Figur in diesem Zusammenhang war der Wiener Psychiater und Neuroanatom Theodor Meynert (1833–1892). Seinem einflussreichen Lehrbuch »Psychiatrie« gab er den vielsagenden programmatischen Untertitel »Klinik der Erkrankungen des Vorderhirns, begründet auf dessen Bau, Leistungen und Ernährung« (Meynert 1884). Hier interessiert dies in zweierlei Hinsicht: Zum einen scheint eine radikale Lesart des Reduktionismus durch. Psychische Phänomene als eigenständiger wissenschaftlicher Bereich werden marginalisiert, ja für irrelevant erklärt, indem sie als reine Epiphänomene der Gehirnfunktion betrachtet werden. Zum anderen verblüfft Meynerts Aktualität, sobald der antiquierte Begriff »Vorderhirn« durch die heute übliche Bezeichnung »präfrontaler Cortex« ersetzt wird. Speziell die Funktionsweise des dorsolateralen präfrontalen Cortex (DLPFC) war in den letzten Jahrzehnten ein Schwerpunkt der neurowissenschaftlichen Psychosenforschung (Funahashi 2023).

3.5 Krankheiten und der Wert des Lebens: Degenerationslehre, Eugenik, Sozialdarwinismus

Es wäre falsch zu denken, die Degenerations- oder Entartungslehre des späten 19. und frühen 20. Jahrhunderts habe sich vorwiegend im psychiatrischen Bereich ausgebreitet. Ein gewisses Verständnis für einen solchen Irrtum mag gleichwohl angebracht sein, wurden doch im Namen einer nationalsozialistisch pervertierten Wissenschaftlichkeit zwischen 1933 und 1945 eine Unzahl von psychisch Kranken diskriminiert, ihrer Freiheit beraubt oder – die Forschung geht von bis zu 130.000

Personen aus (Holdorff und Hoff 1998) – getötet. Dies ist zweifellos die schrecklichste Konsequenz, die aus dem Degenerationsgedanken gezogen wurde. Dieser war freilich schon lange vor der NS-Herrschaft präsent und weit über Psychiatrie und Medizin hinaus von Bedeutung. Im Kern besagt er, es gebe Grundmuster im Erleben und Verhalten sowie in der biologischen Ausstattung einzelner Personen und ganzer Gruppen, die sich über lange Zeiträume hinweg systematisch von der Norm entfernten, »aus der Art schlügen«, »entarteten« (Chamberlin und Gilman 1985, Pick 1989, Wettley 1959)

In der deutschsprachigen Psychiatrie wurden vor allem die Auffassungen der französischen Psychiater Bénédict Augustin Morel (1809–1873) und Valentin Magnan (1835–1916) intensiv rezipiert und weiterentwickelt (Magnan 1896, Morel 1857): Eine »degenerative Anlage« könne sich innerhalb einer Familie von Generation zu Generation verstärken und allenfalls das gesamte Spektrum durchmessen von geringfügigen Auffälligkeiten wie Ängstlichkeit oder Nervosität über affektive und psychotische Erkrankungen bis hin zu schweren kognitiven Beeinträchtigungen. Wer psychiatrische Lehrbücher aus der Zeit um die Wende vom 19. zum 20. Jahrhundert konsultiert, wird erstaunt oder erschrocken sein, wie umfassend und mit welcher Selbstverständlichkeit die Degenerationslehre dort vertreten war, etwa in Form eines Kapitels über das »Entartungsirresein«. Doch hatte der argumentative Kern der Degenerationslehre stets auf tönernen Füssen gestanden. Er war weit eher ein spekulativer Ansatz als eine ausgearbeitete, empirische belegte wissenschaftliche Theorie.

Dennoch wuchs der Einfluss des Entartungsgedankens. Dies geschah durch seine zunehmende Verknüpfung mit den Ideen des Sozialdarwinismus (Stichwort: »Recht des Stärkeren«) sowie der Eugenik (Stichwort: Sammlung genetischer Daten in ganzen Bevölkerungsgruppen mit dem Ziel der Etablierung von Maßnahmen, um die Weitergabe krankheitsfördernder Gene zu verhindern).

Nicht unerwähnt lassen kann ich eine Publikation des Psychiaters Alfred Erich Hoche (1865–1943) sowie des Strafrechtlers Karl Binding (1841–1920), die im selben Jahr, 1920, erschien wie Kronfelds erstes Hauptwerk »Das Wesen der psychiatrischen Erkenntnis«. Unter dem Titel »Die Freigabe der Vernichtung lebensunwerten Lebens. Ihr Maß und ihre Form« vertraten hier zwei etablierte akademische Lehrer, notabene zwei Jahrzehnte vor den nationalsozialistischen Tötungsaktionen, die These, schwer und chronisch psychisch Kranke seien unter bestimmten Bedingungen gar keine Menschen mehr, keine Personen. Vielmehr seien sie bereits »geistig tot«. Werde eine solche Unperson getötet, so sei dies kein Straftatbestand, denn das betroffene Individuum werde von großem Leid erlöst und die Gesellschaft von einem »lebensunwerten«, »nutzlosen« Mitglied entlastet (Binding und Hoche 1920).

All dies führte in den 30er-Jahren des 20. Jahrhunderts zu der fatalen pseudowissenschaftlichen Mélange, die, angeheizt durch den nationalsozialistischen Rassismus, für viele psychisch erkrankte (oder anderweitig missliebige) Menschen den Tod bedeuten sollte.

3.6 Sigmund Freud (1856–1939) und die Psychoanalyse: Eine ambivalente Provokation für die Psychiatrie

Es dürfte kaum auf Widerspruch stoßen, bezeichnete man Sigmund Freud als einen der großen Gestalter, Fragensteller, aber auch Provokateure im Feld der Psychiatrie und Psychotherapie. Dass dieser Status Freuds den jungen, debattierfreudigen Heidelberger Assistenzarzt Arthur Kronfeld nicht nur ansprach, sondern ernsthaft herausforderte, wundert nicht. In der ersten Dekade des 20. Jahrhunderts war die Diskussion über die Freudschen Thesen in der akademischen Psychiatrie in vollem Gange – mit dem Ergebnis einer nahezu geschlossenen, mitunter gar feindseligen Ablehnung. So gestattete sich Emil Kraepelin, der Münchner Ordinarius, in seiner Psychoanalysekritik Formulierungen, die hart an der Grenze zwischen wissenschaftlicher Auseinandersetzung und Polemik lagen. Im ersten Band der 8. Auflage seines einflussreichen Lehrbuchs sprach er bezüglich der psychoanalytischen Behandlungstechnik von »verschlungenen Pfaden«, von »Deutungskunst«, um ihr eigentliches Wirkmoment schließlich in der Suggestion zu erblicken:

> »Wenn sie Erfolge hat, was bei der Eindringlichkeit des Verfahrens und der Art der behandelten Zustände nicht zu bezweifeln ist, so dürften sie sicherlich nicht auf dem ›Abreagieren‹ eingeklemmter Affekte, sondern auf der Wirkung der ärztlichen Persönlichkeit und der von ihr ausgehenden Suggestionen beruhen.« (Kraepelin 1909, S. 612/613)

Auch in der Heidelberger Universitätspsychiatrie überwog die Skepsis gegenüber Freuds Auffassungen erheblich. Kronfeld traf hier auf den drei Jahre älteren Karl Jaspers, den er wegen seiner psychopathologischen Ausrichtung schätzte, jedoch zunehmend als Konkurrenten erlebte (▶ Kap. 2). Jaspers äußerte sich nicht nur in Heidelberg kritisch, mitunter schroff ablehnend über die Psychoanalyse. In der kurz nach dem Ende des II. Weltkrieges erschienenen 4. Auflage seiner »Allgemeinen Psychopathologie« drückte er seine Haltung zurückhaltend, aber gleichwohl deutlich aus:

> »Freud hat in der Psychiatrie Epoche gemacht durch seinen neuen Versuch psychologischen Verstehens. … Freud ist der Mediziner, der das Verstehen, statt rein und frei, nur in naturwissenschaftlich theoretisierender Gestalt treiben kann.
> Freud selbst schiebt aber das Theoretische nicht in den Vordergrund, er erhält seine theoretischen Vorstellungen fließend, wobei er sich auf die Erfahrung beruft, die seine einzige Quelle sei und die Fixierung eines theoretischen Systems nicht zulasse. Darum ist ein Zentrum seiner Theorie schwer ergreifbar, weil in der Masse der Schriften so vielerlei gesagt ist. Man sieht nicht, dass eine Theorie festgehalten, in allen Punkten nachgeprüft und klar korrigiert würde. Falls auf solche Weise echt naturwissenschaftlich verfahren würde, wäre zu jeder Zeit die Theorie als Ganzes und in jedem Punkte klar. Das ist bei der Psychoanalyse niemals der Fall gewesen.« (Jaspers 1946, S. 450/451)

Warum stieß die psychoanalytische Konzeption in der zeitgenössischen akademischen Psychiatrie – abgesehen von der später darzustellenden Ausnahme Eugen Bleulers in Zürich – auf derartige Ablehnung? Vier Aspekte dürften hier eine wesentliche Rolle gespielt haben:

- Die Psychoanalyse verstand sich als Entlarverin einer betont rationalistischen Weltsicht, die auf Logik, Einsicht und Vernunft vertraute. Zugleich erhob Freud ausdrücklich den Anspruch, die Psychoanalyse sei eine empirische Wissenschaft, deren Methodik sich sehr wohl mit der naturwissenschaftlich arbeitenden biologischen Psychiatrie messen könne[27]. Letztere solle durch die Psychoanalyse keinesfalls *ersetzt*, sondern substanziell *erweitert* werden. Wie gerade an seinem Instanzenmodell der Psyche deutlich wird, in dem Es, Ich und Über-Ich unterschieden werden, bestand eine der Provokationen der Psychoanalyse darin, die aus ihrer Sicht überschätzte Rationalität des Menschen nicht aus der Perspektive eines unreflektierten Irrationalismus, sondern mit dem dezidierten Anspruch auf Wissenschaftlichkeit zu kritisieren.[28]
- Es muss Freud geschmerzt haben, von der universitären Psychiatrie mehrheitlich nicht als valabler Diskursteilnehmer wahrgenommen zu werden. Er sah sich zeitlebens als empirischer Wissenschafter, der Daten mit der größtmöglichen Sorgfalt und Neutralität sammelte, dokumentierte, interpretierte und dann zum Aufbau einer Theorie nutzte. Die Frage, ob Freuds frühe, gleichsam vor-psychoanalytische Erfahrungen in der neurobiologischen Forschung zu einem dauerhaften Referenzpunkt für ihn wurden oder durch die enorme Dynamik, die das psychoanalytische Lehrgebäude bald entfalten sollte, in den Hintergrund traten, kann hier nicht vertieft erörtert werden. Deutlich äußerte sich dazu Sulloway (1983), der Freud unverblümt als »Biologist of the Mind« etikettierte.
- Für Freud wurde die diagnostische und therapeutische Methode des Deutens, also ein hermeneutisches Vorgehen, zum zentralen psychoanalytischen Handwerkszeug, wie bereits im Jahr 1900[29] sein Werk »Die Traumdeutung« belegte. Dies stieß bei einer zeitgenössischen akademischen Psychiatrie auf Missfallen, die in erster Linie auf beobachtbare, intersubjektiv überprüfbare und damit reliable psychopathologische Phänomene setzte. Freud hingegen hegte keinen Zweifel an der wissenschaftlichen Seriosität seines Ansatzes.
- Als Provokation besonderer Art wurde die in Freuds Schaffen zu beobachtende Tendenz aufgefasst, das psychoanalytische Denken zunehmend aus dem psychotherapeutischen Bereich herauswachsen zu lassen und auf gesellschaftliche, weltanschauliche und religiöse Fragen anzuwenden. Tatsächlich wird man die unterschiedlichen Zielrichtungen der »Analyse der Phobie eines fünfjährigen Knaben« (die Fallgeschichte des »kleinen Hans«) (Freud 1909) einerseits und der kurz vor seinem Tod im Londoner Exil veröffentlichten drei Abhandlungen »Der

---

27 Freud verfügte über eigene Kenntnisse und Erfahrungen in der neuroanatomischen und neurophysiologischen Forschung. Diese hatte er sich in den Jahren vor und nach dem Abschluss seines Medizinstudiums in Wien als Mitarbeiter des bekannten Physiologen Ernst Wilhelm von Brücke (1819–1892) erworben.
28 Dem hielt Karl Jaspers entgegen, der Freudsche Anspruch auf Wissenschaftlichkeit beruhe auf konzeptueller Unschärfe: »Auf der Verwechslung verständlicher Zusammenhänge mit kausalen Zusammenhängen beruht die Unrichtigkeit der Freudschen Forderung, dass *alles* im Seelenleben, dass jeder Vorgang *verständlich* (sinnvoll determiniert) sei.« (Jaspers 1946, S. 452; Kursivsetzung im Original)
29 Das Werk war de facto bereits im November 1899 erschienen. Es blieb aber bis heute bei der offiziellen Vordatierung in das neue Jahrhundert.

Mann Moses und die monotheistische Religion« (Freud 1939) kaum überschätzen können: hier die individuelle, in den familiären Kontext integrierte Deutung neurotischer Symptome als Abwehr verdrängter psychischer Inhalte, dort die psychoanalytische Einordnung eines Menschheitsthemas, der Religion. Letzterer wird – der spirituellen Dimension gänzlich entkleidet – die Funktion zugeschrieben, über einen strengen, sorgsam tradierten theoretischen Überbau die Sublimierung triebhafter Energien in intellektuelle, künstlerische oder sonstige Leistungen zu ermöglichen.

Die von der Psychoanalyse entfalteten theoretischen Spannungsfelder zogen Arthur Kronfeld nicht nur an, sie verließen ihn auch zeitlebens nicht mehr. Seine Beziehung zur Psychoanalyse blieb geprägt von einer eigenartigen, tiefgehenden, aber – mit Blick auf seinen Grundtenor einer wissenschaftlichen *und* personzentrierten Psychiatrie – durchaus nachvollziehbaren Ambivalenz. An späterer Stelle wird dies näher beleuchtet (▶ Kap. 6).

3.7 Emil Kraepelin (1856–1926) und Eugen Bleuler (1857–1939): Prägende Kliniker zu Beginn des 20. Jahrhunderts

Wenn Theorien angewendet werden, schaffen sie Praxis. Zwei prägende psychiatrische Kliniker, Emil Kraepelin in München und Eugen Bleuler in Zürich, waren zwar in einigen Punkten gar nicht einer Meinung[30], doch verband sie eine pragmatische Grundhaltung. Diese förderte zum einen die skeptische Distanz zu theorielastigen philosophischen Konzepten in der Psychiatrie, zum anderen erleichterte sie die selbstbewusste Vertretung des noch jungen akademischen Faches Psychiatrie in der medizinischen Fakultät sowie gegenüber Politik und Öffentlichkeit.

Obwohl Kraepelin und Bleuler, speziell was die Schizophrenielehre anbetraf, zu eigentlichen Konkurrenten wurden und seither als solche wahrgenommen werden, bestanden bezüglich ihres grundsätzlichen Verständnisses von Psychiatrie keine unüberbrückbaren Differenzen. Beide waren überzeugt, dass die Psychiatrie eine medizinische Fachdisziplin sei, die sich an wissenschaftlichen Maßstäben messen lassen müsse, wenn sie ernst genommen werden wolle. Auch stimmten sie dahingehend völlig überein, es gebe einen bedeutsamen »organischen«, also neurobiologischen Faktor bei der Entstehung sowie beim Verlauf psychischer Erkrankungen. Demnach ist es – trotz aller sonstigen Diskrepanzen – durchaus berechtigt, sowohl Kraepelin als auch Bleuler als »biologische Psychiater« zu bezeichnen.

---

30 Die beiden fiktiven Streitgespräche (▶ Kap. Lebenswelt 3 und ▶ Kap. Lebenswelt 7) illustrieren die Unterschiede zwischen diesen beiden wegweisenden Psychiatern in spielerisch-ironischer Verfremdung.

Es existiert ein programmatischer Kern seines Konzeptes, den Kraepelin unbeschadet mancher Einschränkungen in den späten Arbeiten aus den Jahren 1918–1920 über die fast fünf Dekaden, in denen er psychiatrisch tätig war, unverändert beibehielt. Gemeint ist vor allem das Postulat, es gebe in der Psychiatrie analog den anderen Bereichen der Medizin biologisch, also »von der Natur« vorgegebene nosologische Entitäten, die Kraepelin »natürliche Krankheitseinheiten« nannte. Diese, so seine Überzeugung, seien schlicht *vorhanden* und dabei völlig unabhängig von allfälligen Forschungsprozessen oder Diagnosemanualen, ähnlich wie Tier- und Pflanzengattungen, die auch dann in genau gleicher Weise existierten, als noch keine Forschung über sie betrieben worden sei. Für Kraepelin war es die zentrale Aufgabe der psychiatrischen Forschung, derartige Entitäten zu entdecken sowie auf ihre Ursachen und Verlaufsmerkmale hin zu untersuchen, um, als Fernziel, wirksame Therapieoptionen entwickeln zu können (Hoff 1994).[31]

Kraepelin vertrat ein – in heutiger Diktion – eng gefasstes medizinisches Modell psychischer Erkrankungen, vor allem im Bereich der Psychosen. Er prägte die psychiatrische Diagnostik und die ihr zugrundeliegende Krankheitslehre über das gesamte 20. Jahrhundert hinweg und bis heute. Dies hat nicht zuletzt mit der von ihm etablierten, am Langzeitverlauf orientierten Zweiteilung in die beiden Formenkreise der schizophrenen und der manisch-depressiven Erkrankung zu tun, in der Literatur meist »nosologische Dichotomie« genannt. Die zunächst noch »Dementia praecox« genannte Schizophrenie sah er charakterisiert durch einen fast immer ungünstigen, schubweisen Verlauf, der keine Vollremissionen erkennen ließ, sondern in ausgeprägte Residualzustände mündete, die in psychiatrischen Lehrbüchern bis vor nicht allzu langer Zeit »schizophrener Defekt«[32] hießen. Diese Dauerzustände waren geprägt durch starken sozialen Rückzug, bizarres Verhalten, dies auch im sprachlichen Ausdruck, formale Denkstörungen und zunehmend verflachende affektive Äußerungen. Ein phasenhafter Verlauf mit oft vollständiger Remission zwischen den einzelnen Phasen war hingegen das charakteristische Merkmal der manisch-depressiven Erkrankung.

Der Zürcher Psychiater Eugen Bleuler verfügte ebenfalls über eine jahrzehntelange klinische Erfahrung, pflegte aber, anders als Kraepelin, bewusst einen engen und langdauernden persönlichen Kontakt zu vielen seiner chronisch kranken Patientinnen und Patienten. Dies mag einer der Gründe für die wachsende Skepsis gegenüber dem aus seiner Sicht zu rigiden Kraepelinschen Konzept der Krankheitseinheit »Dementia praecox« gewesen sein. Bleulers Kritik richtete sich dabei gegen zwei Punkte: Zum einen erschien es ihm unplausibel, dass es bei der »Dementia praecox« zwingend zu einem ungünstigen, therapeutisch kaum beeinflussbaren Verlauf komme. Diesen klinischen Eindruck bestätigten sorgfältige und langjährige Verlaufsstudien, die Eugen Bleuler mit seinen Mitarbeitenden durch-

---

31 In seinem Spätwerk schwächte Kraepelin seine zuvor oft apodiktischen Aussagen zur Existenz und wissenschaftlichen Erkennbarkeit »natürlicher Krankheitseinheiten« punktuell ab, freilich ohne sich grundsätzlich von diesem Konzept zu distanzieren (Hoff 1988).
32 Dieser Begriff legt eindrücklich Zeugnis dafür ab, wie ursprünglich deskriptive psychiatrische Fachtermini sich im Laufe der Zeit, von den Anwendenden nicht selten unbemerkt, mit pejorativen und stigmatisierenden Inhalten aufladen können.

führte und die später von seinem Sohn Manfred Bleuler (1903-1994) fortgesetzt wurden[33]. Ein positiver Verlauf mit einer Vollremission ohne neuerliche Wiedererkrankung war für die Zürcher »Burghölzli-Schule« sehr wohl mit der Diagnose einer schizophrenen Erkrankung vereinbar, für Emil Kraepelin hingegen nicht.

Eugen Bleuler bezweifelte, dass die »Dementia praecox« in Anbetracht der enorm unterschiedlichen klinischen Verlaufscharakteristika eine einzige Krankheitsentität im Kraepelinschen Sinne sein könne. Dabei kritisierte er beide Teilbegriffe: Die Bezeichnung »Dementia« sei wegen der gutartigen Verläufe, die es sehr wohl gebe, irreführend, ebenso das Adjektiv »praecox«, vorzeitig, denn die Erkrankung beginne keineswegs immer in der Jugend und im frühen Erwachsenenalter, sondern zum Teil sehr viel später.

An einem Vortrag in der Berliner Charité im April 1908 schlug Bleuler dem Auditorium vor[34], anstelle von »Dementia praecox« zukünftig von einer »Gruppe der Schizophrenien« zu sprechen (Bleuler 1908). Obwohl er die Frage nach der genauen Zahl und Abgrenzung allfälliger Untergruppen offen ließ, postulierte er in seinem drei Jahre später erschienenen Handbuchbeitrag, dass bestimmte »Grundsymptome« per definitionem vorhanden sein müssten, damit die Diagnose Schizophrenie in dem von ihm intendierten Sinn zur Anwendung kommen könne. Diese »Grundsymptome« umfassten die psychopathologischen Phänomene der Assoziationsstörung, Ambivalenz, Affektstörung sowie des Autismus. Der letztgenannte Terminus hatte bei Bleuler, der ihn wie den Begriff »Schizophrenie« selbst in die Literatur eingeführt hatte, eine markant andere Bedeutung als diejenige, die dem heute etablierten, die gesamte Lebensspanne einbeziehenden Konzept der »Autismus-Spektrum-Störung« zugrunde liegt. Mit »Autismus« bezeichnete er die zurückgezogene Eigenweltlichkeit einer an Schizophrenie erkrankten Person.

Den obligatorischen »Grundsymptomen« stellte Bleuler die »akzessorischen Symptome« gegenüber, darunter vor allem den Wahn in allen seinen Schattierungen sowie die Sinnestäuschungen. Diese seien im klinischen Erscheinungsbild oft dominierend, ihr Vorhandensein sei aber keine zwingende Voraussetzung für die Diagnose Schizophrenie (Bleuler 1911, Maatz et al. 2015).

Noch markanter war Bleulers Distanz zu Kraepelin, was den Stellenwert hermeneutischer Elemente in Diagnostik und Therapie psychotisch erkrankter Menschen anbetrifft. Bleuler hatte früh die Arbeiten Sigmund Freuds rezipiert. Er empfand sie als wissenschaftlich originell, anregend und praxisrelevant. In der Folge ergab sich eine mehrjährige enge und konstruktive Zusammenarbeit zwischen dem etablierten Zürcher Lehrstuhlinhaber und dem von der akademischen Psychiatrie ansonsten marginalisierten Wiener Psychoanalytiker. Ihr publizierter und kommentierter Briefwechsel bezeugt dies eindrücklich (Schröter 2012). Bleuler scheute sich der Skepsis, ja Ablehnung seiner universitären Kollegen zum Trotz nicht,

---

33 Es ist eine Besonderheit in der Geschichte des »Burghölzli«, der Psychiatrischen Universitätsklinik Zürich, dass Vater und Sohn Bleuler jeweils über mehrere Dekaden, wenn auch nicht in direkter Abfolge, die Klinik leiteten, Eugen Bleuler von 1898-1927, Manfred Bleuler von 1942-1969 (Böker und Conradi 2016).

34 ... und damit ebenso der späteren Leserschaft, denn seinerzeit wurden mindestens die Hauptvorträge an wissenschaftlichen Kongressen kurze Zeit später in einer wissenschaftlichen Fachzeitschrift publiziert. So war es auch in diesem Fall (Bleuler 1908).

während seines Direktorates am Burghölzli psychoanalytisches Denken systematisch in die diagnostischen *und* therapeutischen Prozesse bei an Schizophrenie erkrankten Patientinnen und Patienten einzubringen. Aus hier nicht zu vertiefenden Gründen entstanden jedoch nach 1910 zunehmende Spannungen, was eine Entfremdung zwischen Bleuler und Freud sowie einen partiellen wissenschaftlichen und weitgehenden persönlichen Bruch zur Folge hatte.

3.8 Karl Jaspers (1883–1969) und die neue Differenziertheit im wissenschaftstheoretischen Diskurs um Psychiatrie und Psychologie

In der psychiatrischen Universitätsklinik Heidelberg herrschte bis zum Ausbruch des I. Weltkrieges ein vielfach bezeugtes produktives, bei aller Konkurrenz unter den Protagonisten respektvolles, an der Sache interessiertes akademisches Klima vor. Eine überzeugend dichte Schilderung dieser Zeit legte der spätere Heidelberger Lehrstuhlinhaber Werner Janzarik (1920–2019) vor (Janzarik 1979b). Dort erwähnte er einen Brief von Karl Jaspers an Kurt Schneider (1887–1967) vom 18. Juni 1938, der ihm durch die Familie Schneider zur Kenntnis gebracht worden sei. Jaspers habe sich lobend über seine wissenschaftlichen und klinischen Mitstreiter in den Heidelberger Jahren geäußert. Attestiert habe er Letzteren eine

> »… Grundanständigkeit der Gesinnung: Es galt zudem ein Niveau an Geistigkeit, Takt, Form, das niemals unterschritten werden durfte. Diese Klinik war eine wirkliche, produktiv diskutierende Gemeinschaft mit einem Enthusiasmus und mit wissenschaftlichen Hoffnungen, die jeden, der dahin kam, wenn er nur einen Funken in sich hatte, in Gang bringen mussten. Ohne diese Klinik und diese Männer[35] wäre meine Psychopathologie nie entstanden.« (Jaspers 1938, zitiert nach Janzarik 1979b, S. 9)

Weitere Mitglieder dieses Kreises waren – vor, während und nach Kronfelds eigener Zeit an der Heidelberger Klinik – für die Entwicklung der Psychiatrie so bedeutsame Personen wie Gustav Aschaffenburg (1866–1944), Franz Nissl (1860–1919), Robert Gaupp (1870–1953), Karl Wilmanns (1873–1945), Alois Alzheimer (1864–1915), Willy Hellpach (1877–1955), Hans Walter Gruhle (1880–1958), August Homburger (1873–1930), Wilhelm Mayer-Gross (1889–1961). Auch ohne auf die Beiträge dieser Personen im Einzelnen eingehen zu können, wird das gehaltvolle intellektuelle Klima spürbar, in das der eigenwillige und debattierfreudige Assistenzarzt Arthur Kronfeld als klinischer Anfänger eintrat.

Von besonderer Bedeutung für ihn war zweifellos der nur drei Jahre ältere Karl Jaspers (Hoff 2017a). Dessen im Alter von 30 Jahren veröffentlichte »Allgemeine

---

35 Dass es offenbar keine erwähnenswerten Frauen in diesem wissenschaftlichen Arbeitsfeld gab, so dass Jaspers es beim Dank an »diese Männer« beließ, ist eine bemerkenswerte zeitgeschichtliche Randnotiz.

Psychopathologie« (Jaspers 1913) darf als eigentlicher Grundstein[36] einer mehrdimensionalen Psychopathologie betrachtet werden, die naturwissenschaftliches Messen und Experimentieren ebenso einbezieht wie Subjektivität und Personalität des erkrankten Individuums (Bormuth 2019, von Engelhardt 2015, Häfner 2015, Lammel et al. 2017, Starke und Poppe 2022). Arthur Kronfeld hat sich mit diesem Werk seines Zeitgenossen zeitlebens intensiv beschäftigt und dessen Bedeutung ausdrücklich anerkannt, freilich unbeschadet einiger dezidiert abweichender und, für Kronfeld typisch, in scharfem Kontrast dargestellter Positionen.

Der Psychopathologe habe sich, so Jaspers, mit der klinischen Realität in ihrer ganzen Fülle auseinanderzusetzen. Dazu gehöre neben der systematischen Beschreibung und reliablen Erfassung einzelner psychopathologischer Symptome auch der Einbezug der individuellen Eigenart der erkrankten Person, ihr Lebensumfeld und ihr lebensgeschichtlicher Hintergrund. Ebenso war für ihn klar, notabene 70 Jahre vor dem bio-psycho-sozialen Modell, dass die Dimensionen des Körperlichen, Psychischen und Sozialen eine je genuine Relevanz besitzen, sich also nicht wechselseitig ersetzen können. Die unkritische Überhöhung oder gar Absolutsetzung einer singulären Perspektive führe notwendig in Dogmen, was für jede Wissenschaft deletär sei. Mit Blick auf die Psychiatrie war ihm dieser Punkt offenbar derart wichtig, dass er – besonders ausführlich in der kurz nach dem Ende des II. Weltkrieges erschienenen 4. Auflage seiner »Allgemeinen Psychopathologie« – nachdrücklich darauf hinwies, dass erkenntnistheoretische Vorurteile, vor allem wenn sie unerkannt blieben, zu markanten Verzerrungen der psychiatrischen Forschung führen könnten (Jaspers 1946, S. 13–18, Hoff 1989).

Die kurze Zeitstrecke, in denen Jaspers und Kronfeld an der Heidelberger Klinik in unmittelbarem Kontakt standen, die Jahre 1909–1913, war ohne Frage für beide Autoren von prägender Bedeutung. Einerseits pflegten sie eine konstruktive, auf das Ziel einer wissenschaftlich fundierten Psychopathologie ausgerichtete Debatte. Andererseits erwuchs genau daraus eine Konkurrenzsituation, die vor allem für Kronfeld weit über die Heidelberger Jahre hinaus bedeutsam bleiben sollte. Die Ambivalenz dieser Beziehung und Kronfelds schon damals – er war gerade 28-jährig – unverkennbare Freude an pointierter Kritik zeigten sich anschaulich in einem Brief, den er Jaspers im Februar 1914 schrieb, also schon einige Zeit nach seinem Ausscheiden aus der Heidelberger Klinik. Dezidierte Kritik und persönlicher Respekt, ja Bewunderung stehen unvermittelt nebeneinander:

> »Dass Ihr Standpunkt in der Frage des ›statischen‹ und ›genetischen‹ Verstehens als ›letzter Erkenntnisquelle‹ irrig ist, habe ich Ihnen ja schon oftmals sagen wollen. In Ihrem Werke rechtfertigen Sie ihn nicht ausreichend. Sie meinen dort, letzte Erkenntnisquellen könne man eben nicht ›beweisen‹. Die Anfechtbarkeit dieser einzigen Argumentation für Ihre Behauptung der ›Letztheit‹ des Verstehens steckt in dem Terminus ›beweisen‹. Lesen Sie Kant, KdrV, das Kapitel von der Deduktion …, noch einmal genau. …
> Aber seien Sie versichert, lieber Herr Jaspers: ich schreibe das alles weiß Gott nicht gegen Sie, oder um es wieder mal anders und besser zu wissen, wie manche andere Seite immer zu verstehen gab. Ich beneide Sie sogar ein wenig um die Schönheit und die Ordnung Ihres

---

36 Werner Janzarik wird später von der »Psychopathologie als Grundlagenwissenschaft« sprechen (Janzarik 1979a, zum heutigen Status der Psychopathologie ▶ Kap. 9).

wissenschaftlichen Ackerlandes, das Ihnen so wertvolle Frucht zeitigen kann.« (Kronfeld 1914, in: Bormuth und von Engelhardt 2016, S. 295–299)

Obwohl es im jetzigen Kontext vor allem um Denkrichtungen geht, die Kronfeld *zu Beginn* seiner Laufbahn angetroffen hatte, soll – noch vor der detaillierten Betrachtung seiner eigenen Texte – auf die beeindruckend differenzierte, fächerübergreifende Diskussion eingegangen werden, die sich in den ersten Dekaden des 20. Jahrhunderts im »Dreieck« von Psychiatrie, Psychologie und Philosophie ergab (Andersch 2017). Dies betrifft zwar auch Zeiträume, in denen Kronfeld bereits mit eigenen Arbeiten hervorgetreten, also kein akademischer »Anfänger« mehr war, doch geht es um derart wichtige Referenzpunkte für Kronfelds Denken, dass die beispielhafte Nennung einiger Positionen angebracht erscheint[37].

Theodor Lipps (1851–1914)

Theodor Lipps war eine bedeutende intellektuelle Gestalt um die Wende vom 19. zum 20. Jahrhundert. Von 1894 bis 1914 bekleidete er den Lehrstuhl für systematische Philosophie an der Ludwig Maximilians-Universität in München. Erkenntnistheoretische Fragen ging er aus einer pointiert psychologischen Warte an. Sein Ziel, an der Münchner Universität ein Institut für Psychologie zu errichten, um dort seinen Ansatz ausbauen zu können, erreichte er allerdings erst 1913, ein Jahr vor seinem Tod. Für Lipps verschwamm die Grenze zwischen Philosophie und Psychologie auf eine Weise, dass er die Philosophie zwar ausdrücklich als *Geistes*wissenschaft, jedoch als Wissenschaft der inneren *Erfahrung* verstand. Für ihn waren nicht apriorische Prinzipien wie die kantischen Kategorien der entscheidende Rahmen, sondern die Introspektion, die Selbstbeobachtung, das Erkennen kognitiver und affektiver Phänomene, wenn Wissenschaft betrieben wird.

Lipps war ein vielseitiger und außerordentlich produktiver Forscher. Es fällt schwer, ihn einer einzigen Richtung zuzuordnen. Mitunter wird sein Werk als Beispiel für einen unkritischen »Psychologismus« verstanden, der die menschliche Existenz – Wissenschaften, Mathematik und Logik einschließend – *allein* aus psychologischen Zusammenhängen erschließen zu können behaupte. Ob Lipps seinen Ansatz tatsächlich in einem so engen Sinne verstanden wissen wollte, muss hier offenbleiben. Hervorzuheben sind zwei andere Schwerpunkte seines Denkens, weil sie nicht nur Kronfeld zu ausführlichen Kommentaren herausforderten, sondern auch für die heutige Psychiatrie von erheblichem Interesse sind:

Im Rahmen seiner Wertschätzung psychologischer Methoden für die Erkenntnistheorie positionierte Lipps die *Kommunikation* an zentraler Stelle. Er beschäftigte sich intensiv mit der Frage, wie es gelingen könne, dass sich Personen wechselseitig verstünden, einordnen könnten, was der oder die Andere denke, fühle und wolle. Die dafür notwendige Fähigkeit bezeichnete er als »Einfühlung«. Jahrzehnte später wurde diese »Einfühlung«, nun meist Empathie genannt, zu einem zentralen Begriff der »Theory of mind«, die sich, aus der kinderpsychiatrischen Autismusforschung

---

37 Aus Platzgründen und wegen der Lesbarkeit des Textes beschränken sich die Literaturangaben zu den im folgenden vorgestellten Personen auf das Nötigste.

kommend, mittlerweile auch eingehend mit psychotischen Erkrankungen aller Altersstufen befasst. Auf neurobiologischer Ebene wird in diesem Zusammenhang das Konzept der »Spiegelneurone« seit einigen Jahren lebhaft diskutiert.

Lipps lehnte Ansätze, die psychische Sachverhalte auf einfache oder gar eindimensionale Mechanismen neurobiologischer oder psychologischer Art zurückführen zu können glaubten, strikt ab. Für ihn waren das psychische Leben generell und damit auch wissenschaftliche Erkenntnisse notwendig das Ergebnis eines *koordinierten Zusammenwirkens* von Sinneswahrnehmung, Denkprozessen, emotionaler Befrachtung, Bewertung und interaktionaler Einbettung. Wissen entstand für ihn also keineswegs nur durch die bloße Addition und Vernetzung einzelner Fakten. Dies erinnert an Positionen des späten 20. Jahrhunderts, etwa an diejenige des Biologen Humberto Maturana (1928–2021), der die Bedeutung sich selbst steuernder, von ihm »autopoietisch« genannter Systeme bei der Wissensgenerierung betonte.

Franz Brentano (1831–1917)

Mit Theodor Lipps verband Franz Brentano, auch wenn beide ganz unterschiedliche konzeptuelle Ausgangspunkte hatten, die Überzeugung, die Psyche, insbesondere das Bewusstsein, werde nicht durch die Fokussierung auf singuläre, experimentell isolierbare Phänomene wissenschaftlich erkennbar. Vielmehr sei das Bewusstsein ein Prozess, ein dynamischer Vorgang, und damit weit mehr als ein singuläres Faktum. Brentano sprach von »Akten«, gleichsam Handlungen des Bewusstseins, womit er etwa die Ganzheit eines Erkenntnisprozesses meinte. Diese Perspektive ergänzte er mit einer zweiten Grundeigenschaft aller »Bewusstseinsakte«. Sie seien nämlich notwendig auf etwas *gerichtet*, sei es ein äußeres Objekt, sei es ein psychischer Sachverhalt wie eine Wunschvorstellung oder ein Thema, mit dem sich die Person auseinandersetze: Wenn ich sehe, dann sehe ich *jemanden* oder *etwas*. Wenn ich Angst habe, dann habe ich Angst *vor* etwas. Wenn ich forsche, dann forsche ich *über* etwas – ein unbegrenztes Feld, weil es jede Bewusstseinsaktivität umfasse.

Das Gerichtetsein psychischer Akte nannte Brentano »Intentionalität«. Dieser Begriff wurde zu einem Kernelement seiner Lehre und gewann einen kaum zu überschätzenden Einfluss auf die Psychologie und Psychiatrie des 19. und 20. Jahrhunderts. Vor allem für den noch zu erwähnenden Edmund Husserl und, in dessen Gefolge, für die facettenreiche phänomenologische Psychopathologie blieb das Intentionalitätskonzept so entscheidend, wie es für Brentano gewesen war. An späterer Stelle wird dieser Aspekt vertieft dargestellt (▶ Kap. 9).

Oswald Külpe (1862–1915)

Oswald Külpe, der 1896 das Institut für Psychologie an der Universität Würzburg gegründet hatte, verfolgte mit seiner dortigen, später als »Würzburger Schule der Denkpsychologie« bezeichneten Arbeitsgruppe das Ziel, über die im 19. Jahrhundert formulierte Assoziationstheorie hinauszukommen, wonach die Psyche aus Einzelteilen bestehe, gleichsam aus mentalen Atomen, die zwar interagierten, aber letztlich isolierte Phänomene blieben. Er fokussierte demgegenüber auf die Art, wie dieses Interagieren zustande komme. Dabei suchte er nach Methoden, psychische Vorgänge quantitativ erfassbar und experimentell überprüfbar zu machen. Wichtig war ihm, wie schon Theodor Lipps, dessen Nachfolger an der Münchner Universität Külpe 1914 werden sollte[38], die Introspektion, die Selbstbeobachtung von Denkabläufen und begleitenden Affekten. Hier liegen wesentliche konzeptuelle Wurzeln der heute als kognitive Psychologie und kognitive Neurowissenschaften bekannten Forschungsgebiete.

Kurt Goldstein (1878–1965)

Ein bestimmtes Muster, an wissenschaftliches Arbeiten in der Psychologie heranzugehen, das schon bei den zuvor erwähnten Autoren anzutreffen war, wiederholt sich bei Kurt Goldstein: Er wird als einer der Gründer der Neuropsychologie angesehen, war aber, was weniger bekannt ist, zugleich ein origineller Vorbereiter psychosomatischen Denkens. Am ehesten wird die Einordnung als Grenzgänger zwischen Neurologie, Psychologie und Psychiatrie seinem Werk gerecht: Carl Wernicke (1848–1905)[39] hatte ihn 1903 mit einer neuroanatomischen Arbeit über Strukturen des Rückenmarks promoviert. Seine Habilitationsschrift von 1907 wiederum war einem dezidiert psychiatrischen Thema gewidmet, dem »Realitätsurteil bei psychotischen Sinnestäuschungen« (Goldstein 1908[40]).

Für Arthur Kronfeld war Goldstein vor allem deswegen interessant, weil er jeder vereinfachenden Lokalisationslehre eine klare Absage erteilte, der seinerzeit verbreiteten Auffassung also, komplexe psychische Funktionen sprachlicher und anderer Art seien in Analogie zu den aus der Neurophysiologie bekannten Reflexbögen eindeutig einem bestimmten Hirnareal zuzuordnen. Für ihn hatten psychische Vorgänge den Charakter von »Gestalten«, von organisierten Bedeutungszusammenhängen, die in einem kontinuierlichen Prozess an die jeweilige Realität adaptiert und dabei verfeinert oder verworfen werden.

Mit dieser Grundhaltung stand Goldstein, als Neurologe, Pate für die Entwicklung der Gestalttheorie, speziell der Gestaltpsychologie, die konsequent den Blick auf die Ganzheit des Erlebens einer Person einforderte. Zwar erschienen die bekanntesten Publikationen Goldsteins erst Ende der 1920er und Anfang der 1930er Jahre, jedoch waren sie weiterhin geprägt von seinen Erfahrungen mit hirnverletz-

---

38 Bereits ein Jahr später, am 30. Dezember 2015, verstarb Külpe in München.
39 Carl Wernicke betrachtete psychotische Erkrankungen als »Systemerkrankungen« der, wie er postulierte, modular aufgebauten Psyche. Dies stellte eine bewusste Analogie dar zu den seinerzeit intensiv erforschten neurologischen Systemerkrankungen, bei denen klare Korrelationen nachzuweisen waren zwischen neuroanatomischen und neurophysiologischen Ausfällen einerseits und klinischem Erscheinungsbild andererseits. Karl Kleist (1879–1960) und Karl Leonhard (1904–1988) setzten diese Denktradition im 20. Jahrhundert fort. Auch in der aktuellen psychiatrischen Forschung finden sich Anklänge an Wernickes Ansatz, etwa bei der Diskussion um die Bedeutung neuronaler Netzwerke (▶ Kap. 9).
40 Die Habilitationsschrift konnte im Original nicht eingesehen werden. Nach Einschätzung von Benzenhöfer (2012) entspricht aber die hier zitierte ausführliche Arbeit aus dem Folgejahr 1908 zumindest im Kern der Habilitationsschrift.

ten Soldaten im I. Weltkrieg, die häufig unter aphasischen Störungen litten. Goldstein sah in der motorischen Aphasie weit mehr als den isolierten Ausfall eines definierten Hirnareals, hier des Brocaschen[41] Sprachzentrums im Temporallappen. Nicht nur die objektivierbaren Ausfälle in der Sprachproduktion interessierten ihn, sondern auch die Versuche des betroffenen Individuums, das beängstigende Defizit so in das Selbstbild zu integrieren, dass im besten Fall eine neue Art von psychischem Gleichgewicht entstehen und den weiteren Heilungsprozess fördern könne. Kronfeld würdigte in seinen »Perspektiven der Seelenheilkunde« von 1930 Goldsteins Ansatz ausführlich und zustimmend (Kronfeld 1930, S. 141) (▶ Kap. 7).

Weil Goldstein die »Selbstaktualisierung« als wesentliches Merkmal von Organismen definiert hatte, darf er überdies als weiterer Wegbereiter des schon erwähnten Konzeptes der »Autopoiese« betrachtet werden, das Humberto Maturana Jahrzehnte später entwickelte.

Wolfgang Köhler (1887–1967)

Wolfgang Köhler war, in diesem Punkt ähnlich wie Kurt Goldstein, ein maßgeblicher Vertreter der damals neuen Gestalttheorie: Das Erleben weise gestalthafte Formen auf, die weit über die Addition einzelner Sinnesdaten hinauswiesen und eine genuine, wissenschaftlich anzuerkennende Qualität besäßen. Seine Hauptwerke erschienen zwar ebenfalls erst Ende der 1920er Jahre, doch war er in den Jahren zuvor bereits vielfältig als Forscher und Autor in Erscheinung getreten. Arthur Kronfeld hatte seine Texte intensiv rezipiert. Großen Einfluss gewann er während seines 13-jährigen Direktorates am Psychologischen Institut der Universität Berlin (1922–1935). Im Unterschied zu Goldstein positionierte er sich allerdings betont kritisch gegenüber der Psychoanalyse: Obwohl auch sie die Person des oder der Erkrankten und ihren biographischen Kontext in den Mittelpunkt rücke, mache sie zu starke theoretische Vorannahmen, insbesondere durch die strikte Strukturierung des Psychischen in die Instanzen »Es«, »Ich« und »Über-Ich«. Dies trage der Eigendynamik psychischer Gestalten und ihrer prägenden Wirkung für das gesamte Erleben zu wenig Rechnung.

Obwohl Kronfeld dem bereits 1896 von Christian von Ehrenfels (1859–1932) formulierten Grundgedanken der Gestalttheorie engagiert zustimmte, stand er der Auslegung, die Köhler vornahm, skeptisch gegenüber. 1930 warf er Köhler, nicht aber Goldstein, vor, die Gestaltpsychologie vom Bereich des Psychischen entfernt und ohne überzeugende Begründung zu eng an somatische Gehirnvorgänge angelehnt zu haben. Köhler habe gar diesen neurobiologischen Abläufen selbst einen Gestaltcharakter zugewiesen. Dadurch sei er, wie sich der Neukantianer Kronfeld empörte, weit hinter Kants Erkenntnis zurückgefallen, wonach empirische Daten allein weder Struktur noch Gestalt oder Kausalität mit sich bringen *können*. All dies werde, so die Kernaussage der »Kritik der reinen Vernunft«, erst durch hinzutretende Denkvollzüge ermöglicht. Kronfeld schließt seine Kritik mit der für ihn charakteristischen Schärfe ab:

---

[41] Benannt nach dem französischen Chirurgen und Pathologen Paul Broca (1824–1880).

> »Die physikalischen Vorgangsinvarianten haben mit den Tendenzen des seelischen Geschehens gar nichts gemeinsam; es ist daher unberechtigt, dieselben als ›innerlich natürlich sinnvoll‹ und als ›autochthone innere Tendenzen und Zeichen‹ zu bezeichnen. Indem Köhler dies tut, täuscht er für seine[42] Gestalttheorie eine Beziehung auf Werte und Normen vor, die er selber nicht anerkennt ... Somit hat uns die moderne Gestalttheorie die Klärung des Problems von Ganzheit und Sinn des Seelischen nicht gebracht, die sie versprach. Und wir müssen unseren Weg, unabhängig von ihr, weitersuchen.« (Kronfeld 1930, S. 36)

Kronfelds Heftigkeit dürfte darin begründet liegen, dass es hier genau um das Ziel seines eigenen Ansatzes ging, einer »autologischen Psychiatrie« nämlich, der es sehr wohl gelingen könne, »Ganzheit und Sinn des Seelischen« wissenschaftlich angemessen zu erfassen (▶ Kap. 5).

Edmund Husserl (1859–1938)

Mit Husserl betrat eine weitere prägende Figur der europäischen Ideengeschichte Arthur Kronfelds Denkhorizont. Er sollte für die Philosophie ebenso wie für die Psychologie und, vermittelt durch die phänomenologische Psychopathologie, auch für die Psychiatrie eine nachhaltige Wirkung entfalten.

Eine seinerzeit intensiv diskutierte Frage war, welche Rolle der Psychologie, sei es der experimentell-quantitativen oder der introspektiven, für das Verständnis menschlicher Erkenntnisprozesse zukomme. Sei gar die philosophische Disziplin der Erkenntnistheorie letztlich ein psychologisches Projekt? Wer das vertrat, sah sich rasch dem – durchaus abschätzig gemeinten – Vorwurf des »Psychologismus« ausgesetzt, also einer unkritischen, an der Sache vorbei gehenden Ausweitung der Zuständigkeit der Psychologie. Genau diese Kritik war immer wieder Jakob Friedrich Fries (1773–1843) entgegengehalten worden. Er repräsentierte den dominanten philosophischen Bezugspunkt für Kronfeld, weswegen auch die Psychologismusdebatte in dessen Werk eine wesentliche Rolle spielt, insbesondere in seinem Buch »Das Wesen der psychiatrischen Erkenntnis« von 1920 (▶ Kap. 5).

Auch Edmund Husserl war von dieser Kritik betroffen, denn seine Frühschriften hatten erörtert, ob und wie weit es möglich sei, psychologische Grundlagen von Mathematik und Logik darzustellen. Mit der Veröffentlichung seiner »Logischen Untersuchungen« (1901) begann Husserl aber, vor einer Überschätzung des psychologischen Zugangsweges zu warnen, ohne diesen völlig aufzugeben. Nun rückte für ihn das Ziel in den Vordergrund, unter Absehung von konkreten Wahrnehmungsvorgängen strukturelle Invarianten des Bewusstseins zu erfassen. Für sein ebenso komplexes wie eigenwilliges Modell entwarf Husserl eine eigene Begrifflichkeit, was die Rezeption seiner Texte nicht einfach machte: Das Abstrahieren von der konkreten sinnlichen Erfahrung eines Gegenstandes nannte er »Einklammerung« oder »Epoché«, den dazugehörigen philosophischen Prozess die »eidetische Reduktion«. Dadurch sollten empirische Details und situative Besonderheiten des Gegenstandes in den Hintergrund treten, um zu den bewusstseinseigenen, also objekt-*un*abhängigen, für jede Erkenntnis zwingend erforderlichen Strukturen

---

42 Dieses »seine« ist relevant, weil Kronfeld andere gestaltpsychologische Ansätze, etwa denjenigen Kurt Goldsteins, ausdrücklich als psychiatrisch fruchtbar bezeichnet hatte.

vorstoßen zu können. *Nur* in diesem Sinne verstand Husserl den für sein Werk zentralen Begriff der »Phänomenologie«, der Wissenschaft vom »Erscheinenden«. Für ihn war es die grundlegende philosophische Methode, die über einen engen empirischen Naturalismus hinauszuweisen habe, ohne zu einer spekulativ entleerten Metaphysik zu werden.

Auf die philosophische Debatte um die Husserlsche Erkenntnistheorie, die in seinem Spätwerk weitere Modifikationen erfuhr, kann hier nicht näher eingegangen werden. Bedeutsam in unserem Kontext ist allerdings Husserls Überzeugung, dass das Bewusstsein, wie schon Brentano betont hatte, grundsätzlich intentional arbeite, stets auf etwas gerichtet sei. Überdies widersprach er der These, es werde eines Tages gelingen, alle psychischen Sachverhalte auf quantitativ eindeutig bestimmbare materiale, sprich: neurobiologische Vorgänge zu reduzieren. Eine solche naturalistische Reduktion war mit seiner – allerdings erst im Spätwerk explizit formulierten – Auffassung unvereinbar, wonach allein aus empirischen Daten niemals universal, also im kantischen Sinne apriorisch gültige Aussagen zu generieren seien.

Husserl wagte – was zu seinem beträchtlichen Einfluss auf das Denken des 20. Jahrhunderts maßgeblich beigetragen haben dürfte – den Versuch, die von ihm als zu abstrakt und lebensfern eingestufte kantische Erkenntnistheorie an die »Lebenswelt«, ein Husserlscher Kernbegriff, heranzuführen. Diese Anerkennung psychologischer Sachverhalte, freilich ohne sie unbesehen zur Grundlage der gesamten Erkenntnis zu erklären, hatte für Arthur Kronfeld eine hohe Attraktivität. Zwar war er einer anderen Denktradition verpflichtet, dem Friesschen Neukantianismus nämlich, verfolgte aber in wichtigen Teilbereichen ähnliche Ziele wie Husserl.

Wegen der Sperrigkeit vieler Husserlscher Texte und der erheblichen Entwicklung, die sein Denken bis hin zum Spätwerk aufwies, erfolgte seine Rezeption in der zeitgenössischen Psychiatrie eher verhalten. Es war Karl Jaspers, der früh versuchte, die Husserlsche Phänomenologie an die psychiatrische Behandlungsrealität heranzuführen. Dabei verlieh er ihr eine eigene, von Husserls Position teilweise deutlich abweichende Prägung, etwa in seiner Studie über »Die phänomenologische Forschungsrichtung in der Psychiatrie« (Jaspers 1912). Auch Arthur Kronfeld war ein kritischer, eigene Wege gehender Wegbereiter einer personzentriert angewandten Phänomenologie. Die Bedeutung der phänomenologischen Perspektive für die unmittelbar nach dem II. Weltkrieg aufblühende anthropologische Psychiatrie sowie für die heute auf wachsendes Interesse stoßende, den Anschluss an neurowissenschaftliche Diskurse suchende phänomenologische Psychopathologie wird im Weiteren zur Sprache kommen (▶ Kap. 9).

Ernst Cassirer (1874–1945)

Ernst Cassirer gehörte, wie Kronfelds Mentor und Freund Leonard Nelson, der Marburger Schule des Neukantianismus an. Deren Ziel war es, das kantische Denken an die in der zweiten Hälfte des 19. Jahrhunderts aufblühenden empirischen Naturwissenschaften zu adaptieren. Für uns entscheidend ist Cassirers Überzeugung, die menschliche Erkenntnis bestehe eben nicht – wie Kant postuliert hatte – vorwiegend aus der durch Begriffe vermittelten Möglichkeit, Gegenstände zu erfassen. Vielmehr brauche es neben einer apriorischen Begrifflichkeit, etwa in Form der Kausalität, stets einen vorbegrifflichen Prozess, den Cassirer »Symbolisierung« nannte. Nicht nur das objektiv Erkennbare und Quantifizierbare sei daher notwendiger Gegenstand der Wissenschaften vom Menschen, sondern auch Lebensbereiche wie Kunst, Mythologie oder Religion, die wesentlich mit Symbolen zu tun hätten. Sein dreibändiges Hauptwerk, die »Philosophie der symbolischen Formen«, erschien zwischen 1923 und 1929.

Kronfeld bezog sich mehrfach auf Cassirer. 1930 etwa übernahm er dessen Grundhaltung in seine eigenen, im letzten Satz des folgenden Zitates nahezu lyrisch anmutenden Ausführungen zur Bedeutung der Sprache für den Erkenntnisprozess:

> »In der Konsequenz gewisser Gedankengänge von Ernst Cassirer liegt fernerhin das folgende: Es ist ja nicht ausschließlich das theoretisch strenge, anschauungslose Denken gewesen, dessen Zeichenbedürfnis die innere Sprachform, die ideale grammatische Grundform einer Sprache schuf, vielmehr ging dieser diskursiven Funktion des Logos eine Schichtung urtümlicherer, mythischer Geisteshaltungen zuvor. ... Die Metapher im weitesten Sinne ... wird der wesensmäßige Ausdruck dieser Bedeutungstendenzen. Dieser Ausdruck wird in ganz eigener Weise zum Symbol für jene Erfüllungsmaterien, gleich wie diese zum Symbol einer Bedeutung werden, die noch logisch dunkel und biegsam, keimhaft oder flüssig bleibt, ohne schon begrifflich zu gerinnen.« (Kronfeld 1930, S. 151)

Dieses Kapitel sollte verdeutlichen, mit welch vielschichtiger und widersprüchlicher »Theorienlandschaft« sich Arthur Kronfeld zu Beginn seiner Laufbahn sowie in späteren Jahren konfrontiert sah. Er nahm diese Herausforderung gerne an und fand sich bald selbst inmitten der konzeptuellen Kontroversen wieder, die die zeitgenössische Psychiatrie prägten. Bevor drei thematische Schwerpunkte, die ihm besonders am Herzen lagen, näher betrachtet und mit dem ideengeschichtlichen Hintergrund verschränkt werden, nämlich die *Identität der Psychiatrie*, der Status der *Psychotherapie* sowie eine Weiterentwicklung des *Schizophreniekonzeptes*, arbeitet das folgende Kapitel in einem Zwischenschritt die zentralen Kräfte, gleichsam die »Treiber« heraus, die die erforderliche Energie für Kronfelds jahrzehntelanges Ringen um das Selbstverständnis der Psychiatrie bereitstellten.

Lebenswelt 3 – Streit um die Psychiatrie: Eine fiktive Debatte unter Koryphäen in drei Szenen[43]

Teilnehmer:
Eugen Bleuler, Emil Kraepelin, Sigmund Freud, Carl Gustav Jung

Vorbemerkung

Eugen Bleuler (1857–1939), der damalige Direktor des »Burghölzli«, der Psychiatrischen Universitätsklinik Zürich, war es, der im April 1908 anlässlich eines Vortrages an der Berliner Charité und – weitaus wirksamer – in einem Handbuchbeitrag von 1911 den Terminus »Schizophrenie« prägte. Er setzte seine Bezeichnung »Gruppe der Schizophrenien« dem bis dahin vorherrschenden Begriff »Dementia praecox« entgegen, den sein Zeitgenosse (und Konkurrent), der Münchner Psychiater Emil Kraepelin (1856–1926) zwar nicht erfunden, wohl aber maßgeblich unterstützt und verbreitet hatte.

Bleuler und Kraepelin treffen sich im vorliegenden fiktiven Gespräch im Spätherbst 1908 im »Burghölzli« zu einem Gedankenaustausch. Wegen der besonderen Bedeutung der damals noch jungen Psychoanalyse für Eugen Bleuler stoßen deren Gründer, Sigmund Freud (1856–1939), und ein weiterer bedeutsamer, seinerzeit am Burghölzli als Oberarzt beschäftigter Protagonist, Carl Gustav Jung (1875–1961), während des Gespräches hinzu.

Absicht dieses fiktiven, aber keineswegs unrealistischen Streitgespräches ist es, in prägnanter, sicher auch verkürzender und (selbst-)ironischer Art das Augenmerk auf zentrale Themen der Psychiatrie zu lenken, die, auch wenn sie hier historisch konnotiert sind, nichts an Aktualität und Praxisrelevanz eingebüßt haben: Es geht ebenso um die Definition, Verursachung, Erkennung und Behandlung psychischer Krankheiten wie um das Selbstverständnis der Psychiatrie und um ihre Positionierung innerhalb (oder eher am Rande?) der sie beauftragenden Gesellschaft. Vor diesem Hintergrund kommt Eugen Bleulers ehrgeiziges Lebensziel zur Sprache, eine tragfähige Verbindung zu schaffen zwischen biologisch-neurowissenschaftlichen und hermeneutischen, speziell psychoanalytischen Methoden.

Innerhalb des Gespräches wird mit biographischem Material zu den Protagonisten freizügig umgegangen, denn es dient ausschließlich der Plastizität des

---

43 Dieses fiktive Streitgespräch erschien erstmals in Rössler und Danuser (Hrsg.) (2013) [im Literaturverzeichnis unter Hoff 2013]. Abdruck mit freundlicher Genehmigung der Herausgeber und des Verlags NZZ Libro, Zürich.

Textes und nicht der historischen Exaktheit. Gleichsam als Ausgleich finden sich im Anschluss knappe Darstellungen der tatsächlichen Biographien aller »Teilnehmer«.

Wichtige sozialgeschichtliche Aspekte wie der für den Zeitgeist an der Wende vom 19. zum 20. Jahrhundert so charakteristische Degenerationsgedanke kommen bewusst nicht zum Tragen, ebenso wenig der Antisemitismus, der bei der Debatte um den wissenschaftlichen Status der Psychoanalyse häufiger mitschwingt, als ein oberflächlicher Blick erkennen lässt (oder wahrhaben möchte). Dies sei nicht als Ausweichen vor unangenehmen Themen missverstanden. Im Gegenteil: Der Respekt vor einem Gegenstand wie der Degenerationslehre, unwissenschaftlich, wirkmächtig und – mit Blick auf die Psychiatrie im Nationalsozialismus – zerstörerisch, wie sie war, gebietet es, sich ihr anders zu nähern als in einem leichtfüßigen, von ironischer Distanzierung lebenden, fiktiven Streitgespräch.

Das Streitgespräch

Ort: Psychiatrische Universitätsklinik Zürich, damals – und manchmal noch heute – »Burghölzli« genannt, Arbeitszimmer des Klinikdirektors Eugen Bleuler

Zeit: Spätherbst 1908

Personen:
Bleuler, Kraepelin (Szenen 1 und 3)
Freud, Jung, Bleuler, Kraepelin (Szene 2)

Szene 1

Bleuler: Mein lieber Kollege Kraepelin, schön Sie hier zu sehen. Allzu oft treffen wir uns ja nicht.
Kraepelin: Stimmt.
Bleuler: Vielleicht sind wir uns ja *unbewusst* aus dem Weg gegangen?
Kraepelin: »Unbewusst?« Und ich dachte, wenigstens in einem Gespräch unter Wissenschaftlern könnten Sie von den verstiegenen Spekulationen unseres *enfant terrible* Abstand nehmen.
Bleuler: Von wem bitte sprechen Sie?
Kraepelin: Von Herrn Freud aus Wien, natürlich, dem Sie in geradezu abenteuerlicher Weise Zutritt zum Haus der Wissenschaft gewährt haben. Ich erinnere an Ihr befremdliches Lob für sein fragwürdiges Opus über die Traumdeutung und, noch schlimmer, an Ihre Arbeit vor zwei Jahren, in der Sie doch tatsächlich und ernsthaft sogenannte Freudsche Mechanismen in der Symptomatologie der Psychosen beschreiben und akzeptieren! Und dies, lieber Bleuler, muss gesagt werden dürfen: Spekulatives, um nicht zu sagen: wildes Denken zersetzt die Psychiatrie, unsere junge Disziplin, die sich – mit Verlaub:

Lebenswelt 3 – Streit um die Psychiatrie

	nicht ganz ohne *mein* Zutun – gerade so erfolgreich in Richtung auf eine echte Wissenschaft entwickelt.
Bleuler:	Excusez, da denken Sie zu einfach.
Kraepelin:	Ich?
Bleuler:	Ja, Sie!
Kraepelin:	Zu einfach?! Ich, als *Wissenschaftler*? Jetzt gehen Sie zu weit …
Bleuler:	Behalten Sie die Contenance, Kollege Kraepelin! Ich will Ihnen erläutern, was ich meine: Ich bin Wissenschaftler wie Sie. Wissenschaft bedeutet mir alles. Keineswegs darf da jeder erzählen, was ihm gerade einfällt. Natürlich brauchen wir Regeln und Überprüfbarkeit. Aber dabei dürfen doch gerade wir Psychiater nicht verkennen, womit sich unsere Forschung beschäftigt, nämlich mit Patienten, die oft viele Jahre von einer katastrophalen Krankheit gezeichnet werden. Da geht es sehr wohl um das persönliche Erleben, um Gefühle, Beziehungen, Ängste, Fantasien und Träume, und genau diesen Bereich hebt doch Kollege Freud anschaulich und klug hervor!
Kraepelin:	*(sarkastisch)* Anschaulich und klug … *(seufzt)* Lieber Bleuler, auf unseren irregeleiteten Wiener Kollegen kommen wir zurück. Mit ihrer Erwähnung einer katastrophalen Krankheit, womit Sie ja wohl nur die Dementia praecox gemeint haben können, erinnern Sie mich an etwas, auf das ich Sie schon lange persönlich ansprechen will. Sie haben doch vor nicht allzu langer Zeit, ich glaube sogar in diesem Jahr, an der Charité in Berlin mit *(räuspert sich irritiert)* beachtlicher Resonanz zur Dementia praecox referiert[44] und arbeiten, wie man mir zuträgt, an einem ausführlichen Handbuchbeitrag zu eben diesem Thema. Aber warum, um Himmels willen, haben Sie einen völlig neuen Begriff für diese Krankheit vorgeschlagen? Und zudem noch einen, den man ohne das Graecum weder verstehen noch aussprechen kann: »Schi-zo-phre-nie«? Und gar »Gruppe der Schizophrenien«, also noch komplizierter! Ich bitte Sie, das macht doch keinen Sinn! Oder geht es Ihnen etwa nur darum, sich selbst und Ihre Anstalt Burgholz …
Bleuler:	… Burghölzli …
Kraepelin:	Von mir aus, Burghölzli eben, also diese Anstalt hier bekannt zu machen?
Bleuler:	*(spöttisch)* Vorsicht, mein lieber Kraepelin, jetzt *deuten* Sie mein Verhalten, das ist ja geradezu psychoanalytisch, und – wie *Sie* sagen müssten – unwissenschaftlich!
Kraepelin:	*(nervös)* Also, … ich …
Bleuler:	Lassen Sie nur! Ich wollte Sie nicht provozieren. Den neuen Begriff schlug ich vor, weil ich bei meinen vielen Patienten in der Klinik Rheinau und jetzt hier am Burghölzli immer wieder sehe, wie ver-

---

44 Am 24. April 1908 hielt Eugen Bleuler an der Charité in Berlin einen Vortrag, in dem er erstmals öffentlich den Begriff »Schizophrenie« als Alternative zur bis dahin üblichen Bezeichnung »Dementia praecox« vorschlug.

	schieden das Erscheinungsbild und der Verlauf dieser Krankheit sind. Bei weitem nicht alle »verblöden« frühzeitig, also darf man nicht so pauschal von einer »Dementia praecox« sprechen. So einfach ist das!
Kraepelin:	Einfach? Sie greifen mit Ihrem vagen Begriff eine seit Jahrzehnten etablierte wissenschaftliche Auffassung an, die sich die akademische Psychiatrie hart erkämpft hat! Und nur weil er griechisch ist, muss er ja wohl noch nicht besser sein, oder?
Bleuler:	Nun ja, wenn Sie schon auf das Sprachliche abheben: Immerhin kann man von meinem Begriff ein Adjektiv ableiten, das in der klinischen Routine verwendet werden kann, »schizophren« nämlich. Wie heißt denn, bitte schön, das Adjektiv zu »Dementia praecox«?[45]
Kraepelin:	Ach, hören Sie doch auf mit diesen linguistischen Spitzfindigkeiten, das ist ja furchtbar. Wir reden hier von Medizin, von Krankheiten, vom Gehirn ...
Bleuler:	Stimmt! Wir reden von Krankheiten. Aber auch von Menschen, die diese Krankheiten haben oder erleiden müssen. Sie, lieber Kraepelin, haben im Prinzip ja Recht. Sie machen es sich aber mit ihrem engen Krankheitsbegriff besonders mit Blick auf die Schizophrenien zu einfach: Ihr Begriff – genau wie sein großes Vorbild, derjenige unserer französischen Kollegen Morel und Magnan[46], nämlich »démence précoce« – suggeriert doch die Existenz einer einzigen, klar umschriebenen Krankheitseinheit. Und die soll dann noch punkto Ursache, Entstehungsprozess und Verlauf präzise erfassbar und von anderen Krankheitseinheiten abgrenzbar sein, etwa von der manisch-depressiven Erkrankung. Aber genau das ist bei unseren Patienten sehr oft nicht der Fall – das wissen Sie genau, Sie sind auch seit Jahrzehnten in der Psychiatrie tätig!
Kraepelin:	Natürlich ist der Verlauf unterschiedlich. Genau wie beim Schlaganfall und der Dementia paralytica[47]! Aber daraus folgt doch nicht, dass es die Krankheit als solche nicht gibt. Nach meiner Auffassung gibt es in der Psychiatrie von der Natur vorgegebene Krankheiten – ich spreche, wie Sie wissen, gerne von »natürlichen Krankheitseinheiten«[48]. Und die gibt es einfach, egal ob wir als Ärzte und Forscher sie

---

45 Tatsächlich trug Bleuler in seinem Vortrag von 1908 die Möglichkeit der Bildung einer adjektivischen Form von »Schizophrenie« explizit als unterstützendes Argument vor
46 Valentin Magnan (1835–1916) vertrat seine Konzeption einer »dégénérescence mentale« auf dem Boden eines dezidiert naturwissenschaftlichen Selbstverständnisses, wohingegen bei Bénédict Augustin Morel (1809–1873) moralphilosophische und theologische Akzente dominierten.
47 Die »Progressive Paralyse« stellt eine schwerwiegende Form der Syphilisinfektion dar (Neurolues), bei der es durch die Beteiligung des Gehirns zu markanten und dauerhaften psychotischen Symptomen kommt. Häufig wird diese Psychose als *das* Modell der Entdeckung einer natürlichen (biologischen) Krankheitsentität in der Psychiatrie verstanden, vor allem, nachdem zu Beginn des 20. Jahrhunderts die infektiöse Ursache (*Treponema pallidum*) sowie die Pathogenese bekannt geworden waren.
48 Das Postulat der Existenz und wissenschaftlichen Erkennbarkeit von »natürlichen Krankheitseinheiten« stellte den Kern des Kraepelinschen Psychiatrieverständnisses dar.

	beschreiben und bearbeiten oder nicht. Wir müssen diese Krankheitseinheiten *finden*, nicht etwa *erfinden!* Wir sind wie Fotografen, die die Wirklichkeit objektiv abbilden, und nicht wie Künstler, die die Welt nach eigenem Gusto frei gestalten. Oder etwa nicht, lieber Bleuler?
Bleuler:	Zum Teil gebe ich Ihnen recht. Die Natur ist das Entscheidende. Die Natur prägt uns Menschen, in Gesundheit wie Krankheit. Und das gilt selbstverständlich für körperliche wie für psychische Krankheiten. In diesem Punkt unterscheiden wir uns gar nicht. Wo wir uns allerdings sehr unterscheiden, ist die Frage, welche wissenschaftliche Bedeutung den psychischen *Inhalten* zukommt.
Kraepelin:	Ist doch völlig klar: Eine geringe natürlich! Die persönlichen Inhalte, das individuelle Seelenleben des einzelnen Patienten spielt allenfalls als Beispiel dafür eine Rolle, wie jemand mit den Belastungen des Lebens zurechtkommt, welche Widerstandskraft er entwickelt, aber mehr auch nicht. Die wahre Realität des Psychischen, mein lieber Bleuler, liegt im Natürlichen, im Biologischen, letztlich in den Funktionen des Gehirns. Das können Sie doch nicht ernsthaft bestreiten!
Bleuler:	Herr Kollege, ich muss noch einmal etwas betonen, auch auf die Gefahr hin, Sie zu kränken: Ihr Argument greift zu kurz. Selbstverständlich ist letztlich vieles, wenn nichts alles im Leben der Menschen biologisch. Aber wenn die Natur das Psychische hervorbringt, dann muss man es ernst nehmen, dann wird der individuelle Gehalt des Denkens, Fühlens und Wollens wichtig – auch wissenschaftlich! Anders ausgedrückt: Nur weil wir sagen, Seelisches sei biologisch bedingt, heißt das doch nicht, dass es nicht klinisch oder für die Forschung bedeutsam wäre. Im Gegenteil, lieber Kraepelin: Seelische Inhalte führen uns zum persönlichen Kern einer Krankheit, auch der Schizophrenie.
Kraepelin:	Selbst wenn dem so wäre – was ich aber nicht annehme –, müssten wir uns in der Wissenschaft eben doch unbedingt an das Objektivierbare, das Messbare halten. Und seelische Inhalte sind praktisch nicht messbar, seelische Leistungen hingegen schon. Das Subjektive, so wie Sie das meinen und wie es noch viel drastischer Ihr Wiener Freund, Herr Freud, meint, stört die Wissenschaft. So sehe ich das!

Szene 2

(Energisches Klopfen, fast zeitgleich fliegt die Tür auf, Jung begleitet Freud in den Raum, beide in lebhaftem Gespräch, welches plötzlich verstummt).

Jung:	*(zu Bleuler)* Excusez, Herr Professor, ich wusste nicht, dass Sie Besuch haben.

Bleuler: Und ich, mein junger Kollege, wusste auch nicht, dass *Sie* Besuch haben, und erst noch solch erfreulichen!

Kraepelin: *(verstimmt murmelnd)* Erfreulich?! Er kann's nicht lassen ... diese unangenehme Anbiederung ...

Freud: *(erfreut)* Danke, lieber Bleuler, für diese liebenswürdige Begrüßung. Gerne ergriff ich die Möglichkeit, auf der Durchreise nach Paris ihrer schönen, wenn auch sehr puritanischen Stadt sowie Ihrem ebenso schönen, rein äußerlich freilich ein wenig einschüchternden Burghölzli einen Besuch abzustatten. Sie wissen, wie sehr ich den nachhaltigen Zürcher Sukkurs für unsere gemeinsame psychoanalytische Sache schätze. *(Schaut missmutig zu Kraepelin, sein Tonfall wechselt ins Härtere)* Jedoch – wenn mich nicht alles täuscht – beherbergen Sie einen Gast aus München, der ganz anders denkt und schreibt ...

Kraepelin: *(kühl)* Eigentlich aus Mecklenburg, Herr Kollege Freud. Und wir Mecklenburger sind nicht unbedingt für sanfte Eloquenz bekannt, eher für karge und ehrliche Direktheit.

Freud: *Das* spricht nicht gegen Sie, mein lieber Kraepelin. Dass ich Sie – Mecklenburg hin oder her – als erfahrenen Kliniker und auch sonst einflussreichen Mann schätze, das zeigt sich doch schon darin, dass wir gelegentlich korrespondieren und den einen oder anderen gemeinsamen Patienten haben. Hingegen – und erlauben Sie mir, hier ebenfalls direkt zu sein – Ihre von Jahr zu Jahr massiver werdenden Ausfälle gegen mein psychoanalytisches Lehrgebäude scheinen mir jedes vernünftige, geschweige denn wissenschaftliche Maß verloren zu haben!

Kraepelin: Kommen gerade Sie mir nicht mit Wissenschaft! Die mehr als verschlungenen Pfade Ihrer Deutungskunst führen doch letztlich nur in das weite Land der Suggestion. Nicht das vermeintliche Abreagieren eingeklemmter Affekte ist das eigentlich Wirksame, sondern die ärztliche Persönlichkeit![49]

Freud: So unrecht haben Sie gar nicht mit der Betonung der ärztlichen Persönlichkeit.

Kraepelin: Ach?

Freud: ... aber Sie unterschätzen in geradezu grotesker Weise den notwendigen anderen Part, nämlich Lebensgeschichte und Persönlichkeit des Patienten! Sie haben nicht verstanden, welch unerhörten Einfluss prägende Kindheitserlebnisse, vor allem mit Vater und Mutter, auf die spätere Entwicklung einer jeden Person haben. Das muss untersucht, verstanden und in die Behandlung eingebracht werden!

Kraepelin: Das klingt so harmlos. Aber ob das planmäßige und unablässige Drängen nach peinlichen geschlechtlichen Enthüllungen wirklich

---

49 Die Formulierung dieses Kraepelinschen Votums lehnt sich eng an eine prägnante Textstelle in der 8. Auflage seines Lehrbuches der Psychiatrie an (Band 1, 1909, S. 612/613).

	immer so unschädlich ist, wie Sie es gerne darstellen, darf ich bezweifeln, Herr Kollege.⁵⁰
Bleuler:	Aber, meine Herren, ich bitte Sie! Lassen Sie uns doch sachlich bleiben. Mein Kollege Jung hier hat doch über Jahre daran gearbeitet, psychoanalytische Hypothesen experimentell zu untersuchen – mit anregenden Ergebnissen, die doch auch Sie, lieber Kraepelin, interessieren müssten. Sie schicken doch wie Ihr großes Vorbild Wilhelm Wundt⁵¹ ständig die Messung gegen die Deutung ins Feld, oder etwa nicht?
Kraepelin:	Ja, wenn es eine echte naturwissenschaftliche Messung ist und nicht nur das Finden selbst versteckter Ostereier …
Jung:	Aber, Herr Professor Kraepelin, das ist doch reine Polemik! Nur weil Ihr Begriff von Wissenschaft der Komplexität der menschlichen Seele nicht gerecht werden kann, schneiden Sie ganze Bereiche heraus und erklären sie zu unwissenschaftlichen Fantastereien. So einfach darf man es sich doch nicht machen!
Freud:	*(ereifert sich)* Da haben Sie grundsätzlich schon recht, mein junger Kollege Jung. Allerdings ist jede seriöse Wissenschaft nun einmal eine strenge Sache, bei der es nicht um persönliche Meinungen und Vorlieben, sondern um allgemein gültige Gesetze geht. Und, wenn ich offen sein darf, in dem einen Jahr, in dem wir beide uns persönlich kennen und schätzen, musste ich auch bei Ihnen, lieber Jung, spekulative Momente entdecken, die zwar nicht so grobkörnig sind wie bei unserem Münchner Kritiker, die aber sehr wohl Gefahr laufen, den wissenschaftlichen Boden zu verlassen. Sie wissen, was ich meine?
Jung:	Natürlich weiß ich, worauf Sie anspielen, verehrter Herr Professor Freud. Nur vermag ich keinen grundsätzlichen Widerspruch zu erkennen. Gut, ich verstehe Ihr Libidoprinzip etwas weiter als Sie, als seelische Grundkraft, die auch jenseits des sexuellen Bereiches wirkt.
Freud:	Aber das ist ja leider nicht der einzige kritische Punkt! Neulich schrieben Sie mir, man müsse sogar den psychoanalytischen Kernbegriff des Unbewussten von der Ebene des Individuums lösen und auf diejenige von Gruppen, Völkern, ja sogar der ganzen Menschheit heben. Mein lieber Jung, das ist dann aber sicher keine psychoanalytische Position mehr. Es tut mir leid, dieser Weg führt sie nur in eine Art von Spekulation und Mystik, die zwar *(blickt in Richtung Kraepelin)* von einer ganz anderen Seite herkommt als Ihr strammer Biologismus, Herr Kollege Kraepelin, aber was die Lust an der Spekulation angeht, so könnten Sie sich beide durchaus die Hand reichen.
Jung:	*(wirkt gekränkt)* Herr Professor Freud, Sie missverstehen mich. Weiter entwickeln will ich Ihren genialen Ansatz, nicht ablösen …

---

50 Wie Fußnote 49.
51 Der Psychologe Wilhelm Wundt (1832–1920) war einer der entscheidenden Lehrer Kraepelins, vor allem was das Postulat eines experimentell-quantitativen Vorgehens in der psychiatrischen und psychologischen Forschung anbetrifft.

Bleuler: (*angespannt, unterbricht ihn*) Genau. Dies ist eines unserer wissenschaftlichen Prinzipien hier am Burghölzli. Und wo in der Welt, mein lieber Freud, gibt es denn eine solch umfassende Verbindung von klinischer Psychiatrie und Psychoanalyse? In Wien sicher nicht, mit Verlaub gesagt, und von München wollen wir lieber schweigen ...

Freud: Nun ja, wenn Sie die internationale Ebene ansprechen, so werden Herr Jung und Herr Ferenczi[52] mich ja im nächsten Jahr in die USA zu einer Vortragsreise begleiten. Sogar von einer Ehrendoktorwürde ist die Rede[53]. Ganz so schlimm steht es um die Psychoanalyse also nicht, Kollege Bleuler.

Jung: (*begeistert*) Und vergessen Sie nicht die geplante Gründung der Internationalen Psychoanalytischen Vereinigung![54] Endlich geht Ihre private Mittwochgesellschaft in eine schlagkräftige Fachgesellschaft über. Meine Unterstützung haben Sie, und zwar uneingeschränkt!

(*Freud und Jung ziehen sich für die Fortsetzung des Gespräches zurück, bleiben aber im Raum.*)

Szene 3

Bleuler: Nun, mein lieber Kraepelin, was meinen Sie? Wo geht es hin mit unserer Psychiatrie?

Kraepelin: Ist doch klar: Entweder eine wissenschaftliche Psychiatrie oder gar keine. Wir müssen Krankheiten entdecken, beim einzelnen Patienten erkennen und dann behandeln, wie jeder andere Arzt auch. Krankheiten entdecken heißt aber nicht Geschichten erzählen, Bleuler, da haben Sie sich in etwas verrannt!

Bleuler: Kollege Kraepelin, ich schätze Sie und ihr Werk, das wissen Sie. Und natürlich haben Sie Recht, dass die Psychiatrie sich nur Respekt verschaffen wird, wenn sie Wissenschaft ist. Aber vieles an den seelischen Krankheiten, speziell an denen, die ich Schizophrenien nenne, ist doch unverstanden, ja rätselhaft. So sehr gerade ich die Biologie hochhalte als eigentliche Grundlage der Medizin, so sehr bin ich überzeugt, dass es eine weite, eine umfassende Art von Biologie sein muss[55]. Sie muss Raum lassen für individuelle seelische Phänomene

---

52 Sándor Ferenczi (1873–1933), ungarischer Psychiater und Psychoanalytiker, einer der engsten Mitarbeiter Freuds.

53 Freud und Jung erhielten 1909 von der amerikanischen Clarke University in Worcester, Massachusetts, die Ehrendoktorwürde, Jung mit seinen damals 34 Jahren als bis heute jüngster Laureat dieser Universität.

54 Die in Freuds Wohnung in der Berggasse 19 tagende »Mittwochgesellschaft« ging 1908 in der »Wiener Psychoanalytischen Vereinigung« auf. Im März 1910 schließlich erfolgte in Nürnberg die Gründung der »Internationalen Psychoanalytischen Vereinigung« (IPV). Deren Gründungspräsident war Carl Gustav Jung.

55 In seinen – heute weitgehend vergessenen – späten Schriften versuchte Eugen Bleuler, ein umfassendes naturphilosophisches Konzept zu entwerfen. Es kam zu einer, im besten

und für deren Deutung. Auch das gehört zur psychiatrischen Wissenschaft!

Kraepelin: Punkto Wissenschaftlichkeit sind wir uns im Grundsatz ja einig. Das freut mich, Kollege Bleuler. Aber ich rate Ihnen: Achten Sie auf die beiden psychoanalytischen Eiferer dort hinten, die können Ihnen sonst am Ende noch schaden!

Bleuler: Machen Sie sich da mal keine Sorgen, mein Lieber, ich weiß schon, was die Psychiatrie braucht und wie man sie dorthin führt.

Biographische Skizzen zu den vier »Gesprächsteilnehmern«

Eugen Bleuler (1857–1939)

1857	30. April in Zollikon (ZH) geboren
1881	Abschluss Medizinstudium in Zürich
1881–1886	Facharztausbildung in Bern und Zürich, Studienreisen nach Paris (Jean-Martin Charcot), London und München (Bernhard von Gudden)
1886–1898	Direktor der Psychiatrischen Klinik Rheinau (seit 2011 zur Psychiatrischen Universitätsklinik Zürich gehörig)
1898–1927	Lehrstuhl für Psychiatrie an der Universität Zürich, verbunden mit dem Direktorat am »Burghölzli«
1902–1904	Dekan der Medizinischen Fakultät der Universität Zürich
1924–1926	Rektor der Universität Zürich
1939	15. Juli in Zollikon gestorben

Emil Kraepelin (1856–1926)

1856	15. Februar in Neustrelitz (Mecklenburg) (D) geboren
1878	Abschluss Medizinstudium in Würzburg
1878–1884	Assistenzarzt in München, Leipzig und Leubus
1885	Dirigierender Arzt der psychiatrischen Abteilung am Allgemeinen Krankenhaus Dresden
1886–1891	Lehrstuhl für Psychiatrie an der Baltischen Universität Dorpat (heute Tartu, Estland)
1891–1903	Lehrstuhl für Psychiatrie an der Universität Heidelberg
1903–1922	Lehrstuhl für Psychiatrie an der Universität München
1917	Gründung der »Deutschen Forschungsanstalt für Psychiatrie« in München (der Vorläuferinstitution des heutigen »Max-Planck-Instituts für Psychiatrie«)
1926	7. Oktober in München gestorben

Sinne, eigenartigen Verschränkung mit biogenetisch-vitalistischen Vorstellungen des späten 19. Jahrhunderts. Bleuler zielte auf eine »Lebenswissenschaft« ab, die physikalische, biologische, mentale und soziale Phänomene gerade nicht kategorial voneinander trennt, sondern sie als wissenschaftlich gleichberechtigte Ausdrucksformen eines einzigen integrativen (Lebens-)Prinzips versteht.

Sigmund Freud (1856–1939)

1856	6. Mai in Freiberg (heute Tschechien) geboren
1881	Abschluss Medizinstudium in Wien
1882–1885	Mitarbeiter von Theodor Meynert am Allgemeinen Krankenhaus Wien, Habilitation in Neuropathologie
1885	Studienreise nach Paris zu Jean-Martin Charcot
1885–1902	Dozent für Neuropathologie an der Universität Wien
1886	Niederlassung als Arzt
1900	»Die Traumdeutung« erscheint, ein wesentlicher Grundstein für die Weiterentwicklung der Psychoanalyse
ab 1902	Professur für Neuropathologie an der Universität Wien
1910	Gründung der Internationalen Psychoanalytischen Vereinigung (IPV)
1930	Goethe-Preis der Stadt Frankfurt am Main
1935	Ehrenmitglied der British Royal Society of Medicine
1938	Emigration von Wien nach London
1939	23. September in London gestorben

Carl Gustav Jung (1875–1961)

1875	26. Juli in Kesswil (Thurgau) geboren
1900	Abschluss Medizinstudium in Basel
1900–1909	Assistenz-, Volontär- und Oberarzt an der Psychiatrischen Universitätsklinik Zürich bei Eugen Bleuler
1905	Habilitation an der Universität Zürich
ab 1910	Privatpraxis in Küsnacht (ZH)
1910	Gründungspräsident der Internationalen Psychoanalytischen Vereinigung (IPV)
1932	Erster Preisträger des Literaturpreises der Stadt Zürich
1933–1941	Privatdozent, dann Titularprofessor für Psychologie an der Eidgenössischen Technischen Hochschule (ETH) Zürich
1944	Professur für Medizinische Psychologie an der Universität Basel
1948	Gründung des C. G. Jung-Instituts Zürich (in Küsnacht ZH)
1955	Gründung der International Association for Analytical Psychology (IAAP)
1961	6. Juni in Küsnacht (ZH) gestorben

4 Was Kronfeld antrieb: Seine zentralen Motive und Ziele

Es dürfte das Zusammentreffen der folgenden vier Faktoren gewesen sein, das zu der frühen und nachhaltigen Grundausrichtung des Kronfeldschen Denkens und Handelns führte: (1) Ein wissbegieriger und ehrgeiziger Medizinstudent mit besonderem Interesse für die Psychiatrie erhielt eine Assistentenstelle und promovierte an einer vom akademischen Niveau her führenden europäischen Forschungsstätte, der Psychiatrischen Universitätsklinik Heidelberg[56]. (2) Dort tauchte er, wenn auch nur für wenige Jahre, in ein enorm herausforderndes und stimulierendes Umfeld ein. (3) Zeitgleich kam eben dieser Student und spätere Assistenzarzt über den Philosophen Leonard Nelson in engen Kontakt mit der Fries-Nelsonschen Lesart des Neukantianismus[57] – und war offensichtlich von ihr fasziniert. (4) In der Zeit der Weimarer Republik entwickelte der Wissenschaftstheoretiker und ärztliche Psychotherapeut Arthur Kronfeld, in Berlin lebend, ein vielfältiges berufs- und sozialpolitisches Engagement. Die großstädtische, gegen Ende der 1920er-Jahre massiv von der Weltwirtschaftskrise beeinträchtigte psychiatrische Grundversorgung ließ ihn die notwendige Verknüpfung von theoretischem Wissen und dessen praktischer Anwendung nahezu mit Händen greifen (Kittel 1986b, 1989).

Doch zurück zu Kronfelds Heidelberger Zeit vor 1914: Es war der zentrale Anspruch des Neukantianismus Fries-Nelsonscher Prägung, die als zu abstrakt, zu logizistisch empfundene kantische Erkenntnistheorie durch die Anerkennung der psychologischen Ebene als wissenschaftlich zugängliche Domäne mit Inhalten anzureichern, die der menschlichen Lebenswelt nahestehen (▶ Kap. 5). Leonard Nelson selbst charakterisierten ein hoher Grad an Überzeugtheit, die Freude an der wissenschaftlichen Auseinandersetzung sowie die Neigung zu prägnanter, mitunter polemischer Kritik an konkurrierenden Auffassungen. All dies musste Arthur Kronfeld nachhaltig beeindruckt haben, entwickelte sich sein eigener Schreib- und Diskussionsstil doch bald in eben diese Richtung[58].

---

56 Die Institution hieß damals noch »Großherzoglich Badische psychiatrische Universitätsklinik«.
57 Genau genommen, handelt es sich um die »2. Friessche Schule« mit der Zentralfigur Leonard Nelson. Demgegenüber meint der Begriff »1. Friessche Schule« Jakob Friedrich Fries selbst und seine unmittelbaren Schüler in der ersten Hälfte des 19. Jahrhunderts. Vertiefte, auch auf den Diskussionsstand des 21. Jahrhunderts und auf die Psychiatrie Bezug nehmende Darstellungen finden sich in Herrmann (2016) sowie Herrmann und Schwitzer (2023).
58 Ein aussagekräftiges Beispiel ist seine im Alter von 26 Jahren verfasste Kritik an der Psychoanalyse (▶ Kap. 6).

4 Was Kronfeld antrieb: Seine zentralen Motive und Ziele

Ebenso stark prägte ihn der Anspruch der Fries-Nelsonschen Schule, eine zwar ausdrücklich von Kant ausgehende, aber markant über diesen hinausweisende theoretische *und* praktische Philosophie vorgelegt zu haben. Diese Lehre hatte in Kronfelds Augen das Potential, zu einer differenzierten und tragfähigen Basis für das Selbstverständnis der psychiatrischen Wissenschaft zu werden: Der Heidelberger Medizinstudent hatte im Alter von knapp über 20 Jahren sein Lebensthema gefunden.

Parallel wuchs Kronfelds Anspruch: Er wollte zum einen die Psychiatrie auf eine erkenntnistheoretische Grundlage stellen, die ihren Status als strenge, transparente und der unabhängigen Überprüfung – seit Popper[59]: der »Falsifizierung« – fähige Wissenschaft garantierte. Zum anderen forderte er, jede dem Forschungsgegenstand, also der psychisch erkrankten Person, unangemessene Einseitigkeit sei *a limine* abzuweisen. Wissenschaftlichkeit, ernsthafte Mehrdimensionalität und konsequente Personzentriertheit in einem konzeptuell wie methodisch derart heterogenen Fach wie der Psychiatrie glaubwürdig *und* praktikabel zu vereinen, war und ist eine enorme Herausforderung. Kronfeld stellte sich ihr. Indem er – spätestens seit 1920 – die »Autologie« der Psychiatrie forderte, fand er zum Gravitationszentrum seines Denkens (▶ Kap. 5).

Hervorzuheben ist, dass sich Kronfeld auch durch lebensgeschichtliche Verwerfungen, vor allem durch den Militärdienst im I. Weltkrieg und die dort erlittene Verwundung, nicht von der beharrlichen Bearbeitung seines Lebensthemas abbringen ließ[60]. In Kauf nehmen musste er – wie die Mehrheit der damaligen Ärztegeneration –, seine privaten und beruflichen Planungen mehrfach anzupassen sowie langfristige Forschungs- und Publikationsvorhaben immer wieder neu zu justieren. Erst die nationalsozialistische Verfolgung zwang schließlich seine Frau und ihn zum definitiven biographischen Bruch der gemeinsamen Emigration.

Auf der nun gelegten Grundlage werden die folgenden Kapitel anschaulich machen und einordnen, wie sich Arthur Kronfelds eigener Denkweg festigte und bis zur Emigration hin entwickelte.

---

59 Sir Karl Popper (1902–1994), österreichisch-britischer Philosoph und Begründer des »Kritischen Rationalismus«.
60 Strenggenommen kann hier für diese Feststellung nur bis zu Kronfelds Emigration Geltung beansprucht werden. Zwar gibt es nach meinem Kenntnisstand keine Hinweise, dass sich seine Grundhaltung in der kurzen Zeit in der Schweiz oder während der anschließenden Jahre in Moskau bis zum gemeinsam mit seiner Frau vollzogenen Suizid im Oktober 1941 geändert hätte. Dennoch werden für eine umfassende Beurteilung die sorgfältige Sichtung und wissenschaftshistorische Einordnung seiner in der Emigration entstandenen Schriften sowie weiterer zeitgenössischer Dokumente abzuwarten sein. Diese Aufgabe bleibt der zukünftigen Kronfeld-Forschung vorbehalten.

Lebenswelt 4 – Esther F. und der Abstand: Warum psychiatrisches Arbeiten Nähe *und* Distanz braucht

Esther F., 39-jährig, ist eine von ihrem Beruf begeisterte Pflegefachfrau. Die Patientinnen und Patienten mögen sie. Eine Wand ihres häuslichen Arbeitszimmers hängt, wie sie in der Therapie stolz erzählte, voller an sie gerichteter Dankeskarten. Dazu mag, mindestens auf den ersten Blick, nicht recht passen, dass sie allein im vergangenen Jahrzehnt acht verschiedene Arbeitgeber hatte, Kliniken, Pflegeheime, Privathaushalte, wenn auch alle in derselben Stadt. Die Gründe für solch häufige Stellenwechsel waren es, die Esther F. vor Jahren in die Sprechstunde von Dr. T. führten: eine ausgeprägte emotionale Labilität, verbunden mit geringer Toleranz gegenüber Kritik und mit der Neigung, bei Konflikten rasch mit gekränktem Rückzug zu reagieren. Außerdem bekundete Esther F. seit langem Mühe, stabile persönliche Beziehungen zu anderen Menschen aufrecht zu erhalten.

In der Therapie war es nach anfänglichen Zweifeln der Patientin, ob sie sich auf einen solchen Prozess überhaupt einlassen solle, gelungen, kritische Punkte herauszuarbeiten, die typischerweise zu heftigen emotionalen Reaktionen bis hin zu eigentlichen Zusammenbrüchen und suizidalen Fantasien führten. Es gab ein für die Patientin schmerzhaftes Spannungsfeld zwischen ihrem starken *Wunsch nach* Nähe, nach Akzeptanz einerseits und der kaum aushaltbaren *Angst vor* eben dieser Nähe andererseits. Nähe – so sehr sie diese auch ersehnte – bedeutete für sie vor allem, sich zu öffnen, vieles preiszugeben, sich verletzbar zu machen.

Es hatte Monate gebraucht, bis Esther F. ihre Überzeugung, wonach Menschen, die sie nahe an sich heranlasse, ihr irgendwann weh tun und sie von sich wegstoßen würden, nicht nur klar benennen, sondern auch als möglicherweise veränderbar einschätzen konnte. Hatte es zu Beginn der Therapie mehrfach Situationen gegeben, in denen sie das Gespräch abrupt verlassen hatte mit der Bemerkung, der Therapeut verstehe ebenso wenig, was in ihr vorgehe, wie die meisten anderen, war mittlerweile ein fragiler Konsens dahingehend entstanden, dass hier ein Problem liege, mit dem es sich zu beschäftigen lohne, auch wenn es schmerzhaft sei.

Ein weiterer heikler Punkt betraf ihr durchgehend geringes Selbstwertgefühl. Einzig die Arbeit mit ihren Patientinnen und Patienten, so sagte sie, gebe ihr Kraft, ansonsten sei sie offenbar ein Nichts: Ihre Meinung in der Kollegenschaft gelte wenig, auf ihr dürfe man ungestraft herumtrampeln, sie sei »der geborene Sündenbock«. Angespannt und wütend wurde sie, als sie Dr. T. dies erzählte und mit zahlreichen Beispielen aus den vergangenen Jahren illustrierte.

Ein aus Dr. T.s Sicht wichtiges Etappenziel war erreicht, als Esther F. den Unterschied zwischen Meinungsverschiedenheit und persönlichem Angriff frei von ängstlichen und ärgerlichen Gefühlen wahrzunehmen begann. Sie einigte sich mit dem Therapeuten auf den Satz »Wenn jemand zu einem bestimmten Thema anders denkt als ich, heißt das noch lange nicht, dass ich entwertet oder angegriffen werde« und nahm ihn mit in ihren Alltag.

Neben Fortschritten gab es wiederholte Rückschläge: Eskalierende Konflikte an ihren Arbeitsplätzen, oft aus geringem Anlass, zermürbten die Patientin und führten zu depressiven Einbrüchen, zu Verzweiflung, Wut und Suizidgedanken. In solchen Zuständen übertrug sich ihre gereizte Verletzlichkeit auf die Therapiestunden. So kommentierte sie eine Bemerkung von Dr. T. in sarkastischem Ton mit der Aufforderung, er solle sie »gefälligst nicht diagnostizieren und psychiatrisieren, sondern respektieren.« Dennoch schien die Therapie in der Gesamtschau auf gutem Weg zu sein. Esther F. kam regelmäßig zu den vereinbarten Terminen und stärkte – so die eigene Einschätzung – ihre Kompetenzen im Umgang mit emotionaler Anspannung.

Diese bei allen Schwankungen positive Entwicklung stand plötzlich auf dem Spiel, als die Rollenverteilung zwischen Patientin und Therapeut durch eine unerwartete Intervention von Esther F. in Frage gestellt wurde. Sofort schienen die Nähe-Distanz-Problematik sowie das geringe Selbstwertgefühl der Patientin geradezu mit Händen greifbar. Der folgende, kurz vor dem Ende einer Therapiestunde stattgehabte Dialog spiegelt die kritische Situation wider:

Esther F. »Darf ich Sie noch etwas ganz Anderes fragen, Dr. T.?«
Dr. T. »Ja, gerne.«
Esther F. »Sie wissen doch, dass ich im Herbst meinen 40. Geburtstag feiere. Ich möchte eine Einladung bei mir zu Hause machen, zu der Menschen kommen sollen, die ich gut kenne, die ich schätze und die eine wichtige Rolle in meinem Leben gespielt haben. *(zögert ein wenig)* Ich weiß, dass dies möglicherweise schwierig für Sie ist, aber ich möchte auch Sie gerne dazu einladen. Sie würden mir eine große Freude machen …«
Dr. T. *(wirkt überrascht, überlegt)*
»Das ist tatsächlich keine einfache Frage. Über das Vertrauen, das eine solche Einladung ausdrückt, freue ich mich. Es zeigt mir, dass Sie mit den Ergebnissen unserer therapeutischen Arbeit im Alltag etwas anfangen können. Aber – und dieses ›aber‹ ist mir wichtig, Frau F. – gerade diese Fortschritte haben viel mit unseren Spielregeln zu tun: In der Therapie kann und soll alles offen zur Sprache kommen. Es bleibt aber stets eine *therapeutische* Situation mit einem klaren Auftrag, den Sie, Frau F., mir erteilen. Das verträgt sich, denke ich, nicht mit persönlichen Kontakten im Privatleben.«
Esther F. *(schroff)*
»Wollen Sie damit etwa sagen, dass wir in der Therapie nie über sehr persönliche Dinge sprechen?«
Dr. T. »Nein, natürlich will ich das nicht sagen. Es kommt auf den Rahmen an: Wir sprechen über alles, halten uns aber an die Regeln mit dem

	Ziel, dass Sie zu einer stabileren emotionalen Befindlichkeit kommen. Der Ort, an dem dieser Prozess stattfindet, ist das Sprechzimmer. Wir sollten an diesen bewährten Rahmenbedingungen nichts ändern ...«
Esther F.	*(fällt ihm ins Wort, laut)* »Sie *wollen* nicht kommen, ich verstehe ... Dann sagen Sie es doch geradeheraus!«
Dr. T.	»Es stimmt, ich möchte nicht als Gast zu Ihrem Fest kommen. Meine Gründe dafür sind aber, so denke ich, ganz andere, als sie vermuten ...«
Esther F.	*(gereizt)* »Schon wieder dieses Psychologisieren! Dr. T., Sie kränken mich, und Sie wissen das. Ich bin sehr enttäuscht.« *(bricht ab, emotional bewegt, fasst sich aber schnell, dann erbost und in vorwürflichem Tonfall fortfahrend)* »Dr. T., wie lange kennen wir uns? Ich habe Ihnen vieles anvertraut. Was glauben Sie, wie es auf mich wirkt, wenn Sie eine höfliche private Einladung zu einem mir wichtigen Anlass einfach vom Tisch wischen, indem Sie auf irgendwelche akademischen Rollenfragen verweisen? Das tut weh. Nicht um mich geht es Ihnen, sondern um Ihre Korrektheit!« *(steht abrupt auf, wirkt aufgewühlt, verabschiedet sich knapp und ohne Blickkontakt, verlässt den Raum)*

Dr. T. blieb zurück mit dem Eindruck, eine Situation erlebt zu haben, in der Esther F. in ihrem beruflichen Umfeld schon oft gewesen war und die sie letztlich veranlasst hatte, therapeutische Hilfe zu suchen. Unbehagen verursachte ihm, dass es trotz der Fortschritte in der Behandlung nun auch in einer Therapiesitzung zu einer solchen Eskalation gekommen war. Hatte er tatsächlich zu rigid auf das Einhalten professioneller Regeln gepocht – zu Lasten einer besonders vulnerablen Patientin?

Meine persönliche Quintessenz

Bei jeder psychiatrischen Tätigkeit braucht es die Balance zwischen Nähe und Distanz. So steht es (hoffentlich) in allen Lehrbüchern. Nun ist die »Reichweite« verallgemeinerbarer Regeln zweifellos beträchtlich, auch bezogen auf psychotherapeutische Prozesse. Sie kann aber nicht garantieren, dass es in jeder Einzelsituation eine fertige, gleichsam »vorproduzierte« Lösung gibt. Anders gewendet: Evidenzbasierte Behandlungsempfehlungen und medizinethische Richtlinien geben einen wertvollen, praxisrelevanten Rahmen vor. Zur Kernkompetenz medizinischen und damit auch psychiatrischen Handelns gehört aber ebenso, Regel und Einzelfall angemessen, also personzentriert aufeinander zu beziehen. Dieser Anspruch kann und wird Therapeutinnen und Therapeuten immer wieder in unbehagliche, ja belastende Situationen bringen – und doch ist er für eine gelingende therapeutische Arbeit unverzichtbar. Eine große Herausforderung stellt dabei die Nähe-Distanz-Thematik dar. Dies gilt vor allem, wenn sie nicht nur *en passant* zur Sprache kommt, bei der Erörterung einzelner biographischer Ereignisse etwa, sondern, wie im Fall von Esther F., den Kern des Problems darstellt.

5 Psychiatrie als »autologische Wissenschaft«: Kronfeld, der Neukantianismus und das Ringen um die Identität des Faches

In diesem Kapitel steht aus gutem Grund Kronfelds Buch »Das Wesen der psychiatrischen Erkenntnis« aus dem Jahr 1920 im Mittelpunkt. Versteht man unter dem ungebräuchlich gewordenen Begriff *Wesen* den Kern einer Sache, dasjenige, was nicht wegfallen kann, ohne zugleich den jeweiligen Gegenstand zum Verschwinden zu bringen, dann wird der Anspruch des Werkes sofort deutlich: Es soll die Frage beantworten, was das »Wesentliche« einer wissenschaftlichen Psychiatrie, ihr unverzichtbares Zentrum, sei – oder, umgekehrt, warum sich das Fach mit seiner Identität so schwer tue bis hin zu dem Risiko, sein Zentrum zu verkennen oder sich gar in den Überlappungsbereichen mit den Nachbarwissenschaften »aufzulösen«.

Dennoch soll vor der Erörterung des konzeptuellen Hauptwerkes von 1920 die Essenz seiner 1912 veröffentlichten philosophischen Dissertation dargestellt werden, auch um die allen biographischen Brüchen zum Trotz bemerkenswerte Kontinuität des Kronfeldschen Denkens zu belegen. Aus demselben Grund wird in diesem Kapitel seine 1927 erschienene Habilitationsschrift zum Gegenstand, hat er diesen Text doch ausdrücklich als Präzisierung und Verdichtung des Buches von 1920 sowie als Überleitung zu den von ihm geplanten (und angekündigten[61]) beiden Folgebänden verstanden. Letztere erschienen allerdings nie, wohl bedingt durch die sich Anfang der 1930er-Jahre zunehmend verschlechternden Lebens- und Arbeitsbedingungen Kronfelds, die seine Frau und ihn schließlich zur Flucht zwingen sollten.

---

61 So kündigte Kronfeld im Vorwort eine systematisierte und vertiefte Neubearbeitung des »Wesens der psychiatrischen Erkenntnis« an, eines Werkes, dem er bereits 1920 den Untertitel »Beiträge zur allgemeinen Psychiatrie I« gegeben hatte. Jedoch wolle er diese umfassende Aktualisierung erst in Angriff nehmen, »sobald auch der lange ausstehende 2. Band meiner ›Beiträge zur allgemeinen Psychiatrie‹, die Psychopathologie, vorliegt.« Dies werde »in nicht zu ferner Zeit der Fall sein.« (Kronfeld 1927a, S. III).

5.1 »Experimentelles zum Mechanismus der Auffassung«: Die philosophische Dissertation (1912a)

Kronfeld führte Wahrnehmungsexperimente durch, »tachistoskopische Konstellationsversuche« in seinen Worten, zu denen er von »Herrn Geheimrat Ziehen«[62] angeregt worden sei (Kronfeld 1912a, S. 460). Die 14 Versuchspersonen mussten sinnvolle Worte erkennen, die visuell für einen knapp über der Wahrnehmungsschwelle liegenden Zeitraum präsentiert und anschließend durch Weglassen einzelner Buchstaben modifiziert wurden. Jedoch nutzte der 26-jährige Assistenzarzt die Chance, die empirisch-technischen Aspekte selbstbewusst durch erkenntnistheoretische Betrachtungen anzureichern: Er ging dabei ausdrücklich von Kant aus, kritisierte aber dessen Erkenntnistheorie, speziell die Lehre von den »reinen Verstandesbegriffen«, den »Kategorien«, als logizistisch:

> »Kant hat freilich die psychologische Natur dieser fundamentalen Feststellungen verkannt. … [Seine Methode] besagt natürlich nichts über die Genese der psychischen Abläufe; über ihre kausale Bedingtheit, ihren Mechanismus, also das psychologisch Wichtigste daran.« (Kronfeld 1912a, S. 455)

Das ist überaus deutlich. Wir werden diesen Argumenten acht Jahre später, in Kronfelds Werk von 1920, in stärker systematisierter Form wieder begegnen. Gleiches gilt für seine positive Hervorhebung des Neukantianers Jakob Friedrich Fries, der das Kantische Denken mit der wissenschaftlichen Psychologie versöhnt habe[63]. Genau dies sollte Kronfelds eigener Weg werden, sah er doch gerade *keinen* Widerspruch zwischen einer naturwissenschaftlich, also experimentell arbeitenden psychologischen und psychiatrischen Forschung einerseits und der Anerkennung des Psychischen als eigenständigen Erkenntnisbereich andererseits:

> »Psychologie aber, als Naturwissenschaft, kann zwar analytischer Vorarbeit nicht entraten, aber erfährt Förderung an Tatsachen, an Neuem, an Material vorwiegend durch die adäquate naturwissenschaftliche Methode: die induktive, experimentelle.« (Kronfeld 1912a, S. 457)

Später im 19. Jahrhundert, also nach Fries, habe eine grob vereinfachende Assoziationstheorie dominiert, die, so Kronfeld, erst um die Wende zum 20. Jahrhundert durch Autoren wie Edmund Husserl und Oswald Külpe von einer angemessen differenzierten Debatte abgelöst worden sei (vgl. dazu ▶ Kap. 3).

---

[62] Georg Theodor Ziehen (1862–1950), Psychiater, Psychologe und Philosoph, leitete von 1904–1912 als Ordinarius die »Psychiatrische und Nervenklinik« an der Berliner Charité. Er verließ anschließend das psychiatrische Feld und widmete sich vollständig der Philosophie und der Psychologie.

[63] Die für unseren Kontext relevanten Grundlagen der Kantischen und Friesschen Philosophie werden später in diesem Kapitel dargestellt.

5.2 »Das Wesen der psychiatrischen Erkenntnis« (1920a)

5.2.1 Zur Einführung

Dies ist Kronfelds dichtester und sperrigster Text – zugleich sein bedeutendster, wenn es um die Identität des Faches Psychiatrie geht[64]. Er erschließt sich der Leserin und dem Leser nur schwer. Ein Grund dafür mag sein, dass das Buch nicht in einem zusammenhängenden Schreibprozess entstand. Es enthält vielmehr Texte, die Kronfeld zwischen 1913 und 1920 verfasst hatte, aber aus den schon zuvor erläuterten Gründen (▶ Kap. 2), vor allem durch die Verwerfungen des I. Weltkrieges, nicht hatte finalisieren und veröffentlichen können. Dies erklärt auch manche Redundanzen, die jedoch wegen der Fülle und Komplexität der angesprochenen Themen durchaus hilfreich sein können.

Kronfeld setzt hier, nunmehr 34-jährig, zu seinem »großen Wurf« an: Er will den Kern des wissenschaftlichen Faches Psychiatrie herausarbeiten und in eine fruchtbare Beziehung setzen zu anderen, vor allem neurowissenschaftlich und internistisch ausgerichteten medizinischen Gebieten sowie zu Nachbardisziplinen wie Psychologie, Philosophie, Soziologie oder Geschichtswissenschaft[65]. Eine tragfähige Identität der Psychiatrie zu etablieren, wurde deswegen zu seinem Lebensthema, weil er eben diese Identität im akademischen Umfeld des ausgehenden 19. und beginnenden 20. Jahrhunderts als vielfältig bedroht, ja noch nicht einmal hinreichend etabliert betrachtete.

Die Zielsetzungen des Buches sind, wie bei Kronfeld häufig, weitreichend – Kritiker mögen sagen: uneinlösbar. Die Frage der Einlösbarkeit dieses Anspruchs wird an späterer Stelle diskutiert (▶ Kap. 8), nicht zuletzt, weil die Art der Antwort bedeutsam ist für die Einschätzung der aktuellen Relevanz des Kronfeldschen Werkes.

Eingangs ist ein Blick auf das Denken dreier für Kronfeld wegweisender Philosophen unabdingbar, um seinem Buch gerecht werden zu können: Immanuel Kant (1724–1804), Jakob Friedrich Fries (1773–1843) und Leonard Nelson (1882–1927). Dies ist eine alles andere als trockene oder gar langweilige Materie. Es soll, im Gegenteil, deutlich werden, welch enorme praktische Bedeutung diese Denktraditionen für die Psychiatrie und die Psychotherapie erlangen können, lässt man sich erst einmal auf eine vertiefte kritische Rezeption ein. Natürlich liegt der Fokus der folgenden Darstellung auf den psychiatrierelevanten Aspekten der philosophischen Ansätze.

---

64 In klinischer Hinsicht, vor allem, was die Schizophrenielehre angeht, muss hingegen das Buch »Perspektiven der Seelenheilkunde« von 1930 als Kronfelds Hauptwerk bezeichnet werden (▶ Kap. 7).

65 Insoweit steht Kronfeld auch am Beginn einer Entwicklung, die zum heutigen Konzept der »Humanities« als Gesamtheit der Wissenschaften vom Menschen führte, im medizinischen Bereich meist »Medical Humanities« genannt (Akademie der Wissenschaften Schweiz 2014, Biller-Andorno und Roduit 2016, Canalis et al. 2022).

Immanuel Kant

Kants oft als »kopernikanische Wende in der Philosophie« bezeichneter Grundgedanke besagt, Wissen entstehe nicht allein durch das systematische Sammeln von Sinnesdaten, wie es der Empirismus postuliere. Vielmehr brauche es unser Denken, unser Bewusstsein, um den Sinnesdaten Struktur und Bedeutung zu geben. Damit dies möglich wird, können aber die Kernelemente dieses Denkens nicht ihrerseits beobachtbare Naturobjekte, »Gegenstände«, sein, sondern müssen vor aller Sinneswahrnehmung, vor aller Forschung bereits als wirksam vorausgesetzt werden. Kant nannte diese Kernelemente in der »Kritik der reinen Vernunft« (1781/87) »reine Verstandesbegriffe« oder »Kategorien«. Sie sind für ihn unabweisbare »Bedingungen der Möglichkeit«, die äußere Welt zu erkennen, also auch Naturwissenschaft zu betreiben.

Nun sei der Mensch aber nicht nur ein Naturwesen. Er habe darüber hinaus die Fähigkeit, freie Entscheidungen zu treffen und zu verantworten, sowie die Pflicht, bestimmte moralische Vorgaben zu respektieren, um das Leben in einer Gemeinschaft freier Individuen überhaupt erst möglich zu machen. Hier – in Kants Worten im Bereich der »praktischen Vernunft« – reiche die naturwissenschaftliche Erkenntnis nicht mehr aus, denn sie könne nur *ein Sein beschreiben*, aber *kein Sollen begründen*. Begriffe wie Freiheit, Verantwortung, Pflicht sind in Kants Philosophie zwar ebenso zentral wie die »reinen Verstandesbegriffe«, können aber nicht mit derselben logischen Stringenz theoretisch abgeleitet werden. Kant spricht von »regulativen Ideen«, von denen die Vernunft Gebrauch machen müsse, wenn es um die individuelle, soziale und politische Realisierung dessen geht, was später die »conditio humana«[66] genannt werden sollte.

Der folgende kantische Einwand führt näher an die Psychiatrie heran. Er war es, wie zu zeigen sein wird, der Kronfeld zu einem überzeugten Anhänger des Neukantianismus im Sinne von Fries werden ließ. Der naturwissenschaftliche Weg, so Kant, sei im Falle der Psychologie, die sich der Erforschung der »Seele« widme, der Psyche oder des Mentalen, wie wir heute sagen, verschlossen. Denn zum einen müsse das denkende Ich bei jedem Erkenntnisvorgang bereits vorausgesetzt werden, könne sich also nicht widerspruchsfrei *selbst* zum Forschungsobjekt machen. Zum anderen hätten psychische Phänomene im Unterschied zu äußeren Objekten keine räumliche Ausdehnung. Somit könne die »Anschauungsform« des Raumes hier – anders als in den Naturwissenschaften – nicht zur Anwendung kommen. Wolle eine »rationale Psychologie« dies dennoch erzwingen, so gerate sie unweigerlich in Widersprüche, die Kant »Paralogismen« nannte:

> »Wenn wir die Seelenlehre, als die Physiologie des inneren Sinnes mit der Körperlehre, als einer Physiologie der Gegenstände äußerer Sinne vergleichen: so finden wir, außer dem, dass in beiden vieles empirisch erkannt werden kann, doch diesen merkwürdigen Unterschied, dass in der letzteren Wissenschaft doch vieles apriori, aus dem bloßen Begriffe eines ausgedehnten undurchdringlichen Wesens, in der ersteren aber, aus dem Begriffe eines denkenden Wesens, gar nichts a priori synthetisch erkannt werden kann. ... Denn, in dem

---

66 Der Begriff »conditio humana«, zentral für jedes aufklärerische Denken, wird in der postmodernen Philosophie oft mit Skepsis betrachtet oder gar als essentialistisch abgelehnt.

> was wir Seele nennen, ist alles im kontinuierlichen Flusse und nichts Bleibendes, außer etwa ... das darum so einfache Ich ... Dieses Ich müsste eine Anschauung sein, welche, da sie beim Denken überhaupt (vor aller Erfahrung) vorausgesetzt würde, als Anschauung apriori synthetische Sätze lieferte, wenn es möglich sein sollte, eine reine Vernunfterkenntnis von der Natur eines denkenden Wesens überhaupt zustande zu bringen. Allein dieses Ich ist sowenig Anschauung, als Begriff von irgendeinem Gegenstand, sondern die bloße Form des Bewusstseins, welches beiderlei Vorstellungen begleiten, und sie dadurch zu Erkenntnissen erheben kann ...« (Kant 1781, S. A 381/382)

Auch den Einwand, eine solche rationale Psychologie sei trotzdem erforderlich, um nicht zu riskieren, dass der Materialismus die »Seele« zur Illusion erkläre und vollständig durch biologische (Gehirn-)Vorgänge ersetze, ließ Kant nicht gelten. Er betrachtete die von ihm begründete kritische Transzendentalphilosophie als Königsweg, der sowohl die materialistische Vereinfachung als auch die rationalistische Spekulation vermeidet, indem sie das denkende Ich, das »Selbstbewusstsein« in diesem speziellen philosophischen Sinn, in den Mittelpunkt rückt:

> »Wozu haben wir wohl eine bloß auf reine Vernunftprinzipien gegründete Seelenlehre nötig? Ohne Zweifel vorzüglich in der Absicht, um unser denkendes Selbst wider die Gefahr des Materialismus zu sichern. Dieses leistet aber der Vernunftbegriff von unserem denkenden Selbst, den wir gegeben haben. Denn weit gefehlt, dass nach demselben einige Furcht übrigbliebe, dass, wenn man die Materie wegnähme, dadurch alles Denken und selbst die Existenz denkender Wesen aufgehoben werden würde, so wird vielmehr klar gezeigt: dass, wenn ich das denkende Subjekt wegnähme, die ganze Körperwelt wegfallen muss, als die nichts ist, als die Erscheinung in der Sinnlichkeit unseres Subjekts und eine Art Vorstellungen desselben.« (Kant 1781, S. A 383)

Zugegeben: Für nicht mit der philosophischen Ideengeschichte vertraute Leserinnen und Leser ist das schwere Kost. Später, bei der direkten Bezugnahme zu Kronfelds Text von 1920, werden uns diese Zusammenhänge jedoch in praxisnaher Weise erneut begegnen. Ihr Verständnis wird – so meine eigene Erfahrung – erleichtert, wenn man sich die eigentliche Motivation des kantischen Denkens vor Augen führt: Dort geht es eben nicht um Theorie um ihrer selbst willen, sondern um die Frage, wie wir zuverlässiges Wissen über die Welt und damit auch über uns selbst generieren können, ohne dass uns die angewandte Erkenntnismethode den Blick verstellt für die personale Verfasstheit des Menschen.

Jakob Friedrich Fries und Leonard Nelson

Im Verlauf des 19. Jahrhunderts prallten der nachkantische Idealismus, vor allem repräsentiert durch das Werk Georg Wilhelm Friedrich Hegels (1770–1831), die in einem rasanten Aufstieg befindlichen, in der Regel am Materialismus orientierten Naturwissenschaften, das tradierte christliche Weltbild sowie die stark politisch aufgeladene, das intellektuelle Präludium der europäischen Revolutionen von 1848/49 darstellende Epoche des »Vormärz« gleichsam ungebremst aufeinander. Der Neukantianismus war eine der Antworten auf diese außerordentlich spannungsreiche Situation. Er hatte sehr unterschiedliche Facetten[67], denen eines gemeinsam

---

67 Die »Marburger Schule« des Neukantianismus setzte den Schwerpunkt auf *wissenschaftstheoretische und mathematisch-logische Fragen*. Ihr Hauptvertreter war Hermann Cohen

war: Das kantische Fundament, wonach es keine Erkenntnis ohne Denkakte geben kann, sollte als *kritische Ergänzung* zu den empirischen Naturwissenschaften verstanden werden – und *nicht als Angriff* auf sie. Dahinter stand die Absicht, jeder materialistischen Vereinfachung den Boden zu entziehen.

Jakob Friedrich Fries war insofern Kantianer, als es auch für ihn apriorische Begriffe, analog den Kantischen Kategorien, geben musste, um überhaupt Wissenschaft betreiben zu können. In scharfem Kontrast zu Kant postulierten Fries und seine Nachfolger bis hin zu Nelson und Kronfeld aber die Zugänglichkeit – notabene: nicht die Entstehung – dieser Kernelemente unseres Denkens auf empirischem, hier also auf psychologischem Weg (Oota 2019). 1930 sollte Kronfeld diesen Kernbestand seiner Wissenschaftstheorie in den »Perspektiven der Seelenheilkunde« so verdichten:

> »Fries hat die transzendentale Deduktion Kants als ein psychologisches Verfahren erkannt. Er hat darauf hingewiesen, dass der Grund der Geltung von Erkenntnissen keineswegs in der Psychologie zu liegen brauche, die Methode der Begründung ... aber dennoch mit psychologischen Mitteln vollzogen werden könne. Wird Grund und Begründung hinreichend unterschieden, so fällt der Psychologie eine wichtige Aufgabe in der Begründung der Grundsätze alles Erkennens zu, obwohl deren Geltungsgrund nicht im Psychischen wurzelt. Fries hat damit den Gegensatz des Transzendentalismus und des Psychologismus behoben und der Psychologie ihre methodische Stellung in der Erkenntniskritik und Wissenschaftstheorie zugewiesen. ... Dieser Gesichtspunkt beherrscht auch die von uns angestrebte fundamentale Anthropologie.« (Kronfeld 1930, S. 18)

Dennoch wurde der Friesschen Schule, ähnlich wie später Edmund Husserl, regelmäßig der Vorwurf gemacht, sie betreibe »Psychologismus«, erkläre also sämtliche wissenschaftlichen Bereiche einschließlich der Logik und der Mathematik auf psychologische Weise.

Die verschlungenen Wege dieser Kontroversen sind hier, obwohl sie markante ideengeschichtliche Einblicke erlauben, nicht von Belang. Entscheidend ist, die grundlegende Gemeinsamkeit zwischen Kant und der Friesschen Schule zu erkennen, die Einsicht nämlich, dass es für die Ermöglichung von Wissenschaft »apriorischer« Denkstrukturen bedarf. Zugleich aber muss der zentrale Unterschied gesehen werden: Für Kant war es unmöglich, da notwendig in Widersprüche führend, sich den apriorischen Kategorien auf empirischem Weg zu nähern. Weil aber empirische Daten allein auch aus Sicht der Friesschen Schule keine allgemeingültigen Begriffe, keine erfahrungsunabhängigen Denkstrukturen erzeugen können, postulierte sie eine besondere Fähigkeit der Vernunft, die sie als unmittelbare, nichtanschauliche, unreflektierte Erkenntnis bezeichnete. Über sie – und *nur* über sie – werde es möglich, die apriorischen Grundlagen unseres Denkens zu erschließen, und nicht über den reflexiv-deduktiven Weg, den Kant propagiert habe. Überdies – so wandte Kronfeld den Fries-Nelsonschen Kernsatz auf sein Fachgebiet an – ließen sich *nur* auf diese Weise Psychiatrie und Psychologie zu strenger Wissenschaftlich-

---

(1842–1918). Leonard Nelson stand dieser Strömung näher als der konkurrierenden »Südwestdeutschen Schule« um Wilhelm Windelband (1848–1915) und Heinrich Rickert (1863–1936), die die Bedeutung von *Werten* für den Erkenntnisprozess systematisch hervorhob.

keit führen, ohne materialistisch zu werden oder unhaltbar-spekulative Vorannahmen über die »Seele« zu treffen.

Wie zentral diese Überzeugung für Kronfeld wurde, verdeutlicht der folgende, von Pathos nicht freie Satz aus seinem Buch von 1920, mit dem er die dortige Synopsis der Friesschen Philosophie beendete:

> »Was also die Kritik *[gemeint ist die Fries-Nelsonsche Schule; P.H.]* eigentlich leistet, ist das: Sie deduziert durch den Existenzbeweis der unmittelbaren Erkenntnis der reinen Vernunft die Möglichkeit einer Metaphysik ... Diese große Entdeckung von Fries, wie sie die Fehler der kantischen und nachkantischen Erkenntnistheorien klar heraushebt, ermöglicht zugleich in ihrem systematischen Ausbau die Anbringung der Korrekturen an Kants kritischem Werke. Sie beseitigt den formalen Idealismus, sie gibt eine richtige Begründung des transzendentalen Idealismus, sie ermöglicht eine spekulative Begründung der Ideenlehre. Dem sei hier nicht gefolgt: es hieße das Lebenswerk des großen Denkers in einige Zeilen pressen.« (Kronfeld 1920a, S. 45)

Daraus folgen zwei, das Feld der kantischen Philosophie klar verlassende Leitsätze, die Kronfelds Psychiatrieverständnis zugrunde lagen: (1) Kategorien als apriorische Denkstrukturen sind zwar empirisch nicht vollständig erklärbar, können aber mit empirischer, namentlich psychologischer Forschung zugänglich gemacht werden. (2) Kategorien sind sehr wohl auf psychische Phänomene anwendbar.

5.2.2 Eine gewichtete Synopsis des Werkes

Schon in der Einführung ging Kronfeld medias in res: Er bekannte sich ausdrücklich zu seiner Verwurzelung in der Fries-Nelsonschen Philosophie und stellte dem Haupttext des Buches eine auf dieser Denktradition beruhende 75-seitige, vier Einzelbeiträge umfassende »Vorbereitende Einführung in die allgemeinen erkenntniskritischen Grundlagen« voran.

Leonard Nelson hatte einige Jahre zuvor die Abhandlung »Ist metaphysikfreie Naturwissenschaft möglich?« veröffentlicht (Nelson 1908). Dort verneinte er die selbst gestellte Frage energisch, betonte aber im gleichen Atemzug – ein Kerngedanke des Fries-Nelsonschen Neukantianismus –, dass sich auch die Metaphysik strengen, wissenschaftlich überprüfbaren (Denk-)Gesetzen zu unterwerfen habe und nicht in bloße Spekulation verfallen dürfe. Diese sah Nelson etwa in den philosophischen Ansätzen Georg Wilhelm Friedrich Hegels (1770–1831) oder Friedrich Wilhelm Joseph Schellings (1775–1854) in der ersten Hälfte des 19. Jahrhunderts am Werk.

Kronfeld eröffnete sein Buch mit der unmittelbar auf Nelson verweisenden Abhandlung »Metaphysikfreie Naturforschung?«. Sie kann als eigentliche Abrechnung mit dem Empirismus gelesen werden, mit der Position also, Sinneswahrnehmungen und eben nicht ihnen vorausgehende Denkstrukturen seien die entscheidende Grundlage für die (Natur-)Wissenschaft. Mit Engagement, ja Überschwang skizzierte er die empiristische Grundposition und hielt sodann scharf dagegen:

> »In diesen Bahnen wirkte vor allem der berühmte Physiker und geistreiche Psycholog Ernst Mach. Er hat sich den Ruhm erworben, das metaphysische Denken aus der Naturwissenschaft von Grund aus eliminiert zu haben. Der Gehalt seiner – fast möchte man sagen – metaphysikfreien Metaphysik ... ist vielen zur Weltanschauung geworden und gewinnt

einen stetig wachsenden Einfluss auf das philosophische Denken in der Naturwissenschaft. ... Da ist es ... nicht ohne Belang, dass die ... Fachwissenschaft Philosophie die Methoden und Thesen einer also propagierten Lehre besonderer Prüfung unterzieht. Diesem Zwecke dient eine Arbeit des Göttinger Philosophen Leonard Nelson. Die Ausführungen des Neubegründers der Friesschen Philosophie, von hoher Achtung vor der wissenschaftlichen Bedeutung des großen Gelehrten Mach getragen, zeigen zugleich mit unwidersprechlicher Sachlichkeit, wie unversehrt und siegreich der Kritizismus Kants dem versteckten Dogmatismus der Machschen Lehre gegenüber bestehen bleibt.« (Kronfeld 1920a, S. 13)

Metaphysik wurde hier, wie bei Kant, zur unverzichtbaren Grundlage jeder wissenschaftlichen Naturerkenntnis. Um dies zu illustrieren, wählte Kronfeld bevorzugt explizite und nicht selten angriffige oder spöttische Formulierungen. Diese Verbindung von profunder Sachkenntnis und differenzierter Argumentation mit harscher, auch einmal über das Ziel hinaus schießender Kritik sollte seinen Stil dauerhaft prägen:

»In der Tat: wer die Metaphysik ausschaltet, gerade der ist es, der das Wissen den ›Nebeln‹ ausliefert, die er verdrängen wollte; gerade der setzt anstelle notwendiger und allgemeingültiger Erkenntnis das chaotische Spiel biologisch bedingter Assoziationen[68], indem alle Verbindungsweisen ihre nur nach Simplizität, Dauer und Lungenkraft der Propagierung differente Berechtigung besitzen – ein Verfahren übrigens, das natürlich auch Metaphysik, freilich unerkannte und falsche, zur Voraussetzung hat.« (Kronfeld 1920a, S. 20)

Später polemisierte er noch emphatischer – verknüpft mit einer drastisch kulturkritischen Zeitdiagnose – sowohl gegen den Materialismus, den er der »Entgeistigung der Welt« bezichtigte, als auch gegen jede spekulative Metaphysik, die für ihn einer »Verachtung des Gesetzes« gleichzusetzen war:

»Und zwischen beiden Extremen, zwischen der Entgeistigung der Welt und der Verachtung des Gesetzes, pendelt der Geist der Moderne hin und her, direktionslos, neuigkeitslüstern, unverantwortlich, unschöpferisch, anarchisch zum Verfall hin. Wir aber in unserer Arbeitsgemeinschaft wollen wieder aufrichten helfen die Achtung vor echter Naturwissenschaft, aber ihren Anspruch an Erklärungswert begrenzen. Das Ethos wollen wir hoch richten; aber auch begründen ... Metaphysik wollen wir, aber als strenge Wissenschaft.« (Kronfeld 1920a, S. 64)

Diese scheinbar rein erkenntnistheoretischen Auseinandersetzungen schufen, wie zu zeigen sein wird, die entscheidende Grundlage für Kronfelds Konzept einer »autologisch« verfassten Psychiatrie.

Kernargumente der vier Hauptabschnitte

Mit Blick auf seine komplexe Entstehungsgeschichte und beträchtliche Themenvielfalt ist es kein leichtes Unterfangen, Kronfelds Werk von 1920 in einer gewichteten Synopsis gerecht zu werden. Gleichwohl wird dies im Folgenden versucht. Die Zielsetzung des vorliegenden Buches, die Identität der Psychiatrie vor dem Hintergrund Kronfeldscher Positionen zu reflektieren, erhält dabei eine höhere Priorität als der philosophiehistorische oder wissenschaftstheoretische Detaillierungsgrad.

---

68 Hier spielte Kronfeld auf die von ihm bekämpfte Auffassung an, das Psychische sei vollständig auf mechanisch-physiologische und assoziationspsychologische Vorgänge zu reduzieren (▶ Kap. 3).

Dies führt zu der hier vorgenommenen Einteilung von Kronfelds Werk in vier Hauptabschnitte.

Der zeitgenössische Status von Psychiatrie und Psychologie mit Blick auf deren »Autologie« und »Heterologie«

Ausführlich analysierte Kronfeld zu Beginn des Haupttextes die zeitgenössische psychiatrische und psychologische Forschung. Die Titel dreier Teilkapitel deuteten die zu erwartende Unerbittlichkeit seiner Kritik an: »Der Sieg der heterologischen Forschungstendenzen in der Psychiatrie«, »Das autologische Chaos in der gegenwärtigen Psychiatrie und der Ausweg« und »Die Problematik in den Fundamenten der gegenwärtigen Psychologie«. Knapp gefasst, warf Kronfeld der Psychiatrie des frühen 20. Jahrhunderts vor, sie lasse sich unkritisch leiten von den Forschungskonzepten der Nachbarwissenschaften, insbesondere der Neurobiologie[69]. Aus diesem Grund schaffe sie es nicht, ihren ureigenen Phänomenbereich, die Psyche, in systematischer Weise wissenschaftlich aufzubereiten. Überdies bekunde sie große Mühe mit den eigenen theoretischen Grundlagen.

Kronfeld trat mit dem Anspruch an, diesen aus seiner Sicht beklagenswerten Status zu ändern. Die Psychiatrie habe »Autologie« anzustreben: Sie müsse das psychische Feld in all seinen Spielarten und pathologischen Formen als wissenschaftliches Objekt verstehen und die Reichweite der genuin psychologischen Forschungsmittel so weit wie irgend möglich ausdehnen. Bediene sie sich voreilig und unkritisch der Methoden anderer Wissenschaften, so werde sie, und zwar selbstverschuldet, »heterologisch«, verliere ihren eigentlichen Gegenstand aus den Augen.

Kronfelds Analyse des Entwicklungsstandes von Psychiatrie und Psychologie mündete in ein düsteres Résumé, dem er allerdings, nun in optimistischer Tonlage, einen Ausblick auf sein eigenes Programm folgen ließ:

> »So lässt sich in dem krisenhaften Zustand der gegenwärtigen Psychologie klar ein inneres Entwicklungsprinzip erfassen, und dieses stellt uns nun selber wieder vor ein Problem. Wir sahen, als wir die Aussichten einer Fortbildung der Psychiatrie besprachen, dass diese fürs nächste, soweit es sich um ihren autologischen Stand handelt, geknüpft sein müsste an eine methodisch und systematisch vertiefte Durchbildung der pathopsychologischen[70] Bestände ihrer Symptomatik. Die Waffen und Mittel dieser Durchführung müssten der Psychologie entnommen werden. Unser Rundblick über die Letztere hat uns nun gezeigt, dass diese Erkenntnis- und Forschungsmittel dort in fast allzu reicher Weise vorhanden sind: experimentelle Methoden, assoziationspsychologische und dynamische Vorarbeiten, funktionspsychologische Klärung komplexerer Strukturen und selbst Methoden individualpsychologischer Analyse bietet sie uns in reicher Fülle dar, und wir müssen sie nur zu gebrauchen lernen. Aber trotz alledem ist die Psychologie selber in einer Gährung [sic!] und Unge-

---

69 Die Begriffe »Neurobiologie« und »Neurowissenschaften« waren damals noch nicht üblich. Es wurde meist von somatischen, neurologischen oder physiologischen Forschungsmethoden in der Psychiatrie gesprochen.
70 Im Unterschied etwa zu Jaspers benutzte Kronfeld den Begriff »Psychopathologie« vergleichsweise selten. In der Regel spricht er von Psychiatrie und Psychologie, wobei es ihm dabei gerade nicht um das Trennende beider Fächer ging, sondern um ihren aus seiner Sicht großen methodischen und inhaltlichen Überlappungsbereich. Mitunter, so auch in diesem Zitat, sprach er von »Pathopsychologie«.

klärtheit, welche eine systematische Vereinheitlichung alles dieses wissenschaftlichen Werkzeuges dauernd an fundamentalen Widersprüchen über die Prinzipien des Forschens überhaupt auf diesem Gebiete scheitern lässt ...

Was bleibt uns zu tun übrig? Wir müssen versuchen, die Tragweite der einzelnen psychologischen Methoden im Rahmen eines systematischen Ganzen gegeneinander abzugrenzen. Auf diese Weise werden wir sie zu gemeinsamer und einheitlicher Arbeit vereinigen können. Dies wird die notwendige Vorarbeit sein, welche der Übertragung des so gewonnenen einheitlichen psychologischen Gesamtsystems auf die Pathopsychologie vorangehen muss.« (Kronfeld 1920a, S. 112)

Eines darf nicht übersehen werden: Kronfeld war keineswegs grundsätzlich gegen somatische, speziell neurobiologische Forschungsmethoden in der Psychiatrie, und schon gar nicht generell gegen ein konsequent empirisches Vorgehen. Im Gegenteil, er forderte deren Stärkung immer wieder ein. Zugleich betonte er, dass die Erkenntnisgrenzen einer jeden Methode aktiv aufzusuchen und anzuerkennen seien. Die »Somatologie«, womit er hier, polemisch zugespitzt, den Versuch einer vollständigen Zurückführung psychischer Phänomene auf neurobiologische Vorgänge meinte, habe

»... einen grundsätzlichen Mangel: Die Eigenstruktur psychischen Geschehens bleibt außer Spiel. Sein Ablaufen erfolgt nicht nach eigenem Gesetz, sondern als das zufällige Produkt einer vorgestellten physiologischen assoziativen Dynamik. ... Diese heterologische Vereinfachung des Seelischen ist aber keine Wissenschaft, sondern das Zerrbild einer solchen.« (Kronfeld 1920a, S. 248/249)

Also müsse sich die psychiatrische Forschung

»... von dem Dogma befreien, wonach seelische Phänomene nur zufällige und bedeutungslose Epiphänomene sind, aus denen eine Belehrung über die zugrundeliegenden Gehirnstörungen nicht zu erwarten ist. In einer autologischen Psychiatrie ... wird die exakte psychologische Symptomanalyse allein imstande sein, zum Kriterium des jeweiligen Krankheitstypus hinzuführen.« (Kronfeld 1920a, S. 99)

Hier kam er der neurowissenschaftlichen Perspektive weit entgegen, deutet der letzte Satz doch die Möglichkeit der Existenz biologisch abgrenzbarer Entitäten mindestens an (das »Kriterium des jeweiligen Krankheitstypus«)[71]. Freilich sei die »Durcharbeitung« des psychischen Feldes zwingende Voraussetzung für eine angemessene Einordnung biologischer Befunde. Verdichtet zu einer Kernaussage seines gesamten Werkes, hieß das für Kronfeld,

»... dass die heterologische Kausalisierung des Psychischen durch das Somatische ... erst in Angriff genommen werden darf und kann, wenn das seelische Geschehen seinerseits so autologisch durchgearbeitet ist, dass es überall bis auf seine letzten, autologisch irreduziblen Eigencharaktere zurückführbar geworden ist.« (Kronfeld 1920a, S. 248)

An derartigen Angelpunkten seiner Argumentation griff er immer wieder zum Stilmittel des Sarkasmus, so auch hier:

»Die Psychiatrie selber muss sich tatlos gedulden, bis vielleicht die physikalische Chemie und chemische Biologie der inneren Sekretion zu grundlegenden neueren Entwickelungen gelangt, die dann auch auf unsere Disziplin anwendbar wären. Kurzum fremde Hilfswis-

---

71 Zur Nosologiedebatte in der Psychiatrie, speziell bezüglich der Kraepelinschen »natürlichen Krankheitseinheiten« siehe ▶ Kap. 3, zur Anwendung theoretisch-nosologischer Erwägungen auf das Krankheitsbild der Schizophrenie siehe ▶ Kap. 7.

senschaften sind es, auf die wir zur Legung neuer Wege und zur Urbarmachung von Neuland hilflos angewiesen zu bleiben scheinen. Erst wenn sie dazu führen sollten, uns etwa die Befunde der Morphologie des zentralen Nervensystems biologisch oder physikalisch chemisch begreifen zu lassen, rücken auch wir wieder einen Schritt vorwärts. ... Soll die Psychiatrie in tatloser Abhängigkeit auf diesen Tag warten, und bis dahin Kärrnerarbeit zu ihrem alleinigen Gegenstande machen?« (Kronfeld 1920a, S. 246)

Um sich nicht dem Vorwurf auszusetzen – der in Anbetracht der Schärfe seiner eigenen Voten durchaus verständlich wäre –, er werte naturwissenschaftliche Ansätze pauschal ab, hob Kronfeld die Kompatibilität von »somatischem« und psychologischem Vorgehen eigens hervor. Jedoch formulierte er auch hier Bedingungen:

»Und selbst gegen die Ausschließlichkeit somatologischer Forschungsgesichtspunkte in der Psychiatrie wäre nichts einzuwenden, selbst wenn es sich um das wissenschaftliche Ganze der Psychiatrie und ihrer künftigen psychophysischen Systemeinheit handelt – mag diese auch in ein unlichtbares Dunkel gehüllt sein –, wofern nur bei allen Forschern die klare Erkenntnis besteht, dass die somatologische Orientierung nur ein vorläufiger heuristischer Arbeitsgesichtspunkt wäre und nicht zum systematischen Dogma erstarrt.« (Kronfeld 1920a, S. 247)

Kronfeld bediente also die ganze »Fläche« des für die Psychiatrie so charakteristischen Spannungsfeldes zwischen biologischen und psychologischen Herangehensweisen: Energisch forderte er die Eigenständigkeit, die »Autologie« des Psychischen ein, betonte zugleich aber die Unverzichtbarkeit der (neuro-)biologischen Forschung. Beide Pole hielt er an, die jeweiligen Grenzen ihrer wissenschaftlichen Aussagekraft stets im Bewusstsein zu halten, um einer Dogmenbildung vorzubeugen (Hoff 2023).

Zur Kausalität des Psychischen

Um sein Ziel zu erreichen, der Psychiatrie zu einem »autologischen« Status zu verhelfen, setzte sich Kronfeld – im Gefolge von Fries und Nelson – dezidiert über die kantische Skepsis hinweg, wonach das Psychische nicht analog der äußeren Natur erforscht werden könne. Überaus detailreich, auf fast 50 Druckseiten[72], diskutierte und verteidigte er die Möglichkeit, die kantische Kategorie der Kausalität eben doch auf psychische Sachverhalte anzuwenden. Die Psyche sei als eine in sich vielfältig gegliederte Domäne anzusehen, deren innere Struktur, besser: deren *innere Gesetze* ohne Zuhilfenahme des Kausalitätsprinzips nicht erkennbar werden könnten:

»Es steht der Forschung in der menschlichen Seele aber besser an, die Tatsache der Beschaffenheit des psychischen Gesamtablaufs als etwas Letztes hinzunehmen, als gegebene reale geordnete Mannigfaltigkeit, für welche der Grund der Wirklichkeit nicht weiter be-

---

72 Einen beträchtlichen Teil davon widmete Kronfeld der Rezeption und Kommentierung des Werkes von Heinrich Rickert (1863–1936), eines Hauptvertreters der *Südwestdeutschen* Schule des Neukantianismus. Der unübersehbar kritische Tenor dieser Analyse dürfte damit zusammenhängen, dass Kronfelds Lehrer und Mentor Leonard Nelson der mit Rickert konkurrierenden *Marburger* Schule des Neukantianismus nahestand (siehe dieses Kapitel, Fußnote 67).

stimmbar ist. Diese Beschaffenheit wird dadurch zum empirischen Ausgangsmaterial, gerade so, wie dies für die Physik die gegebene Außenwelt ... bedeutet, zum Ausgangspunkt für die Forschung, der als vorgegeben einfach hingenommen wird und die Bildung allgemeinerer Gesetze seinerseits faktisch fundiert ...
>   So viel ist an diesem psychischen Ablauf jedenfalls sicher, dass jeder einzelne Vollzug in ihm der Grund der Wirklichkeit des nächstfolgenden ist, dass es sich also nicht um eine Aufreihung, sondern um einen dynamischen Zusammenhang handelt; und zwar um einen solchen, der in sich eine gewisse Abgeschlossenheit und Ganzheit aufweist. ...
>   Hiermit wäre das Wesen der seelischen Kausalität seiner allgemeinen Art nach so bestimmt, wie dies aus reiner Theorie möglich ist. Wir haben damit das theoretische Gerüst gewonnen, welches uns die gesetzmäßige Erklärung seelischer Zusammenhängen seinen Grundlagen nach in jedem Einzelfall formal ermöglicht.« (Kronfeld 1920a, S. 189)

Die gelegentlich überaus affirmative Diktion Kronfelds kann irritierend wirken. Ein Beispiel ist der letzte Absatz des obigen Zitates, in dem er die – wahrlich herausfordernde – Frage, ob es kausale Zusammenhänge im Bereich der Psyche gebe, rundweg mit einem klaren, gleichsam abschließenden »ja« beantwortete. Jedoch spricht einiges dafür, dass er sich des Risikos derart starker Aussagen bewusst war. An verschiedenen Stellen seines Werkes finden sich, oft als Fußnoten, Hinweise darauf, dass er eine detailliertere Ausarbeitung des gerade diskutierten Themas zu einem späteren Zeitpunkt vorlegen werde. Ein Beispiel einer solchen Fußnote aus dem soeben erörterten Abschnitt über die psychische Kausalität:

> »Natürlich ist dies nur ein Gesichtspunkt allgemeinster Art für die psychische Dynamik. Daneben stehen die intentionalen Richtkräfte des Psychischen. Werden sich die erstgenannten Faktoren zu den assoziativen und perseverierenden, so werden sich die intentionalen zu den determinierenden Tendenzen ausgestalten lassen. Dies ist Sache der später zu gebenden psychologischen Dynamik als Teildisziplin genetischer Theorie des Psychischen, wovon noch gehandelt werden wird.« (Kronfeld 1920a, S. 186)

Die geplanten Folgebände zu seinem Buch von 1920 erschienen aus bereits erwähnten Gründen nicht. Wohl aber flossen Kronfelds dafür geleistete Vorarbeiten in die 1927 veröffentlichte Habilitationsschrift ein (▶ Kap. 5.3), in die psychotherapeutischen Arbeiten (▶ Kap. 6) und, vor allem, in sein zweites Hauptwerk, die der Schizophrenie gewidmeten »Perspektiven der Seelenheilkunde« von 1930 (▶ Kap. 7).

Eine neukantianische Absicherung der Psychiatrie als »strenge«, weder dem Materialismus noch dem Idealismus verpflichtete Wissenschaft

Hier, in der Anwendung des Fries-Nelsonschen Ansatzes auf das Gebiet der »Seele«, in der Grundlegung von Psychiatrie und Psychologie als Wissenschaften, die sich dem logisch stringenten Erkenntnisprozess der Naturwissenschaften verpflichtet fühlen, ohne gleichzeitig unhinterfragte Annahmen des Empirismus oder des Materialismus zu übernehmen, sah Kronfeld eine seiner wichtigsten Aufgaben.
  Der Kontext wurde bereits erwähnt. Besonders ein bestimmtes kantisches Postulat stieß bei Kronfeld auf Ablehnung: »Reine Verstandesbegriffe«, die apriorischen Kategorien, seien auf psychische Sachverhalte nicht anwendbar, denn für Letztere stehe die Anschauungsform des Raumes nicht zur Verfügung. Sie hätten eben keinen »Ort«, an dem sie stattfänden und exakt zu lokalisieren seien. Wohl aber wiesen

psychische Vorgänge eine »Dauer« auf. Die zweite kantische Anschauungsform, die Zeit, sei daher auf sie ohne Einschränkung anwendbar.

Kronfeld rang über viele Seiten mit diesem Thema. Er versuchte, das kantische »Ich«, eigentliches Zentrum von dessen Transzendentalphilosophie, widerspruchsfrei in das Friessche Denken zu integrieren. Der folgende Blick in Kronfelds »Denkwerkstatt« illustriert diesen Prozess – ebenso wie die Mühe, die er bekundete, die eigene Position präzise und überzeugend zu konturieren: *Allein* dadurch,

> »... dass wir etwas nur in der Zeit erkennen, erhält es noch nicht positive Merkmale des Psychischen. Es tritt zur Temporalität noch eine andere Form hinzu, durch welche die nichträumlichen Abläufe erst positiv als psychische bestimmt werden: Diese Form besteht nicht in der Anschauung, sondern im Denken und lässt sich umschreiben als die reine Form der Ichvorstellung. ... Durch diese Form des ›Ich bin‹ wird ein Gegenstand als psychisch erkannt. Psychisch ist, was dem Ich gehört. Diese aller inneren Selbsterkenntnis zugrunde liegende Ich-Form nennen wir mit Kant das reine Selbstbewusstsein, und trennen davon ihre inhaltlichen Modifikationen, welche den Gegenstand innerer Wahrnehmung bilden, als empirisches Selbstbewusstsein ab. ... Abstrahieren wir von allem empirischen Gehalt seelischer Vorgänge, so bleibt uns als reine Form dieses Gehalts die Vorstellung von einem Ich, welches als identisches Subjekt von ihnen allen existiert. Die Form für alle psychologischen Erkenntnisse ist hiermit gefunden; diese Form des reinen Selbstbewusstseins ist ursprünglich, sie ist die Bedingung der Möglichkeit psychologischer Erfahrung[73]; sie gilt a priori.« (Kronfeld 1920a, S. 132)

An dieser Stelle tritt eine scharfe Differenz zwischen dem Neukantianer Kronfeld und Kant selbst hervor. Kronfelds erklärtes Ziel war es, den kognitiven Funktionen, dem »Denken«, eine erkenntnistheoretisch fundamentale, eigenständige Rolle zuzuweisen, um dadurch die Psyche vor der Vereinnahmung durch einen materialistischen Reduktionismus zu bewahren. Zugleich aber attestierte er wegen der angestrebten »Anschlussfähigkeit«[74] an naturwissenschaftliche Diskurse diesem Denken, das eine »reine Form der Ich-Vorstellung«, ein »reines Selbstbewusstsein« beinhalte, die Zugänglichkeit durch empirische Forschung – aus kantischer Perspektive ein Ding der Unmöglichkeit: Für Kant war das »reine Selbstbewusstsein« gerade keine »aller inneren Selbsterkenntnis zugrundeliegende Ich-Form«, kein durch sorgfältige Introspektion empirisch zugängliches psychologisches Element, sondern eine apriorische Voraussetzung jeder wissenschaftlichen Tätigkeit, also auch der psychologischen. Kurzum: An dieser zentralen Stelle verließ Kronfeld – der Tradition Fries' und Nelsons verpflichtet – ausdrücklich den Boden der kantischen Transzendentalphilosophie.

Er fuhr fort:

---

73 »Bedingungen der Möglichkeit« ist ein zentraler Terminus der kantischen Erkenntnistheorie. Auf sie berief sich, wie seine Wortwahl belegt, Kronfeld hier ausdrücklich, obwohl er die Reichweite empirischer Erkenntnis markant, ja radikal über den kantischen Ansatz hinaus erweitert.

74 Den Begriff »Anschlussfähigkeit« im hier gemeinten Sinn gab es zu Kronfelds Zeit noch nicht. Dennoch wird er an dieser Stelle mit Bedacht verwandt, um das damals ebenso wie heute bestehende ernsthafte Bemühen zu demonstrieren, eine differenzierte, auf das subjektive Erleben fokussierende phänomenologische Psychopathologie mit neurowissenschaftlichen Ansätzen in einen konstruktiven Austausch zu bringen (▶ Kap. 9).

> »Allein wenn wir nun durch Verbindung dieser apriorischen Form des reinen Selbstbewusstseins mit den Kategorien die Wissenschaftslehre des Psychischen[75] bilden wollen, so tritt uns die Schwierigkeit entgegen, dass wir in ihr keine anschauliche Form haben, sondern dass wir das reine Ich nur hinzudenken. ... Wir müssen also die Mangelhaftigkeit der bloßen Zeitbestimmungen ... durch die Form des reinen Selbstbewusstseins reflexionell ergänzen. So können wir mittelbar durch Denkakte eine vollständige Entwicklung der Kategorien zustande bringen. Sie werden dann nicht mehr unmittelbar und konstitutiv anwendbar sein, wohl aber als regulative Prinzipien ihren Wert behalten. ... Mithin wird auch durch diese gedachte Form ein Gegenstand der Natur bestimmt; und sie reicht daher zur mittelbaren Bildung von Gesetzen über diese Gegenstände zu.« (Kronfeld 1920a, S. 133)

Der letzte Satz ist entscheidend: Psychisches wird auf diese Weise zum »Gegenstand der Natur«. Die »mittelbare Bildung von Gesetzen«, unter denen das Psychische steht, wird möglich. Genau darum ging es Kronfeld: Zwar sei die Anwendung der kantischen Kategorien auf die Psyche nicht »unmittelbar und konstitutiv« möglich, also nicht völlig analog den Naturwissenschaften, wohl aber entfalteten sie ihre Wirksamkeit als »regulative Ideen«. Kronfeld übernahm hier die von Kant, wie bereits ausgeführt, für den Bereich der praktischen Vernunft, vor allem also für die Ethik und das Recht, reservierte Denkfigur der »regulativen Idee«. Er wandte sie aber unterschiedlich an, als Hilfsmittel nämlich, um eben doch zu der von Kant für unmöglich erklärten Anwendbarkeit der »reinen Verstandesbegriffe« auf die Psyche zu gelangen. Diese Anwendbarkeit wiederum war für Kronfeld der unverzichtbare Anker, um sein Ziel der konsequenten Wissenschaftlichkeit von Psychiatrie und Psychologie weiter verfolgen zu können.

Anders gewendet: Die psychiatrische Erkenntnis – so der Buchtitel – müsse über eine ebenso konsistente Begrifflichkeit verfügen, müsse ebenso allgemeingültige Gesetzmäßigkeiten anwenden, wie es in den Wissenschaften von den äußeren Gegenständen, den Naturwissenschaften im engeren Sinn, der Fall sei. Zugleich aber – und nicht im Gegensatz zu der Suche nach Gesetzen stehend – müsse die Mehrdimensionalität der Psychiatrie anerkannt und ausgebaut werden.

Besonderes Gewicht kommt dabei der Frage zu, inwiefern die Kategorie der Kausalität mit der, kantisch gesprochen, regulativen Idee der Freiheit verschränkt werden kann, ohne in Widersprüche zu geraten. Für Kant war dies, wie oben gezeigt, nicht nur möglich, sondern nötig. Man müsse sich aber stets des Umstandes bewusst sein, dass die Kategorien hier, im Feld der nicht-empirischen regulativen Ideen, grundsätzlich nicht zu abschließenden Erkenntnissen, zu »Naturgesetzen«, führten, sondern im besten Fall zu »Grundsätzen der praktischen Vernunft«. Diese bezögen sich auf Bereiche wie die Moral, das Verständnis von Pflichten und, generell, die Art der Lebensführung. Wie wichtig Kant dieser Zusammenhang war, verdeutlicht eine Bemerkung in der Vorrede zur Kritik der praktischen Vernunft. Letzterer wies Kant die Aufgabe zu, dass sie

---

75 Es spricht für Kronfelds und generell des Fries-Nelsonschen Neukantianismus' Selbstbewusstsein, wenn er hier von der »Wissenschaftslehre des Psychischen« spricht. Der Begriff »Wissenschaftslehre« war im 19. Jahrhundert in der Regel systematischen philosophischen Ansätzen vorbehalten, wie etwa Johann Gottlieb Fichtes (1762–1814) gleichnamiges Hauptwerk zeigt (Fichte 1804). Letzteres beurteilte Kronfeld sehr kritisch. Aus meiner Sicht allerdings enthält es wertvolle Anregungen für eine umfassende Konzeptualisierung der Psychiatrie (Hoff 2017b, ▶ Kap. 9).

> »... einem übersinnlichen Gegenstand der Kategorie der Kausalität, nämlich der Freiheit, Realität verschafft (obgleich als praktischem Begriffe auch nur zum praktischen Gebrauche) ...« (Kant 1788, S. 6)

Der Idee der Freiheit und damit der Freiheit selbst muss, so Kant, »Realität verschafft« werden, auch wenn dem eine nur »regulative« und nicht, wie bei den Naturwissenschaften, konstitutive Anwendung der Kausalitätskategorie zugrunde liege. Dass Menschen frei und selbstverantwortlich handeln können (und sollen), zugleich aber, indem sie als Organismen einen Körper haben, kausalgesetzlich determiniert sind, war für Kant kein Widerspruch. In seinem handschriftlichen Nachlass findet sich dazu eine beeindruckend dichte Textstelle:

> »Die Freiheit ist eigentlich ein Vermögen, alle willkürlichen Handlungen den Bewegungsgründen der Vernunft zu unterordnen. ... Zwischen Natur und Zufall gibt's ein drittes, nämlich Freiheit.« (Kant, Nachlass N 3865, N 3988; zitiert nach Eisler 1979, S. 168)

Freiheit war für Kant also alles andere als Willkür. Sie realisiere sich vielmehr im bewussten Entscheid einer Person, etwas zu tun, das sie für richtig oder für angemessen halte.

Kants zur Vorsicht mahnende, bewusst restriktive Ausweitung der Kategorien auf nicht-anschauliche Sachverhalte wich bei Kronfeld der Forderung, es sei eine vollständige erkenntnistheoretische Parität herzustellen zwischen den Naturwissenschaften im engeren Sinne einerseits sowie der Psychiatrie und der Psychologie andererseits. Die »reinen Verstandesbegriffe« seien mit vollem Geltungsanspruch auch im psychiatrisch-psychologischen Feld einsetzbar, ja *nur so* sei Psychiatrie als strenge Wissenschaft möglich:

> »Wissenschaft ist nichts anderes als der Inbegriff der vollendeten systematischen Einheit allen Einzelwissens über ein Gegenstandsgebiet. ... Und dieser Prozess der geistigen Durchbildung und Bearbeitung alles Gewussten auf irgendeinem Gebiet soll zu einem logischen Aufbau eindeutiger Art führen, in welchem jedes Wissen wie in einem ungeheuren Rahmen Ort und Stelle findet, die nicht vom Zufall, sondern vom Verhältnis des Teilwissens zum Ganzen bestimmt wird. Dieser Aufbau führt von der Basis des einzelnen Tatsachenwissens in der Einheit eines Systems bis zu der Spitze allgemeinster Geltungen. Unter diese ordnen sich, nach der Tragweite ihres Gegenstandsgebiets und nach ihrem logischen Rang, die Grundgesetze, und von diesen hängen ebenfalls wieder in eindeutiger Weise engere Gesetze und Regeln ab, und so fort bis zur Basis des Einzelwissens hinunter.« (Kronfeld 1920a, S. 273)

Am Ende dieser Argumentation gelangt Kronfeld zu einer allgemein gehaltenen, magistral formulierten Definition von »Allgemeiner Psychiatrie«:

> »Psychiatrie als Wissenschaft erfordert die Beschreibung und Erklärung der Tatsachen des psychiatrischen Gegenstandsgebiets im Rahmen einer systematischen Einheit. Die allgemeine Psychiatrie hat die Möglichkeit der Lösung dieser Aufgabe kritisch zu untersuchen, die Grundlagen der systematischen Einheit, soweit eine solche hier möglich wird, hinsichtlich ihrer gegenständlichen und ihrer nichtgegenständlichen, formalen Voraussetzungen zu prüfen und die Methoden zu ihrer Aufstellung festzustellen und zu begründen.« (Kronfeld 1920a, S. 274)

Hier drängt sich – gerade mit Blick auf das heutige und zukünftige Selbstverständnis des Faches – eine kritische Nachfrage auf: Hat Kronfeld durch seine Forderung nach einer begrifflich und logisch streng systematisierten Psychiatrie ungewollt das Risiko generiert, qualitativ-inhaltliche Aspekte der Psyche geringer zu gewichten als eine Formalisierung, die psychische Phänomene und deren wissenschaftliche Erkenntnis strikten Gesetzmäßigkeiten unterstellt? Die kritische Gesamtschau auf Kronfelds Werk in Kapitel 8 sowie der »Brückenschlag« zwischen seinem Denken und der Psychiatrie des 21. Jahrhunderts in Kapitel 9 werden diesen Faden aufnehmen.

Kronfelds »starker« psychiatrischer Krankheitsbegriff und die zentrale Rolle der Phänomenologie

Nach den obigen Ausführungen verwundert es nicht, wenn Kronfeld nach der Möglichkeit suchte, dem Begriff »Krankheit« eine erkenntnistheoretisch starke Position zuzuweisen, denn dies entsprach seiner Grundhaltung, wonach die psychiatrische Erkenntnis als Anwendung gesetzmäßiger Zusammenhänge betrachtet werden kann. In seinem Bemühen, auch dem Krankheitsbegriff einen solchen gesetzmäßigen Status zu verleihen, griff er in eine lebhafte und kontroverse Debatte ein. Dort standen sich zwei Positionen kritisch gegenüber: Kraepelins Postulat der Existenz und wissenschaftlichen Erkennbarkeit »natürlicher Krankheitseinheiten« einerseits und die von psychopathologisch ausgerichteten Autoren wie Karl Jaspers angemahnte Zurückhaltung mit derart exponierten Existenzaussagen andererseits. Jaspers hatte seine Position auf einen prägnanten Nenner gebracht:

> »Die Idee der Krankheitseinheit lässt sich in irgendeinem einzelnen Falle niemals verwirklichen. Denn die Kenntnis des regelmäßigen Zusammentreffens gleicher Ursachen mit gleichen Erscheinungen, Verlauf, Ausgang und Hirnbefund setzt eine vollendete Kenntnis aller einzelnen Zusammenhänge voraus, eine Kenntnis, die in einer unendlich fernen Zukunft liegt. Die Idee der Krankheitseinheit ist in Wahrheit eine Idee im Kantischen Sinne: der Begriff einer Aufgabe, deren Ziel zu erreichen unmöglich ist, da das Ziel in der Unendlichkeit liegt; die uns aber trotzdem die fruchtbare Forschungsrichtung weist und die ein wahrer Orientierungspunkt für empirische Einzelforschung bedeutet.« (Jaspers 1946, S. 476)

Für Kronfeld genügte dies dem Anspruch an eine streng wissenschaftlich konzipierte Psychiatrie allerdings nicht. Zwar hatte er Kraepelins Begründung für das Konzept der »natürlichen Krankheitseinheiten« ebenfalls als unzureichend kritisiert (▶ Kap. 5), jedoch verfolgte Kronfeld selbst das Ziel eines aufgewerteten Krankheitsbegriffs. Seine Diktion wird hier apodiktisch, ja vehement:

> »Der Begriff der Krankheit ist der Begriff eines genetischen Gesetzes. Die Krankheitseinheit ist die Einheit dieses Gesetzes. Diese Einheit gilt mit Notwendigkeit. Die Frage, ob die Krankheit eine Realität sei oder nicht, beruht also auf dem Missbrauch des Wortes Realität. Sie ist ein Gesetz für Realitäten. Sind beobachtbare Realitäten diesem Gesetze subsumierbar, so liegt ein Realfall der Krankheit vor. Weder die Krankheiten selber noch ihre Einheitlichkeit beruhen auf bloßen Konventionen, oder sind Orientierungsgesichtspunkte. Sondern entweder sie sind; dann sind sie Gesetze für Sachverhalte; oder sie sind nicht; dann sind sie Phantome.« (Kronfeld 1920a, S. 401)

Um mit einem derart starken, geradezu gesetzmäßigen Krankheitsbegriff arbeiten zu können, habe die psychiatrische Forschung weit über Kraepelins nosologische

5.2 »Das Wesen der psychiatrischen Erkenntnis« (1920a)

Orientierung am Langzeitverlauf hinauszugehen. Sie habe sich in differenzierter Weise den Querschnittsbefunden zu widmen, den klinischen Zustandsbildern also:

> »... der psychiatrische Kliniker fragte bisher, liegt im Verlauf ein Hinweis auf die Abfolge künftiger Zustände (Endzustände)? Er sollte fragen, liegt im Zustandsbild ein Kriterium der Zugehörigkeit zu einer bestimmten Krankheitseinheit – die dann auch das Gesetz des Verlaufes, die Progredienz, innerhalb gewisser Grenzen bestimmt? Nur die letztgenannte Fragestellung genügt der Forderung, nosologische Krankheitsentitäten aufzustellen, die aus ihren Symptomen erkannt werden. Nur so fragt auch die somatische Klinik, die doch sonst das Vorbild der psychischen ist.« (Kronfeld 1920a, S. 408)

Es brauche, so Kronfeld, ein konsequent phänomenologisches[76] Vorgehen. Darunter verstand er die ebenso systematische wie nahe am Erleben der betroffenen Person situierte Erfassung psychischer Phänomene. Ein solcher Prozess, wolle er für den psychiatrischen Kontext relevant werden, müsse sich aber an den klinischen Erscheinungsformen orientieren und diese auf das nosologische Raster beziehen:

> »Wir sprachen ... bereits davon, dass das phänomenologische Erfassen ohne eine abstraktive Komponente nicht möglich sei, und dass jede Abstraktion den Gesichtspunkt verlangt, unter welchem sie sich als wesensbestimmend und bedeutsam rechtfertigt. Dieser Gesichtspunkt nun ist der des zugrundeliegenden Gesetzes für die betreffende Erscheinungsreihe. Und dieses Gesetz ... kann beim kranken Seelenleben eben nur bestimmt sein durch die nosologische Artung der Krankheit, in deren Verlauf jenes Seelenleben als Symptom, als reale Folge mit Notwendigkeit auftritt. So ist phänomenologisches Begreifen zwar nicht Begreifen des Symptoms aus dem Gesetz der Krankheit, wohl aber ist es Begreifen des psychotischen Phänomens in seiner Eigenart, und diese Eigenart ist eine symptomatologische Notwendigkeit.« (Kronfeld 1920a, S. 410)

Kronfeld gelangte hier zu einer engen Verknüpfung eines stark aufgewerteten Krankheitsbegriffs mit der Forderung nach einer differenzierten psychopathologischen Befunderhebung, die er als »phänomenologisch« bezeichnet. Sie sei aber, so hielt er in kritischer Distanz zu Kraepelin fest, nicht eine Methode unter vielen, sondern zwingende Voraussetzung, gleichsam die *via regia*, um den Krankheitsbegriff mit einem angemessenen Inhalt füllen zu können. Wie dieser theoretische Anspruch in konkretes klinisches Handeln umgesetzt werden kann, wird im Folgenden (▶ Kap. 7) anhand einer zentralen Frage illustriert: Welche Rolle spielt die Phänomenologie bei der Bestimmung der Grenzen, die dem Verstehen der Fachperson im Dialog mit psychotisch erkrankten Menschen gesetzt sind?

---

76 Die Extension des Begriffes »Phänomenologie« war und ist vielfältig, was Missverständnisse fördert (▶ Kap. 3).

5.3 Die Habilitationsschrift (1927a): »Die Psychologie in der Psychiatrie. Eine Einführung in die psychologischen Erkenntnisweisen innerhalb der Psychiatrie und ihre Stellung zur klinisch-pathologischen Forschung«

Diesen kurzen und, für seine Verhältnisse, sprachlich gut zugänglichen Text[77] verstand Kronfeld selbst als Fortsetzung und Verdichtung seines Buches von 1920 sowie als Vorbereitung zu dessen nie erschienenem zweitem Band[78]. In den Jahren vor seiner Habilitation hatte er breite Erfahrungen in der psychiatrisch-psychotherapeutischen Versorgungslandschaft einer Großstadt, Berlin, sammeln können, zuletzt in eigener Praxis. Von der zeitgenössischen Literatur, die er eingehend rezipierte und kommentierte, dürfte ihn vor allem Karl Birnbaums (1878–1950) Versuch beeindruckt haben, die Binnenstruktur der menschlichen Psyche mit Blick auf mögliche Erkrankungen durch die von ihm entwickelte Methode der »Strukturanalyse« zu erfassen (Birnbaum 1923, Kronfeld 1920b). Er verfolgte dort, ähnlich wie Kronfeld, das Ziel der systematischen Verbindung individuell-psychologischer, »idiographischer«, mit verallgemeinernd-wissenschaftlichen, »nomothetischen« Vorgehensweisen[79].

Kronfeld knüpfte an seine Überlegungen zur »Kausalität des Psychischen« aus dem Jahr 1920 an. Diese könne zwar punktuell sogar ins Physische hineinragen, werde aber nie die vollständige Geschlossenheit der naturwissenschaftlichen Kausalität erreichen. Die philosophischen Fragen, die eine solche Differenzierung zweier Arten von Kausalität aufwirft, sind hier nicht zu vertiefen. Wesentlich ist, dass Kronfelds Verständnis von Kausalität als Tribut des Psychotherapeuten an die Tatsache gelesen werden kann, dass Personen sich zugleich als körperliche *und* psychische Wesen wahrnehmen, zwischen beiden Bereichen also keine unüberwindbare Grenze erleben. Markanter noch als 1920 hob Kronfeld nun den Respekt vor der einzelnen Person hervor. Er tat dies auf geradezu elegische Weise:

> »Die individualisierenden Einstellungen lehren uns, nicht zu vergessen, dass es sich im seelischen Geschehen niemals nur um Mechanität und analysierbare Atomistik handelt, sondern immer um einen organischen Aufbau zur Form eines Ganzen, Einmaligen, Einzigartigen. ... Andererseits muss man sich darüber klar sein, dass es sich eben nur um ein Korrektiv für die innerliche Forschungshaltung gegenüber dem abnorm Seelischen dabei handelt, nicht aber um leitende Maximen positiver, konkreter wissenschaftlicher Arbeit.

---

77 Fast schon kokett formulierte er zu Beginn des Vorwortes: »Dies Heftchen will nichts weiter sein als eine zusammenfassende Einführung des ärztlichen und des nicht-ärztlichen Lesers in die prinzipielle Problematik, die der psychologische Charakter der ›Symptome‹ in der Psychiatrie aufgibt.« (Kronfeld 1927a, S. III).

78 Wie eingangs des Kapitels erwähnt, sollte eine umfassende Neubearbeitung des »Wesens der psychiatrischen Erkenntnis« von 1920, so Kronfeld, »erst erscheinen, sobald auch der lange ausstehende zweite Band meiner ›Beiträge zur allgemeinen Psychiatrie‹, die Psychopathologie, vorliegt.« (Kronfeld 1927a, S. III).

79 Stefano Arigoni (2020) hat diesen komplexen Kontext in seiner medizinischen Dissertation prägnant und differenziert dargestellt.

5.3 Die Habilitationsschrift (1927a): »Die Psychologie in der Psychiatrie«

»Letztere ist gebunden an ihr Ziel – Gesetze zu geben, gültige Notwendigkeiten, Erklärung, Mechanik. Sie ist in diesen Möglichkeiten beschränkt; sie erreicht nie das Ganze, immer nur das Allgemeine – und vom Allgemeinen aus wiederum das Einzelne, welches sich aus dem Ganzen herauslösen lässt. ... Wenn sich beide Einstellungen die Wage [sic!] halten, werden die konstruktiven Theoriebildungen psychopathologischer Mechanistik und Kausalisierung immer wieder durch das ehrfurchtsvolle Erleben gebändigt, dass sie nicht das letzte und einzige Wort der Wirklichkeitsabbildung sind. Wissenschaft aber vom Individuellen ist nur als Idee vollendbar zu denken, nicht als empirisches System. ... Dadurch kommt in die Psychopathologie eine Spaltung, die andern naturwissenschaftlichen Disziplinen fremd ist. ... Die Unsicherheit, welche diese Spaltung für die praktische Arbeit notwendig mit sich bringt, wird reichlich aufgewogen durch den Vorzug, beim Erfassen des Wesentlichen an abnormen Persönlichkeiten in der Nähe der letzten großen Fragen und Geheimnisse zu weilen.« (Kronfeld 1927a, S. 81/82)

Abschließend stellte er die klinisch-wissenschaftliche und die, wie er nun meist sagen wird, »personalistische«« Betrachtungsweise einander gegenüber. Kronfeld wollte, seinem Hauptziel treu bleibend, beide Perspektiven verbinden, ließ dabei aber keinen Zweifel daran, dass für ihn der Personalismus der im Grundsatz überlegene Ansatz war:

»Das oberste Prinzip beider Forschungsweisen ist ja das gleiche: dass es eine wiederholbare Typik, ein Gesetz oder eine Regel gibt. Der Unterschied ist nur der: die Klinik stellt unter wechselnden Gesichtspunkten Gleichartiges zu Habitualformen zusammen, und nimmt für letztere Krankheitsbegriffe hypothetisch in Anspruch, deren einzige Beglaubigung eben jene Gleichartigkeiten sind. Der psychiatrische Personalismus sucht hingegen an alle Bedingungen des jeweiligen abnorm-seelischen Geschehens heranzutreten – unter der einzigen Voraussetzung, dass zwischen diesen Bedingungen typische Regeln bestehen. Dadurch aber gewinnt die Psychologie und ihre Methoden ... eine weitergreifende Bedeutung, als sie innerhalb der Klinik haben konnte.« (Kronfeld 1927a, S. 105/106)

Bloße »Habitualformen psychischer Störungen«, deren »einzige Beglaubigung« die psychopathologische Ähnlichkeit des klinischen Erscheinungsbildes ist: Diese Kritik hatte Kronfeld immer wieder der deskriptiven Psychopathologie entgegengehalten, weil sie sich mit der unverbundenen Aufsummierung von Einzelsymptomen zufriedengebe. Mit einer verblüffend ähnlich ausgerichteten Kritik, die aber eine andere Stoßrichtung annehmen sollte, werden heute, in den ersten Dekaden des 21. Jahrhunderts, tradierte Begrifflichkeiten der psychiatrischen Diagnostik und Nosologie wissenschaftlich grundsätzlich in Frage gestellt. Hier liegt einer der zahlreichen Anknüpfungspunkte zwischen Kronfelds Denken und der aktuellen Debatte. An späterer Stelle wird dieses Thema vertieft (▶ Kap. 9).

Ohne Frage war und blieb die Suche nach einer tragfähigen wissenschaftlichen Identität für das Fach Psychiatrie Kronfelds Lebensthema. Jedoch gewannen praktische Aspekte in der Entwicklung seines Denkens zunehmend an Bedeutung. Daher beleuchten die folgenden Kapitel zwei Bereiche, die dem diagnostischen und therapeutischen Handeln deutlich näherstehen und Kronfeld ebenfalls am Herzen lagen: den Stellenwert der Psychotherapie (▶ Kap. 6) sowie die Konzeptualisierung des Begriffes Schizophrenie (▶ Kap. 7).

Lebenswelt 5 – Gian H. und die Deutungshoheit: Um Personen geht es in der Therapie, nicht um Rollen

Als speziell empfand Dr. T. die Behandlung seines Patienten Dr. Gian H. von Beginn an. Dem ersten Termin in seiner Praxis vor gut einem Jahr hatte er mit einer Mischung aus Neugier und Beklommenheit entgegengeblickt. Das müsse wohl, so sagte er sich damals, an zwei Umständen liegen, die er in dieser Kombination noch nicht erlebt hatte: Zum einen war Dr. Gian H. ein Berufskollege, Facharzt für Psychiatrie und Psychotherapie, mit einer über 20-jährigen Erfahrung als niedergelassener Psychiater, wenn auch Dr. T. persönlich nicht bekannt. Zum anderen hatte es bereits im Vorfeld der Therapie einen langwierigen, ja mühsamen Mailverkehr gegeben: Der zukünftige Patient hatte unmissverständlich betont, er werde sich nur dann – so wörtlich – »einer Therapie unterziehen«, wenn er als versierter Fachkollege anerkannt und – wiederum sein eigener Ausdruck – »keinem paternalistischen Gehabe ausgesetzt« werde.

Dr. T., zunächst irritiert wegen dieser scharf formulierten Bedingungen, hatte sich dann doch auf eine Diskussion über die medizinethische Dimension der therapeutischen Beziehung eingelassen und im Laufe zweier Wochen erleichtert festgestellt, dass der Ton des virtuellen Dialogpartners milder wurde. Schließlich konnte ein Termin für das erste persönliche Gespräch gefunden werden.

An diesem Tag wartete der Patient mit einer weiteren Überraschung auf: Es sei keineswegs seine eigene Initiative gewesen, den Therapeuten zu kontaktieren. Vielmehr komme er in erster Linie auf Druck von außen. Seit Monaten gebe es – aus seiner Perspektive, wie er hervorhob, völlig unverständlich – allerlei kritische Bemerkungen über ihn seitens der Praxisassistentin sowie mancher Patientinnen und Patienten. Diese Äußerungen bezögen sich auf sein Verhalten. So sei mehreren Personen, deren Unabhängigkeit voneinander er allerdings in Zweifel ziehen müsse, im Kontakt mit ihm ein eigenartiger, zuvor nicht vorhandener Kommunikationsstil aufgefallen: Er habe – »angeblich«, wie der Patient betonte – distanziert gewirkt, abwesend, mitunter schroff, und er sei immer wortkarger geworden. Eine Patientin habe die Praxisassistentin direkt gefragt, ob es Dr. H. denn selbst gut gehe. Die Mitarbeiterin rief ohne Wissen des Patienten seine ihr gut bekannte Ehefrau an, um ihrer Besorgtheit Ausdruck zu verleihen. Im Anschluss an dieses Telefonat war die Ehefrau stark aufgewühlt, hatte sie doch in den Wochen zuvor mit Mühe versucht, das Gefühl zu unterdrücken, irgendetwas im Verhalten ihres Mannes sei anders, merkwürdig, ja bizarr geworden. Jedoch hatte sie – leider, wie sie nach dem Anruf der Praxisassistentin dachte – nicht den Mut gefunden, ihn direkt darauf anzusprechen.

Der Druck auf Dr. Gian H. wuchs beträchtlich, als ein langjähriger Patient ihm einen eingeschriebenen Brief schickte: Dort warf er Dr. H. Respektlosigkeit vor, weil dieser in der Sprechstunde wiederholt unkonzentriert gewesen sei, nicht bei der Sache, fahrig. Er verlangte eine persönliche Stellungnahme und behielt sich, sollte diese nicht eintreffen oder nicht akzeptabel sein, ausdrücklich vor, die kantonale Ärztegesellschaft zu informieren.

Der Brief machte Dr. H. betroffen. Er rang sich dazu durch, die Situation erstmals offen mit seiner Frau zu besprechen. Sie eröffnete ihm ihrerseits, dass sich sein Verhalten tatsächlich eigenartig verändert habe, auch zu Hause. Schließlich machte sie einen Vorschlag, der im Laufe des langen Gespräches zu einer Aufforderung wurde, er solle bei einer ihm nicht bekannten Fachperson, am besten in einer anderen Stadt, Rat holen. Dies führte nach einigem Zögern zur Kontaktaufnahme mit Dr. T.

Schon beim ersten persönlichen Treffen drängte sich Dr. T. der Eindruck auf, bei diesem Fachkollegen, der nun sein Patient wurde, könne eine ernsthafte psychische Problematik vorliegen, auch wenn er dies zunächst nicht in die psychiatrische Fachterminologie übersetzen konnte. Gian H. begegnete ihm zwar betont höflich, blieb aber spürbar reserviert. Oft begleitete seine Äußerungen eine zwischen Ironie und Sarkasmus angesiedelte Note. Mimik und Gestik des Patienten drückten innere Anspannung und eine nahezu misstrauisch wirkende Vorsicht aus.

Er sprach Dr. T. in den ersten Stunden konsequent mit »Herr Kollege« an, was diesen veranlasste zu fragen, ob man auf solche Förmlichkeit denn nicht verzichten und es bei der Anrede mit dem Nachnamen belassen könne. Gian H. stimmte zögernd zu, wobei Mimik und Körperhaltung seine Vorbehalte mehr als deutlich zum Ausdruck brachten.

Ja, es stimme, versicherte Gian H., dass er in letzter Zeit völlig überlastet gewesen sei. Er könne daher durchaus verstehen, dass Patientinnen und Patienten ihn als gestresst und kurz angebunden erlebt hätten, aber stets nur bei kurzen Kontakten *außerhalb* der Therapiestunden. Er wisse, dass er etwas ändern müsse, wolle er nicht in eine völlige Erschöpfung geraten. Dafür aber – hier zeigte er ein spöttisches Lächeln – brauche er wohl kaum eine Therapie.

Nachdem sich allmählich eine Vertrauensbasis eingestellt hatte, fragte Dr. T. dezidierter nach, was sich denn in Gian H.s Erleben verändert habe. Fragen dieser Art führten zu einer zunächst subtilen, dann deutlich wahrnehmbaren Verhärtung im Gesichtsausdruck des Patienten, zu allgemeiner körperlicher Anspannung und zu einer lauteren, streckenweise gepresst wirkenden Stimme. Die Gesprächsatmosphäre begann sich von einer vorsichtig-unverbindlichen zu einer beklommen-misstrauischen Tönung zu verschieben. Gian H. geriet, ob ihm dies bewusst war oder nicht, in eine sich rechtfertigende Position: Man dürfe sich doch nicht wundern, dass es ihm schlecht gehe. Er sei eben überlastet, kümmere sich immer um andere, die ihm dies aber nicht etwa dankten, sondern sich nun sogar von ihm abwendeten und ihn verunglimpften. Weil dies so sei, könne er der von Dr. T. vorgeschlagenen Krankschreibung zustimmen: »Krank bin ich zwar selbstverständlich nicht, aber erschöpft und erholungsbedürftig.«

Lebenswelt 5 – Gian H. und die Deutungshoheit

Mit Händen zu greifen war die Überwindung, die es Gian H. kostete, Dr. T. hinsichtlich weiterer Details seines psychischen Zustandes ins Vertrauen zu ziehen. Dies dennoch zu tun, entlastete, ja befreite ihn einerseits. Andererseits machte es ihm Angst, große Angst sogar. Er berichtete über einen dauernden Druck, ein eigentliches Gehetztsein nicht nur in der Praxis, sondern in nahezu allen Lebensbereichen, am Wochenende etwa und in den Ferien. Ein spezielles Erlebnis anlässlich einer gemeinsam mit seiner Frau unternommenen Städtereise nach London habe ihn zutiefst verunsichert und erschreckt: Die Stewardess habe ihm – »*nur mir*«, wie er angstvoll ergänzte – beim Verlassen des Flugzeugs intensiv in die Augen geschaut und dabei spöttisch gelächelt. Ohne Zweifel habe sie genau gewusst, was mit ihm los sei, und habe ihn, warum auch immer, zusätzlich unter Druck setzen wollen.

Dr. T. fragte nach, ob sich vergleichbare Erfahrungen in letzter Zeit gehäuft hätten. Ja, so Gian H.s prompte, aber sarkastisch klingende Antwort, exakt so sei es. Darüber aber werde er mit Sicherheit kein weiteres Wort verlieren. Er wisse ganz genau – nun wirkte er erregt, seine Stimme wurde laut –, worauf Dr. T. hinauswolle: Einen psychotischen Zustand wolle dieser ihm andichten, Beziehungsideen, Wahngedanken, vielleicht sogar Ich-Störungen[80]. Schließlich platzte Gian H. mit der wütenden Frage heraus, für wen Dr. T. eigentlich arbeite.

Diese Therapiestunde endete erwartungsgemäß ungut: Es entspann sich eine formale, seitens Gian H. in gereiztem Ton geführte psychopathologische Diskussion darüber, was Wahn sei, wie er von berechtigtem und daher gesundem Misstrauen abzugrenzen sei und ob der Begriff Psychose überhaupt irgendeinen Sinn ergebe. Gian H. blieb angespannt und erbost. Er habe es kommen sehen, dass er nun doch – wiederum seine Ausdrücke – »paternalistisch psychiatrisiert« und »wie ein Patient behandelt« werde. Für ihn als Fachkollegen sei das empörend. Zugleich mache es ihm Angst, denn er zweifle an Dr. T.s Vertrauenswürdigkeit, einer Person also, der er schon so viel Persönliches berichtet habe. Er frage sich ernsthaft, ob er die Gespräche mit Dr. T. fortsetzen wolle und könne. Die jetzige Sitzung müsse er sofort abbrechen. Doch sagte er zu, den Termin in der kommenden Woche wahrzunehmen, allerdings nicht ohne hinzuzufügen: »wenn irgend möglich«.

Die nächste Stunde begann, wie die vorangegangene geendet hatte, in einer unangenehm dichten, von Misstrauen durchsetzten Atmosphäre. Der auf Gian H. lastende Druck schien noch einmal stärker geworden zu sein, fiel Dr. T. doch auf, dass sein Patient oft zitterte und die Hände kaum ruhig halten konnte. Es kam zu folgender Gesprächssequenz:

---

80 »Beziehungsideen«, bei denen eine Person gedankliche Verknüpfungen herstellt zwischen Ereignissen, die tatsächlich völlig unabhängig voneinander sind, kommen auch bei psychischer Gesundheit vor, etwa im Falle ängstlicher Anspannung oder großer Ermüdung. Verdichten sie sich zu eigentlichen paranoiden Gedanken (»Wahn«), allenfalls in Verbindung mit unabweisbaren *Erfahrungen* (nicht nur Befürchtungen!), das eigene Denken und Handeln nicht mehr selbst steuern zu können, sondern von äußeren Kräften manipuliert zu werden (»Ich-Störungen«), liegt eine psychotische Erkrankung vor.

Gian H.	»Anspannung, Unbehagen, Gereiztheit – all das kommt vor, wenn man jenseits seiner Belastbarkeitsgrenze lebt. Das müssten Sie eigentlich wissen, Herr Kollege.«
Dr. T.	»Gerade darum geht es ja, zu verstehen nämlich, in welcher Lage Sie sind und was Sie erleben ...«
Gian H.	*(unterbricht ihn, erregt)* »Das glaube ich Ihnen nicht mehr. Sie wollen mir eine Psychose nachweisen, warum und in wessen Auftrag auch immer. Aber Sie irren sich, oder Sie lügen mich an. Ich bin nicht krank.«
Dr. T.	*(denkt einige Zeit nach)* »Herr H., darf ich Ihnen vorschlagen, dass wir die Ebene wechseln und uns nicht mehr verhalten wie zwei Psychiater in einem Fachkolloquium über Diagnostik? Ich versuche, Ihre Situation zu verstehen und vor allem zu verbessern. Bitte lassen Sie mich wissen, was in Ihnen vorgeht, hier und jetzt, so wie Sie mir gegenüber in diesem Stuhl sitzen, ganz ohne Rücksicht auf Theorien und Rollenerwartungen. Meinen Sie, das gelingt uns?«
Gian H.	*(wirkt plötzlich betroffen und nachdenklich, ist emotional berührt mit Tränen in den Augen, spricht nun sehr leise, vermeidet Blickkontakt)* »Angst habe ich, schreckliche Angst. *(macht eine lange Pause)* Ich fühle mich nicht mehr sicher, in der Praxis nicht, zu Hause nicht, nirgendwo. Man spioniert mich aus, stiehlt mir meine Gefühle, es gibt kein Entkommen. Ich kenne diesen Zustand nicht, er macht mich fertig, lässt mich an allem zweifeln, auch an mir. *(weint)* So sieht es aus, Dr. T., so geht es mir, und nicht erst seit gestern ... Und jetzt? Zufrieden?«

Gerade die letzten Worte zeigen, wie sehr Gian H. hin- und hergerissen war zwischen der Erleichterung, seinen quälenden Zustand unverstellt einer anderen Person mitgeteilt zu haben, und der misstrauischen Besorgnis, was dies zur Folge haben werde. Tatsächlich war dieser scheinbare Befreiungsschlag noch keine wirkliche Katharsis, nach der die Behandlung in neue Bahnen hätte gelenkt werden können. Vielmehr brauchte es weitere zwei Monate intensiver therapeutischer Arbeit, bis der Patient den Gedanken an sich heranlassen konnte, dass er an einer behandlungsbedürftigen psychischen Störung litt. In Anbetracht seiner völligen Erschöpfung akzeptierte Gian H. aber rasch, ja bat fast darum, die bestehende Krankschreibung zu verlängern. Für diesen Zeitraum organisierte er mit Hilfe seiner Frau eine kompetente Praxisvertretung. Keinesfalls aber, so betonte er, denke er daran, die Praxis aufgeben.

Meine persönliche Quintessenz

Rollen sind allgegenwärtig, auch im psychiatrischen Feld. Personen nehmen Rollen ein, weil sie es wollen, weil es von ihnen erwartet wird oder weil sie es müssen – Personen sind aber nie identisch mit einer Rolle. Eine *Rolle*, die ich habe oder einnehme, kann ich gleichsam »von außen« betrachten, kann sie anpassen oder verlassen. Die *Person* hingegen, die ich bin, kann ich akzeptieren, skeptisch betrachten oder gar ablehnen; ich kann sie reflektieren und in einem bestimmten Sinn weiterentwickeln – nur ablegen kann ich sie nicht.[81]

All dies betrifft auch therapeutische Beziehungen. Hier gibt es ebenfalls Rollenerwartungen, und zwar auf beiden Seiten. Nicht selten dürfte sogar der Therapieerfolg wesentlich davon abhängen, ob und wie nachhaltig es gelingt, die Person »hinter« ihrer Rolle zu erkennen und zu adressieren, ohne Ängste oder Verletzungen hervorzurufen.

---

81 Auf die Problematik der dissoziativen Identitätsstörungen – vor allem auf die »multiple Persönlichkeit« – kann hier nicht eingegangen werden. Aus meiner Sicht tangieren diese psychopathologischen Spezialfragen das Postulat einer konsequenten Personzentriertheit der Psychiatrie in keiner Weise.

6 Psychotherapie ist nicht nur Technik, sondern eine Grundhaltung: Kronfelds Weg zum Personalismus

Kronfelds Verständnis von Psychotherapie als zentraler psychiatrischer Behandlungsmethode unterlag ebenso einer Entwicklung wie die wissenschaftstheoretischen Grundlagen, für die er eintrat. Dies soll in diesem Kapitel verdeutlicht werden. Obwohl speziell Kronfelds Voten zur Psychoanalyse auf den ersten Blick von erstaunlichen Wechselschritten geprägt zu sein scheinen, auf manche gar mäandernd wirken mögen, fügte sich seine psychotherapeutische Grundhaltung spätestens im Laufe der 1920er-Jahre stimmig, wenn auch nicht völlig spannungsfrei in das konzeptuelle Fundament der von ihm angestrebten »autologischen« Psychiatrie ein.

Zunächst werden die tragenden Gedanken aus Kronfelds früher, 1912 veröffentlichter Studie über die Psychoanalyse herausgearbeitet, sodann die Grundlagen seines Buches »Psychotherapie« (1925^2)[82] sowie die prägnante Analyse der zeitgenössischen psychotherapeutischen Theoriebildung, die er im Wintersemester 1931/32 in einem Vortrag über das kurz zuvor erschienene Freudsche Werk »Das Unbehagen in der Kultur« (Freud 1930) vorgelegt hatte. Abschließend kommen das »Lehrbuch der Charakterkunde« (1932) und sein im gleichen Jahr gehaltener, aber erst 1935 veröffentlichter Vortrag über psychiatrierelevante Denkfiguren des dänischen Philosophen Søren Kierkegaard (1813–1855) zur Sprache.

6.1 Ein fulminanter Einstieg: »Über die psychologischen Theorien Freuds und verwandte Anschauungen. Systematik und kritische Erörterung« (1912b)

Es ist nicht übertrieben, den Beginn von Kronfelds wissenschaftlicher Auseinandersetzung mit der Psychoanalyse als wahren Paukenschlag zu bezeichnen: Der knapp zwei Jahre zuvor approbierte, 26-jährige Assistenzarzt der psychiatrischen Universitätsklinik Heidelberg wagte sich mit der ihn offenkundig bereits damals charakterisierenden und sein späteres Schaffen begleitenden Verve an eine Fundamentalkritik der Psychoanalyse, einer Therapieform, die intensiv und kontrovers

---

82 Ich beziehe mich hier ausschließlich auf den Text der zweiten Auflage; die erste Auflage war 1924 erschienen.

diskutiert wurde.[83] Manche Kernpositionen Kronfelds, wie sie im voraufgehenden Kapitel herausgearbeitet wurden, traten schon in diesem frühen Text von 1912 scharf konturiert hervor. Ein Beispiel ist die Forderung, die psychiatrische Forschung habe zwar von empirischen Befunden auszugehen, dürfe aber weder bei der bloßen Aufzählung psychopathologischer Phänomene stehenbleiben noch deren Bearbeitung ohne zwingenden Grund aus dem Blickwinkel von Nachbarwissenschaften vornehmen.

Hier zeigte sich die schon zu Beginn seiner Laufbahn feste Verankerung im Denken des Fries-Nelsonschen Neukantianismus. Eine Bemerkung im letzten Absatz der Freud-Studie illustriert seinen Überzeugungs-, ja Begeisterungsgrad. Kronfeld bezog sich auf die scharfe Kritik Fries' an der spekulativen Naturphilosophie Friedrich Wilhelm Joseph Schellings (1775–1854) und erklärte sie, die Kritik, für gleichermaßen anwendbar auf die fast 100 Jahre später entstandene Psychoanalyse. Man werde nämlich, so zitiert Kronfeld Fries,

> »… finden, daß die Anwendung dieser Hypothesen auf die einzelnen Teile der Naturbeschreibung … und die Ausführung der Erklärungen im höchsten Grad willkürlich und größtenteils Spiel der Phantasie bleibt, welches zur Unterhaltung einem jeden nach seiner Weise gegönnt sein kann, worüber zu streiten aber nicht der Mühe lohnt.« (Fries 1822, S. 689/690; zitiert nach Kronfeld 1912b, S. 120)

Kurz darauf beschließt der folgende Satz die Arbeit:

> »Diesem Urteil haben wir nichts hinzuzufügen.« (Kronfeld 1912b, S. 120)

Jedoch ist Vorsicht geboten. Kronfelds kritische Rezeption der zeitgenössischen Literatur generierte keineswegs nur polemische Pointen. Unverkennbar ist zugleich das Bestreben, vor der Formulierung des eigenen Urteils so viele andere Stimmen wie möglich aufzufinden und einzuordnen. So auch hier: Trotz des gegenteiligen Eindrucks, den ein bloßes Überfliegen hinterlässt, ist die Freud-Arbeit von 1912 weit mehr als eine schroffe Abrechnung mit der Psychoanalyse. Kronfeld bestritt Originalität, Personzentriertheit und potenziellen therapeutischen Nutzen der psychoanalytischen Methode nicht, ganz im Gegenteil. Wohl aber wies er wesentliche Teile ihres aus seiner Sicht uneinlösbaren Erklärungsanspruchs zurück.

Wechseln wir zu einer feinkörnigeren Betrachtung, so fällt zunächst der positive Tenor auf, mit dem Kronfeld den von Freud geforderten Paradigmenwechsel im Umgang mit gesunden und pathologischen psychischen Phänomenen kommentiert. Freilich endet auch dieser Absatz mit einem abrupten Wechsel ins Kritische:

> »Es ist, unabhängig von dem Ausfall einer auf die Sache selbst gerichteten Kritik, die bloße Bestrebung dieses tieferen Eindringens in die Verwicklungen des einzelnen Seelenlebens als ein bedeutsamer Fortschritt und ein bleibendes Verdienst Freuds zu bezeichnen. Und die hingebende Versenkung dieses Forschers in das innere Leben seiner Kranken sowie die kühne kombinatorische Intuition, die ihn hierbei leitet, sollten Beispiele ärztlicher Meisterschaft bleiben, auch wenn die wissenschaftliche Kritik ihm das Recht auf Verallgemeinerung seiner Aufstellungen streitig machen muss.« (Kronfeld 1912b, S. 5)

---

83 Auch in der im selben Jahr, 1912, veröffentlichten philosophischen Dissertation setzte sich Kronfeld selbstbewusst und scharfzüngig mit prägenden Figuren der Geistesgeschichte auseinander, insbesondere mit Kant (▶ Kap. 5).

Kronfelds Haupteinwand ist derjenige einer *petitio principii*:

> »Die Freudschen Mechanismen sind also nicht Ergebnisse, sondern leitende Maximen der Induktionen. ... Die Beobachtungen, welche in dem Untersatz der Induktionen angeführt werden, sind nämlich nicht einfach Selbstwahrnehmungen oder Aussagen anderer über ihre Selbstwahrnehmungen, sondern sind schon recht methodisch verarbeitet. Und die Art dieser Verarbeitung setzt bereits die Gültigkeit der ganzen Theorie, die sich doch auf jene Beobachtungen erst stützen sollte, als bestehend voraus. ... Es gibt also kein anderes Kriterium der Richtigkeit von Freuds Lehre als das Ergebnis der psychoanalytischen Methoden (Assoziation und Deutung). Die Ergebnisse der psychoanalytischen Methoden aber sind nur richtig unter der Voraussetzung der Richtigkeit bzw. Gültigkeit der Freudschen Theorien.« (Kronfeld 1912b, S. 62/63, 66)

Eine vergleichbar grundsätzliche Methodenkritik gegenüber der Psychoanalyse wurde in den ersten Jahrzehnten des 20. Jahrhunderts auch von anderen Autoren vorgebracht. Vor allem Karl Jaspers' Einwände waren wirkmächtig, wie Bormuth (2002) überzeugend aufzeigt, ebenso das Votum Oswald Bumkes (1877–1950) (1926), in dem er den psychoanalytischen Kernbegriff des Unterbewusstseins grundsätzlich hinterfragte. Eine bemerkenswerte Ähnlichkeit besteht zwischen Kronfelds Kritik und der Jahrzehnte später ausgetragenen Kontroverse um die Wissenschaftlichkeit der Psychoanalyse (Grünbaum 1988). Hier wie dort steht der Begriff der »Tatsache«, des wissenschaftlichen Faktums, im Zentrum und mit ihm das Risiko, bei einer vermeintlichen Tatsachenfeststellung implizit derart starke theoretische Vorannahmen zu »importieren«, dass aus der *Beschreibung* bereits eine *Interpretation* wird.

Wer, wie Karl Popper (1959), die Falsifizierbarkeit als *conditio sine qua non* betrachtet für alle auf empirischen Beobachtungen beruhenden wissenschaftlichen Hypothesen, hat in Arthur Kronfeld einen Verbündeten:

> »Die Berechtigung der Modifikationen und Korrekturen, wie die exakten Wissenschaften sie vornehmen, ist jederzeit nachprüfbar. Denn – und hiermit kommen wir zum tiefsten Grunde des Unterschieds zwischen ihnen und dieser Art psychologischer Induktion – die Tatsachen, die Gegenstand exakter Wissenschaft sind, sind jederzeit wiederholbar; und sie sind in eine rational konstruierbare Theorie zu bringen. Die Tatsachen der Freudschen Fälle aber sind ganz individuell, unwiederholbar, einmalig, und sie sind als psychisches, unräumliches Geschehen in keine rational konstruierbare Theorie zu bringen. Da Freud überdies kein Kriterium dafür angibt, wie er seine ›Tatsachen‹ bereits modifiziert hat, so ist ihre Nachprüfung überhaupt unmöglich.« (Kronfeld 1912b, S. 68)

Was hier, 1912, durchscheint, auch wenn es nicht annähernd so explizit formuliert wird wie acht Jahre später im »Wesen der psychiatrischen Erkenntnis« (1920a), ist das Postulat, dem Psychischen dürfe kein vorgefasstes »externes« Theorem übergestülpt werden. Vielmehr sei mit eigener psychopathologischer Methodik die inhärente Struktur der Psyche aufzusuchen und zu beschreiben. Nur eine solche »autologische Psychiatrie« verdiente aus Kronfelds Perspektive das Prädikat »wissenschaftlich« (▶ Kap. 5).

Kronfelds Haltung zur Psychoanalyse war und blieb, wie auch Seeck (2017) und Schröter (2017) prägnant herausarbeiten, von einer tiefgreifenden Ambivalenz geprägt: Einerseits zollte er ihr Respekt, kam sie doch der einzelnen Person und ihrer Geschichte oft näher als die in der akademischen Psychiatrie etablierte deskriptive Psychopathologie. Andererseits formulierte er eine profunde, in manchen Punkten gar unversöhnlich anmutende Kritik am Wissenschaftsverständnis der Psychoanalyse. Seine substanzielle Skepsis wird später, wie noch zu zeigen ist, einer positiver gehaltenen, wenn auch nie vollständig bejahenden Position weichen. Dieses ernsthafte und nachhaltige Ringen um den Dialog zwischen konträren Perspektiven begegnet in Kronfelds Werk immer wieder.

6.2 Kronfeld, der praktisch tätige Psychotherapeut: »Psychotherapie. Charakterlehre, Psychoanalyse, Hypnose, Psychagogik« (1924, 2. Auflage 1925)

Erschien Arthur Kronfeld bislang vorwiegend als methodenkritischer Denker, als Theoretiker, so zeigt ihn sein Psychotherapie-Buch von einer anderen Seite: Hier sprach der praktisch tätige ärztliche Psychotherapeut, der zunächst Mitarbeiter des 1919 von Magnus Hirschfeld gegründeten »Instituts für Sexualwissenschaft« in Berlin war und sich später in eigener Praxis niederließ (▶ Kap. 2). Über die therapeutische Arbeit hinaus pflegte er den regelmäßigen fachlichen Austausch, hielt Seminare ab und publizierte. Gerade die Unterrichtstätigkeit motivierte ihn offenbar stark zur Vertiefung und Verschriftlichung seiner Positionen:

> »Anlass und Inhalt dieses Buches stammt aus den Kursen für Ärzte, die ich über Psychotherapie seit fünf Jahren abhalte. In fruchtbaren Diskussionen mit einem Kreise von Vertretern aller Einzeldisziplinen, deren Urteil an ihrer ärztlichen Praxis herangereift war, ergab sich immer dringlicher die Notwendigkeit einer systematischen Begründung und Darstellung psychotherapeutischer Aktivität, ihrer Ziele, ihrer Wege, ihrer Möglichkeiten und Grenzen, vor allem aber ihrer zielstrebigen Geschlossenheit im Sinne einer wissenschaftlich begründeten medizinischen Kunstlehre.« (Kronfeld 1925, S. V)[84]

Trotz seines stärker pragmatischen, auf die Integration der psychotherapeutischen Perspektive in die medizinische Grundversorgung ausgerichteten Charakters lässt auch dieses Werk durch die Verwendung von Begriffen wie »systematische Begründung« oder »zielstrebige Geschlossenheit« Kronfelds Leitmotiv klar erkennen. Mit seinem Interesse an ärztlicher Psychotherapie stand er keineswegs allein:

> »Das Erscheinen der ersten Auflage dieses Buches traf mit der Ausbreitung einer eigenartigen und bedeutsamen Strömung in der Medizin zusammen, die sich innerhalb und außerhalb der ärztlichen Fachkreise mit überraschender Kraft ihre Bahn brach: mit der ›psychotherapeutischen Richtung‹, mit der allgemeinen Neigung, den seelischen Faktoren im Krankheitsgeschehen, Krankheitserleben und im Heilen ein besonderes Gewicht zu verleihen.« (Kronfeld 1925, S. VII)

---

84 Mit diesem Satz beginnt das Vorwort der Erstauflage von 1924. Kronfeld zitiert dieses frühere Vorwort in der hier gegenständlichen zweiten Auflage vollständig, so dass als Jahreszahl 1925 angegeben wird.

Kronfeld begrüßte diese personzentrierte Ausrichtung, die in der zeitgenössischen Literatur sowohl von Protagonisten wie von Kritikern »neue Psychiatrie« genannt wurde (Storch 1927), betonte aber die unveränderte Bedeutung einer konsequenten Methodenkritik:

> »Es soll hier nur angedeutet sein, um wieviel näher dieser geistigen Gesamtrichtung der Gegenwart die spezifisch-ärztliche Einstellung: auf Prognose und Helfertum – steht, als irgendeine philosophisch-kontemplative. Daher rührt es, wenn ungezwungen das psychologische Forschen sich ärztlich färbt, charakterologische und pädagogische Gewinne zeitigt, – und wenn andererseits das ärztliche Denken immer mehr die Persönlichkeitsfaktoren und das Psychische in sich aufnimmt und therapeutisch fruchtbar macht. Fast schwingt das Pendel schon zu stark und gewaltsam aus; schon muss die ärztliche Wissenschaft vereinzelt zu Vorsicht und Besonnenheit mahnen.« (Kronfeld 1925, S. VIII)

Kronfeld maß der therapeutischen Beziehung,, der Vertrauensbasis zwischen Patient/-in und Behandler/-in, entscheidendes Gewicht bei. Zudem betonte er, wie wertvoll der sorgfältige Einbezug biographischer und persönlichkeitsgebundener Faktoren in die psychotherapeutische Arbeit sei. Mehrfach bezog er sich auf die zeitgenössischen Autoren Karl Birnbaum (1878–1950) sowie Ernst Kretschmer (1888–1964), die sich ihrerseits in vielbeachteten Schriften für einen mehrdimensionalen Zugang zur Psyche ausgesprochen hatten[85] [86].

Kronfeld, in gewohnter Prägnanz, warnte vor einer Verflachung der Psychotherapie, sollte das Ziel einer weiten Perspektive nicht ernst genommen werden. Es komme darauf an,

> »… beim Arzt die Voraussetzungen einer psychotherapeutischen Einstellung auf den Kranken zu erzielen. In bewusst einseitiger Betrachtung wird die Krankheitslehre zur Persönlichkeitslehre … Eine Psychotherapie ohne enge Beziehungen zu einer ärztlichen Charaktererfassung bleibt ein Repertorium äußerlicher Technizismen.« (Kronfeld 1925, S. V)[87]

In diesem Buch verlieh Kronfeld dem Begriff »Psychagogik« eine auffallend große Bedeutung, womit er sich in eine bereits bestehende Entwicklung einreihte. Allerdings unterließ er den Versuch einer prägnanten Definition, sondern umkreiste diesen Begriff pragmatisch. Das stellt uns heute vor die zweifache Schwierigkeit, dass »Psychagogik« in der aktuellen psychotherapeutischen Forschung kein etablierter Terminus ist, aber auch schon vor 100 Jahren keine eindeutige Bedeutung hatte[88].

---

85 Birnbaums Werk ist eng mit dem Begriff »Strukturanalyse«, dasjenige Kretschmers mit »mehrdimensionaler Psychiatrie« verknüpft, wobei bei Letzterem noch das besondere Interesse an der Korrelation zwischen Körperbau und psychischen Eigenschaften hinzutritt (Arigoni 2020, Birnbaum 1923, Kretschmer 1921).

86 Ernst Kretschmers Sohn Wolfgang Kretschmer (1918–1994), ebenfalls Psychiater und Psychotherapeut, gehörte zu den wenigen Fachvertretern, die in der 2. Hälfte des 20. Jahrhunderts die Erinnerung an Arthur Kronfeld wachhielten (Kretschmer 1987). Kronfeld pflegte einen Briefwechsel mit Ernst Kretschmer und stand der Familie offenbar nahe.

87 Auch dieser Satz stammt aus dem Vorwort der Erstauflage von 1924, das von Kronfeld aber 1925 vollständig zitiert wird.

88 Seit dem letzten Drittel des 19. Jahrhunderts wurde »Psychagogik« meist im Sinne einer aktiv beratenden und anleitenden Haltung verstanden, so auch bei Kronfeld. Anwendungsgebiete der »Psychagogik« waren neben der Psychotherapie (speziell psychoanalyti-

Gleichwohl geben Kronfelds Texte implizit klare Antworten, worin er die wesentlichen Wirkfaktoren einer psychagogisch arbeitenden Psychotherapie sah. Im Kern zielte er ab auf eine Verbindung von hermeneutischen, oft der Psychoanalyse entlehnten Elementen mit einer aktiven, auf die konkrete Lebensrealität des/der Patienten/in bezogenen Rolle der Fachperson. Diese markante Aufwertung der unmittelbaren und zielgerichteten ärztlichen Präsenz stand in gewollt scharfem Kontrast zur »Abstinenz« des/der Therapeuten/in, wie sie die psychoanalytische Lehre forderte:

> »Die Mittel, die dem Arzt gegeben sind, den Zustand seiner Kranken seelisch zu beeinflussen, sind keine anderen als diejenigen, durch die überhaupt ein Mensch auf einen anderen seelisch zu wirken vermag. Was sie von ihnen unterscheidet, ist lediglich die zielgerichtete Art ihrer Anwendung und die Konzentriertheit, mit der sie ... ins Spiel gebracht werden. Der eigentliche psychotherapeutisch wirksame Faktor liegt in der Art, wie der Kranke seinen Arzt erlebt und die von diesem ausgehenden Stellungnahmen zur eigenen Persönlichkeit verarbeitet. Dies Erleben zur höchsten Intensität zu gestalten und zur Zielsetzung und Zielerreichung für den Kranken wirksam zu machen, ist die psychotherapeutische Kunst.« (Kronfeld 1925, S. 133)

Die Technik, um derart starke Impulse zu setzen, sei eine suggestive:

> »Suggestion und Hypnose sind die Verfahrensweisen, mit welchen der Arzt diesen Einstellungen des Kranken entgegenkommt, und durch welche er sie zugleich so steigert, dass die von ihm ausgehenden Einflüsse die gleiche affektive Gestaltungskraft aufweisen, wie sie die pathogenen und pathoplastischen Momente seelischer Art in der Gestaltung des Leidenszustandes besaßen.« (Kronfeld 1925, S. 138)

Für den in der Psychotherapie angestrebten Zugewinn an personaler Autonomie, an Erlebens- und Handlungsfähigkeit, verwandte Kronfeld häufig den Begriff des »Stärkerseins«:

> »Die Psychotherapie braucht vielleicht gar kein letztes objektives Ziel, wenn sie sich dieser ärztlichen Bindung bewusst und auf den jeweiligen konkreten Einzelfall eingestellt ist. Man kann in jedem Menschen, er leide oder er leide nicht, er sei seelisch ausgeglichen oder unausgeglichen, er sei sich seiner Besonderheit bewusst oder nicht, die Idee eines ›Stärkerseins‹ erwecken.« (Kronfeld 1925, S. 130)

Was aber bedeutete dieses »Stärkersein« konkret?

> »Stärkersein, d. h. freier sein: dem Leiden gegenüber, den Aufgaben gegenüber, die Leben und Gemeinschaft konkret stellen, dem Verzicht und der Beschränkung gegenüber Gefühlsabstand haben, Sicherheits- und Überlegenheitsgefühl; Stellung außerhalb und jenseits der wirklichen Beziehungen einnehmen können, in denen man als Geschöpf, Spielball und Opfer verstrickt war. ... Zugleich aber heißt Stärkersein in hohem Maße: sich selbst gegenüber erhöht verantwortlich sein, die Verantwortung für das eigene Ich ungebeugt, sicher und freien Blickes zu erkennen und auf sich zu nehmen. ...
> Natürlich genügt es nicht, etwa jedem psychotherapeutisch zu Behandelnden einfach diese Forderung zu stellen; es kommt vielmehr darauf an, sie mit oder ohne Wissen des Bewusstseins des zu Behandelnden in seinem seelischen und sozialen Leben zu realisieren, und zwar in der ganzen Fülle und Mannigfaltigkeit jedes gelebten Einzellebens. Die psychologische Kunst besteht gerade darin, jeden einzelnen in seiner Weise zur Verwirklichung dieses Stärkerseins fähig zu machen.« (Kronfeld 1925, S. 131/132)

---

scher Provenienz) die Pädagogik, die Erwachsenenbildung und verschiedene Formen der Lebensbegleitung (heute: »Coaching«).

Gegen Ende des Buches findet sich die pointierteste Formulierung zur Psychagogik, obwohl der Begriff selbst gar nicht genannt wird:

> »Solange der Mensch *bildsam* ist, d. h. noch eine äußere Ansprechbarkeit in Bezug auf die in ihm liegenden unentwickelt gebliebenen seelischen Voraussetzungen besitzt, so lange können entscheidende äußere Erlebnisse ihn noch umbilden. Es wird sich darum handeln, das Erleben des Arztes im Leidenden zu einem solchen entscheidenden Umbildungsfaktor zu gestalten.« (Kronfeld 1925, S. 275; Hervorhebung im Original)

Arzt und Ärztin seien aufgefordert, sich ihrer Bedeutung als mächtiges therapeutisches Agens bewusst zu werden und ihre Interventionen gezielt auf das erkrankte Individuum auszurichten. Dessen Selbstwertgefühl und Selbstwirksamkeit sollten gestärkt sowie hemmende Faktoren erkannt und bewusst gemacht werden. Diese Erkenntnisse seien – als genuiner Teil der Therapie, nicht »neben« ihr – in der jeweiligen sozialen Realität der betroffenen Person einer Bewährungsprobe zu unterziehen. Alle Ansätze, die diesen Zielen dienten, subsumierte Kronfeld unter dem Oberbegriff »Psychagogik«[89].

Betrachtet man Kronfelds spätestens seit Mitte der 1920-er Jahre vertretene Auffassung von Psychotherapie, so drängt sich ein Einwand auf: Wie, so ist zu fragen, kann eine tragfähige Balance hergestellt werden zwischen zwei entscheidenden Faktoren: zum einen dem Ziel, die Freiheitsgrade der behandelten Person zu vergrößern, zum anderen dem prägenden, um nicht zu sagen dominanten Einfluss von Persönlichkeit und Verhalten des/der Therapeuten/in? Kronfeld selbst hat, soweit ich sehe, dieses Spannungsfeld nicht detailliert erörtert (▶ Kap. 8).

Eingebettet in seine psychagogische Perspektive ging Kronfeld erneut eingehend auf Sigmund Freud und dessen Schule ein. Die Psychoanalyse war und blieb für ihn ein wesentlicher Referenzpunkt, ja eine nachhaltige Provokation, die ihn zu wiederholten Stellungnahmen herausforderte. In seinem Psychotherapiebuch gelangte er allerdings zu einer markant positiveren Haltung als in früheren Schriften. Wegen der Bedeutung für das Verständnis seines Gesamtwerkes werden drei Positionen, die Kronfelds Sicht auf die Psychoanalyse nun prägen, textbasiert herausgearbeitet:

(1) Die akademische Psychiatrie habe die Psychoanalyse zu Unrecht ignoriert, denn sie verdanke ihr wesentliche Einsichten:

> »Ehrlicherweise muss überdies gesagt werden: ein Hauptgrund für den Erfolg der Psychoanalyse als ›der‹ Psychologie und als ›der‹ Psychotherapie liegt in der Sterilität und Lebensferne des traditionellen Akademismus, der gerade auf diesen Gebieten im Begriff war, alexandrinisch zu verdorren.« (Kronfeld 1925, S. 156)

Seine Kritik in dramatisch-bildhafte Formulierungen zu kleiden, war, wie schon mehrfach erkennbar wurde, ein von Kronfeld geschätztes Stilmittel.

Er spielte auf den tatsächlich ausgesprochen geistreichen und produktiven Diskurs zur Psychotherapie an, der in der Weimarer Zeit stattfand, wenn er die akademische Psychiatrie des frühen 20. Jahrhunderts gleichsam der Undankbarkeit bezichtigte:

---

89 Zwei Jahre später fasste Kronfeld seine Position in einem Handbuchbeitrag mit dem bezeichnenden Titel »Psychagogik oder psychotherapeutische Erziehungslehre« zusammen (Kronfeld 1927b).

> »Wenn in den letzten Jahren neues Leben auch hier erwacht ist, wenn charakterologische und dynamisch-psychologische Probleme begonnen haben, die Psychologie zu erfüllen und die registrierende Schematik der psychiatrischen Klinik zu beleben, so liegt das Verdienst in der bloßen Existenz der psychoanalytischen Bewegung ... Es ist zweifellos, daß mit der Psychoanalyse eine neue Ära im Verständnis der neurotischen und psychotischen Erlebens- und Reaktionsweisen einsetzte, und daß auch die Psychiatrie von diesem Verständnis Gewinn gezogen hat. Insofern ist die Psychoanalyse ein außerordentlicher Fortschritt unserer Wissenschaft – weniger vielleicht in den durch sie vermittelten Erkenntnissen ... als vielmehr in ihren Gesichtspunkten und Einstellungen auf das menschliche Seelenleben.« (Kronfeld 1925, S. 156)

(2) Die Psychoanalyse habe ihren Zuständigkeitsbereich massiv und unkritisch ausgeweitet.

Hier wurde Kronfeld erneut sehr deutlich in seiner Kritik an der Psychoanalyse. Weit jenseits ihrer eigentlichen Domänen der Psychopathologie und Psychotherapie.

> »... vermeint sie die Psychologie von Kunst und Religion, Mythos und Wissenschaft, Einzelmensch und Gemeinschaft zu konstituieren – und mehr als das, aus dieser Psychologie auch die immanenten Normen der Erkenntnis, der seelischen, ethischen und sozialen Ordnung fundieren zu können. Sie ist Weltanschauung geworden, in Gestalt eines psychologistischen Relativismus, eines phylogenetischen Seelenmaterialismus, und zwar eines solchen, der sich zu seiner Grundlegung nicht auf rationelle Argumentation[90] beruft, sondern auf die Tiefenschichten des Seelischen, denen beim Nichtanalysierten der Zutritt ins Bewusstsein gesperrt ist. Hier liegt der methodische Scheingrund einer neuen Esoterik, deren größtes Unglück es ist, daß ihre letzten weltanschaulichen Statuierungen von einer bis zur Harmlosigkeit gehenden Trivialität sind.« (Kronfeld 1925, S. 156/157)

(3) Die Psychoanalyse vernachlässige die praktische Umsetzung der in der Therapie erarbeiteten Einsichten im Alltag.

Im jetzigen Kontext besonders gewichtig ist Kronfelds Einwand, die psychoanalytische Therapie schaffe zwar die Grundlagen für eine autonomieorientierte Weiterentwicklung des/der Patienten/in, bleibe aber einem statischen Interpretieren verhaftet. Sie höre gleichsam zu früh auf. Dies, so Kronfeld, sei auf die Eigenart der Therapeutenrolle in der Psychoanalyse zurückzuführen, eine Rolle, die sich – hier blieb er kompromisslos – grundsätzlich unterscheide von derjenigen des eigenen psychagogischen Ansatzes. Die Grenzen der Psychoanalyse

> »... liegen in der Passivität des Arztes gegenüber dem zu erreichenden Ziele. Es ist nicht richtig, daß ein Konflikt aufhört zu bestehen, daß ein Komplex nicht mehr wirkt, daß ein Leidenszustand vergeht – und gerade dann, wenn er objektivierte habituelle Form angenommen hat –, wenn der Arzt nicht mehr tut, als dem Leidenden zur Selbsterkenntnis zu verhelfen. Der Arzt muß den Sinn des Leidens für den Leidenden zerbrechen; er muß die teleologische Tendenz des Symptoms überwinden – sowohl objektiv als auch für das Erleben des Leidenden, indem er ihm den ›Krankheitsgewinn‹ entreißt. Er muß den Kranken über sich selbst hinausweisen, ihm eine seelische und geistige Zukunft ermöglichen, in welcher der Leidende die Idee oder Fiktion des ›Stärkerseins‹ realisiert. Freud hat dies früh erkannt. Und er hat die Herausführung aus dem Leiden, sobald der Konflikt an seinen Wurzeln aufgegraben wurde, der ärztlichen Suggestion anheimgestellt. Aber er hat niemals den

---

90 Hier spielt Kronfeld auf seine neukantianische Überzeugung an, wonach jede Wissenschaft als Grundlage »rationeller Argumentation« bedürfe und nicht bloßer Spekulation (▶ Kap. 4 und ▶ Kap. 5).

Inhalt dieser angeblichen Suggestion formuliert.« (Kronfeld 1925, S. 279; Hervorhebung im Original)

Genau hier, bei der Hinführung des/der Patienten/in zur Anwendung des in der Psychotherapie Erarbeiteten im Alltag, sah Kronfeld eine Kernaufgabe seiner »Psychagogik«. Psychoanalytische Elemente dürften, ja sollten dabei eine wichtige Rolle spielen, allerdings in dem erläuterten, deutlich eingeschränkten Sinn. Wie wichtig Kronfeld dieser Aspekt war, geht aus seiner nachfolgenden Empfehlung an den Bereich der ärztlichen Grundversorgung hervor, also an praktische Ärztinnen und Ärzte. Das Zitat belegt erneut die paternalistische Diktion, die sich in den 1920er-Jahren in Kronfelds Texten zur Psychotherapie weitgehend durchsetzte:

> »Wie soll sich der praktische Arzt zur psychotherapeutischen Anwendung der Psychoanalyse stellen? Es wird nicht dazu zu raten sein, methodisch streng gebundene Analysen im Sinne der Schule durchzuführen: dazu fehlt es in der Regel an Zeit und an den Voraussetzungen im Arzt selber. Es ist aber außerordentlich empfehlenswert und bei allen komplizierteren Charakteren, besonders in der noch bildsamen Jugend, sogar notwendig gefordert, an die therapeutischen Fühlungnahmen, so wie wir sie früher geschildert haben, ... den Versuch einer Psychoanalyse in einem freieren Sinne anzuschließen. ... Diese Analyse ... soll mindestens so weit führen, daß der Arzt das Bild des inneren Zusammenhanges der Dispositionen und des Erlebens von der frühen Kindheit an erhält und dem Leidenden verdeutlichen kann.« (Kronfeld 1925, S. 177)

Dass ein derart markanter Eingriff in grundlegende Prozeduren der psychoanalytischen Behandlung, wie ihn Kronfeld hier forderte, bei orthodoxen Vertretern der Lehre als Provokation erlebt wurde und entsprechende Kritik nach sich zog, ist nachvollziehbar.

Doch zurück zu Kronfelds »psychagogischem« Ansatz, dessen paternalistischer Tenor skeptische Reaktionen hervorrufen musste: Birgt nicht die exponierte Position, die er dem/der Psychotherapeuten/in zuwies, die Risiken, dass sich die Therapeutenrolle unversehens in eine »Lehrerrolle« verwandelt und es zum eigentlichen Zweck der Psychotherapie wird, die betroffene Person an ihre jeweiligen Lebensumstände anzupassen, ohne Letztere auch nur im Ansatz kritisch zu hinterfragen? Einwände dieser Art haben Gewicht, wenn es um eine personzentrierte Psychotherapie geht. Kronfeld musste sie antizipiert haben, denn er stellte sich ihnen vorab entgegen, unaufgefordert zwar, aber energisch. Er erklärte wiederholt, wie im folgenden Zitat, den Zuwachs an personaler Autonomie und *nicht* eine Anpassungsleistung zum Hauptziel jeder Psychotherapie:

> »Ferner objektiviert der Kranke in der Aussprache seinen Zustand, d. h. er stellt sich ihm gegenüber, er löst ihn aus sich heraus, und dadurch tritt eine Art inneren Freiwerdens gegenüber dem vorigen Zustand ein.« (Kronfeld 1925, S. 137)

Dass für ihn die Dimension der Freiheit klar höher zu gewichten war als diejenige der Anpassung, machte er auch mit dem Hinweis auf politische Konnotationen deutlich:

> »Würde man Ernst machen mit dem Gedanken, daß es ärztliche Aufgabe sei, jeden einzelnen Menschen unter allen Umständen restlos in die Forderungen und Bedingungen der konkreten Sozialität hineinzupressen, so wäre dies nur um den Preis des Verzichts auf die individuelle seelische Persönlichkeit jedes einzelnen möglich. Es würde eine große schematische Domestikation geben, ein Mensch würde aussehen wie der andere; der Amei-

senhaufen wäre das getreuste Bild einer derartigen Zielsetzung, die schon Nietzsche im Zarathustra, da wo er vom letzten Menschen redet, bitter verspottet hat.« (Kronfeld 1925, S. 125)

Anders, aber noch schärfer formuliert:

»Der Arzt, und insbesondere der Psychotherapeut, ist nicht der kritiklose Büttel der sozialen Institutionen und Normen. Der Wert des Menschen mag auch in seinen Fähigkeiten zur Anpassung an diese anklingen: sein Grund aber, sein Fundament – dasjenige, welches jedem Menschen seine eigene Würde gibt, dies liegt nicht in der Einfügung des einzelnen in diese sozialen Bedingungen.« (Kronfeld 1925, S. 125)

Es reflektiert Kronfelds ausgeprägtes Gespür für gesellschaftliche Zusammenhänge, wenn er, sofern bestimmte Umstände gegeben seien, sogar den Primat der politischen Perspektive fordert. Veränderten sich die Lebensverhältnisse eines Gemeinwesens zum Ungünstigen, so lägen

»... die Gründe hierfür ... keineswegs in den Menschen; sie liegen in ökonomischen und sozialen Situationen und Kräften. ... Wir halten nicht ... den Einzelnen, der sich den Lebensschwierigkeiten nicht gewachsen fühlt, für verbesserungsbedürftig, als vielmehr die sozialen und ökonomischen Zustände, unter denen diese Schwierigkeiten so überhand nehmen: Die politische Einstellung tritt anstelle der ärztlichen.« (Kronfeld 1925, S. 125)

Arthur Kronfelds gleichsam zweigeteiltes Selbstverständnis als Theoretiker der Psychiatrie einerseits und in der Patientenversorgung engagierter Pragmatiker andererseits wird uns noch wiederholt begegnen. Ein wenig schien er mit den Facetten seiner beruflichen Identität sogar zu kokettieren: In der Therapeutenrolle etwa konnte er durchaus eine süffisante Distanz erkennen lassen zu der sonst von ihm eingeforderten philosophischen Strenge. So klingen seine Ausführungen zum Konzept des »Ich« – *der* Klassiker der Philosophie des 18. und 19. Jahrhunderts – geradezu salopp, vergleicht man sie mit dem formal durchkomponierten Abstraktionsniveau im »Wesen der psychiatrischen Erkenntnis« von 1920:

»Das Gesamtbild aus dem allen ist: wir wissen – auf eine hier nicht zu untersuchende unmittelbare Weise – von unserem Ich als dem innersten Zentrum unseres Seins, in welchem leibliche und seelische Regungen sich vereinen. Es bleibt sich, in allem unaufhörlichen Wechsel seiner Zustände, doch im Wesen gleich; – da herrscht eine einfach hinzunehmende Identität des Ich. Dem Ich ist alles gegeben, was wir Erscheinung nennen; es ist ihm gegeben durch eine Reihe potentieller seelischer Kräfte, Funktionen des Ich, durch deren Vollzug dem Ich Erscheinung und Erleben gestaltet und bestimmt wird.« (Kronfeld 1925, S. 9)

Auf die 1920 noch umfassend abgewogene Differenz zwischen dem kantischen »transzendentalen Ich« als formaler Voraussetzung für jedes Erkennen einerseits sowie dem Erleben und Denken des »empirischen Ich«, also des konkreten Individuums, ging Kronfeld nun gar nicht mehr ein. Fast schon burschikos wirkt sein jetziger Umgang mit der Leib-Seele-Frage:

»Es ist dabei nicht beabsichtigt, die tiefe Frage des Zusammenhangs von Leib und Seele in ihrer Grundsätzlichkeit auch nur zu streifen. Ob ein Parallelismus, ob eine Wechselwirkung besteht, diese Entscheidung überlassen wir den Philosophen ... Die Beziehung des seelischen Lebens zum Gehirn nehmen wir als allgemeine Voraussetzung vorweg; und mit ihr werden wir für die besonderen Aufgaben der Charakterologie und der Psychotherapie nicht gerade viel anfangen können. Natürlich muß der Psychotherapeut imstande sein, die psychischen Folgen organischer Gehirnveränderungen sorgsam von den psychogenen Seelenstörungen und den sogenannten funktionellen Symptomen abzugrenzen, um nicht in gröbste therapeutische Fehler zu verfallen. Indessen greift, wie wir immer mehr erkennen, selbst in den organischen Psychosen und den diffusen und den lokalisierbaren Defektzuständen seelisch-reaktives Geschehen sehr tief und im einzelnen Falle oft kaum isolierbar in die Textur der organischen Grundstörung ein und verwebt sich mit ihr zum Teppich der manifesten Symptome: sucht man seine Fäden herauszulösen, so bleibt oft kein psychologisch-fassbares Gebilde übrig. Und auch die organische Störung selber besteht keineswegs immer in umschriebenen ›Ausfällen‹, sondern viel häufiger darin, dass latente Dispositionen der Tiefenschicht ans Tageslicht gerissen werden und symptomebildend wirken. Die Beziehung des Psychischen zum Hirn nutzt uns grundsätzlich wenig, und praktisch noch weniger.« (Kronfeld 1925, S. 27)

Es erstaunt, wie derselbe Autor, der sich wenige Jahre zuvor als Vertreter einer abstrakten und komplexen neukantianischen Philosophie exponiert hatte, nunmehr frühere erkenntnistheoretische Positionen zwar nicht grundsätzlich einschränkte oder gar widerrief, wohl aber deren Relevanz für die psychiatrische Behandlungspraxis als gering einstufte. Er ging auf diese Diskrepanz allerdings nicht ausführlich ein. Gleiches gilt für das bereits erwähnte beträchtliche Spannungsfeld zwischen den paternalistischen Elementen seiner »Psychagogik« und der – speziell in seinen letzten Texten vor der Emigration – dezidiert existenzphilosophischen Hervorhebung der personalen Autonomie, der »Freiheit«, als eigentliches Therapieziel.

Die Frage, warum eine solche Zurückhaltung gerade bei einem Denker wie Kronfeld anzutreffen ist, der die lebhafte Debatte so schätzte, bleibt offen. Einiges spricht dafür, dass Kronfeld, wie bereits erwähnt, lange davon ausgegangen war, seinen 1920 im »Wesen der psychiatrischen Erkenntnis« errichteten theoretischen Rahmen in zwei Folgebänden weiterzuentwickeln und stärker an die klinisch-psychopathologische und psychotherapeutische Ebene heranzuführen. Dazu kam es aus bekanntem Grund aber nicht.

6.3 Nochmals Kronfeld und Freud: »Der Sinn des Leidens. Das Wesen des Menschen und die Theorien der Neurose« (1931)

Der schweizerisch-amerikanische Medizinhistoriker Henry E. Sigerist (1891–1957) veranstaltete im Wintersemester 1930/31 an seinem damaligen Arbeitsort, der Universität Leipzig, eine Vortragsreihe, die sich Sigmund Freuds kurz zuvor veröffentlichtem, von Beginn an heftig umstrittenem Buch »Das Unbehagen in der Kultur« (Freud 1930) widmete. Arthur Kronfeld war unter den Vortragenden – und befand sich in prominenter Gesellschaft: Auf der Liste standen psychiatrie- und sozialgeschichtlich so markante Persönlichkeiten wie der Nervenarzt und Psychotherapeut Ernst Jolowicz (1882–1958) (Bornemann und Steinberg 2022), der Wirtschafts- und Sozialwissenschaftler Eduard Heimann (1889–1967), die (Neo-)Psychoanalytikerin Karen Horney (1885–1952) sowie der Biologe und Philosoph Hans

Driesch (1867–1941). Als zeitgeschichtliche Notiz sei angemerkt, dass die Mehrheit der an Organisation und Durchführung dieser Vorlesungsreihe beteiligten Personen wenige Jahre später Deutschland auf der Flucht vor den Nationalsozialisten verlassen musste.

Die Vorträge wurden 1931 publiziert. Kronfeld sprach in seinem Beitrag – wie so oft – ein ganzes Bündel komplexer, untereinander verwobener Themen an. Zwei von ihnen greife ich heraus, fügen sie sich doch nahtlos ein in die in diesem Kapitel diskutierte Entwicklung seines Verständnisses von Psychotherapie: Kronfelds Reaktion auf Freuds Text sowie seine daraus abgeleiteten Kommentare zu zeitgenössischen Variationen psychoanalytischen Denkens, wie sie Carl Gustav Jung (1875–1961) und Alfred Adler (1870–1937) vertraten.

Kronfelds im Tenor meist wohlwollende, wenn auch deutliche und nachhaltige Ambivalenz gegenüber der Psychoanalyse kam bereits zur Sprache. Jetzt, 1931, schlug das Pendel erneut in Richtung Kritik aus, und zwar vehement. Es spricht für Kronfelds wissenschaftliche Ernsthaftigkeit, dass er es gleichwohl auch hier nicht unterließ, auf die wertvollen Beiträge der Psychoanalyse zur Entwicklung psychiatrischen Denkens hinzuweisen. Die, wie er es sah, anmaßende Ausweitung ihres Geltungsbereiches auf gesellschaftliche, kulturelle und weltanschaulich-religiöse Bereiche empfand er nun als unerträgliche Provokation, die er mit entsprechender Schärfe kritisierte:

> »Der Mensch, der in unserer gegenwärtigen abendländischen Kultur aufgewachsen ist – gleichviel ob er sie bejaht oder verändern will –, wird keine der Schriften Freuds mit solch heftigem, bis zur Erschütterung gehendem Widerstand lesen wie seine letzte vom ›Unbehagen in der Kultur‹. ... Hier aber ... handelt es sich nicht mehr ausschließlich um die Entdeckung psychischer Tatsachen und deren Diskussion. Es handelt sich vielmehr um letzte Wertungen, Stellungnahmen und Entscheidungen gegenüber dem Wesen des Menschen, gegenüber dem Wesen der Kultur und gegenüber dem geistigen Teil des Menschen, wie dieser sich in den schöpferischen Gestaltungen niederschlägt, die wir Wissenschaft, Kunst, Religion, Sittlichkeit nennen. Sie alle werden als uneigentlich entlarvt: als Verkleidungen des Triebhaften, als Fluchtversuche und Scheinrettungen vor Kräften, die dennoch unerbittlich walten.« (Kronfeld 1931, S. 34/35)

Kronfeld griff insbesondere Freuds aus seiner Sicht viel zu kurz greifendes Verständnis von Leiden und Angst an. Bezüglich des Leidens sprach er von »dem großen und trivialen Mißverstehen Freuds diesem tiefsten Phänomen der Menschheit gegenüber« (Kronfeld 1931, S. 48). Die Angst, ebenfalls ein Kernbestandteil der *conditio humana*, habe Freud lediglich als Warnsignal vor Gefahren interpretiert. Kronfeld setzte dem eine Position entgegen, die – typisch für sein vor der Emigration publiziertes Spätwerk – ganz im Tenor der seinerzeit zügig an Einfluss gewinnenden Existenzphilosophie gehalten war:

> »Es zeigt sich, daß in beiden Fällen, in dem des Leidens und in dem der Angst, Freud vor dem Problem des Todes und seiner eigentlichen Bedeutung und Sinngebung ins bloß Biologische ausweicht. Auch hier übersieht er, daß die eigentlich betroffene Instanz jenes Geistige im Menschen ist, das durch die Situation der Todesnähe herausgefordert, das mit dem Nichts konfrontiert wird – in einer elementaren Kontradiktorik. Die Angst ist die Geburt der Selbstheit, des Geistes im Menschen, die Angst der vorauseilende Tod, das

vorauseilende Nichts – nämlich die vorweggenommene Idee des Verlustes der Selbstheit. Zwischen Angst und Selbstheit lebt der wirkliche Mensch.« (Kronfeld 1931, S. 50)[91]

Seine Kritik kulminierte schließlich in dem Vorwurf, die Psychoanalyse reduziere den Menschen auf eine psychologisch-mechanistische Ebene, erkläre ihn zu einem reinen »Naturwesen« und rede so einem unkritischen Biologismus das Wort. Die systematische Reflexion des Verhältnisses zwischen der naturhaft-biologischen und der personalen Dimension fehle in Freuds Lehre vollständig:

> »Aber Freud hat den Kampf schon aufgegeben, in dem Augenblick, wo er seine ungeistige Auffassung des Leidens vor der Instanz des Geistes zu rechtfertigen unternahm.« (Kronfeld 1931, S. 51)

Es waren zwei frühere Schüler und spätere Kritiker Freuds, Carl Gustav Jung (1875–1961) und Alfred Adler (1870–1937), mit denen sich Kronfeld über Jahre intensiv auseinandergesetzt hatte. Jetzt, in seinem Vortrag von 1931, brachte er seine eigene Position auf den Punkt. In der für ihn typischen Weise kommentierte er beide Autoren abwägend, aber im Kern kritisch, wobei die Kritik an Adler stets bedeutend milder ausfiel als diejenige an Jung. Letzterer habe sich zwar in seinen Arbeiten zu »Dispositionen des kollektiven Unbewussten« sowie zu »Frühformen des Geistes« aus der Umklammerung durch die Freudsche Orthodoxie gelöst und sei so zu einer »Stammesgeschichte des Seelenlebens« gelangt, doch habe diese Erweiterung des psychoanalytischen Erkenntnishorizontes das für Kronfeld zunehmend in den Mittelpunkt rückende »Problem der Person«« nicht lösen können (Kronfeld 1931, S. 53/54, 56).

Erst Alfred Adler sei, von der Psychoanalyse ausgehend, eine »Überwindung des Naturalismus« (Kronfeld 1931, S. 57) gelungen. Er habe den Blick auf die Zwecksetzungen, die Sinngebungen im Leben der einzelnen Person gerichtet, ein in Kronfelds Augen entscheidender Schritt zu einer wahrhaft personzentrierten Psychotherapie:

> »Er hat nämlich seine Auffassung der Neurosen um den fundamentalen Tatbestand herum gruppiert, daß der Mensch ›Ich‹ zu sich sagt, daß er ein Selbst hat, und daß dies kein biologischer oder genetischer Zufall ist, sondern sein eigentliches Wesen ausmacht.« (Kronfeld 1931, S. 57)

Aber auch diese konstruktive Sichtweise sei, so Kronfeld, noch nicht zu Ende gedacht. Adler beschreibe zwar über Freud und Jung hinaus wesentliche *formale Kriterien* dessen, was eine Person und ihre Beziehung zur Lebenswelt ausmache, äußere sich aber in keiner Weise über *konkrete Inhalte* dieser Kriterien, über Werthaltungen etwa, die in psychotherapeutischen Prozessen oft eine tragende Rolle spielten.

Bei aller Kritik fand Kronfeld zu einem für seine Verhältnisse versöhnlichen, die Vision einer zukünftigen multipolaren Psychotherapie skizzierenden Abschluss. Es brauche eine fundamentale Anthropologie, die am Entstehen sei und an der er selbst

---

91 Diese Passage erinnert stark an Kronfelds Formulierungen in den »Perspektiven der Seelenheilkunde«, wo er, jedoch in klinischem Zusammenhang, bei beginnenden Psychosen eine tiefgreifende Störung der Intentionalität postulierte, die zur »Antizipation des Todes« führe (Kronfeld 1930, S. 359) (▶ Kap. 7).

mitwirke. Liege sie erst einmal ausgearbeitet vor, so betonte er mit Blick auf Freud, Jung und Adler,

> »... dann wird der Augenblick gekommen sein, wo die Lehren der drei großen Führer wieder miteinander vereinbar werden, wo die Gegensätze schwinden, wo keine Gefahr der Einseitigkeit und der aus ihr folgenden dialektischen Selbstaufhebung mehr besteht, und wo der Forschungsgewinn von jeder der drei Schulen schlackenlos und in Verbindung mit der Gesamtwissenschaft vom Menschen hervortreten wird.« (Kronfeld 1931, S. 60)

6.4 Eine Stoffsammlung und ein Manifest: Das »Lehrbuch der Charakterkunde« (1932) und der Vortrag über Kierkegaard (1932, veröffentlicht 1935)

Das »Lehrbuch der Charakterkunde« sei, wie Kronfeld im Vorwort anmerkte, auf Anregung des Berliner Julius Springer-Verlags entstanden. Es sollte der letzte große Text sein, den er vor seiner Flucht vor den Nationalsozialisten veröffentlichen konnte. Das Buch hat einen referierenden, fast aufzählenden Charakter, etwa wenn zahlreiche historische und zeitgenössische Auffassungen zum Begriff des Charakters dargestellt werden. In unserem Kontext des diskursiven Ringens um die wissenschaftliche Identität der Psychiatrie erlangt dies allerdings keine tragende Bedeutung, weshalb auf eine detaillierte Analyse verzichtet wird.

Entscheidend ist hingegen der Fokus des nun von Kronfeld vertretenen Menschenbildes. Bereits in anderen Arbeiten aus den späten 1920er-Jahren konzeptuell vorbereitet, erreichte seine auf existenzphilosophische Prämissen verweisende Position hier ein neues Niveau von Dezidiertheit, ja Apodiktizität:

> »Der Mensch lebt: alles an dieser Auseinandersetzung ist einmalig, ist nur-so-wie-es-ist; ist nur lebensgeschichtlich erfaßbar – und ist sinnvoll-notwendig in eben diesem lebensgeschichtlichen Gange und seiner Erfaßbarkeit. ... Charakter ist die Selbstheit der existentiellen Person, bestimmt an ihrer lebensgeschichtlichen Wirklichkeit.« (Kronfeld 1932, S. 49)

Ausführlich ging Kronfeld – wie in dem noch zu diskutierenden Vortrag über Kierkegaard – auf Alfred Adler ein. Die Essenz von dessen »Individualpsychologie« betrachtete er kritisch-wohlwollend:

> »Adler hat keine systematische Charakterkunde entwickelt, sondern nur einen Schlüssel zu ihr gegeben.« (Kronfeld 1932, S. 442)

Das Werk Søren Kierkegaards wurde anfangs des 20. Jahrhunderts gleichsam wiederentdeckt. Dies geschah im Kontext der auch für Kronfeld zentralen, facettenreichen Debatte zu den Überlappungsbereichen von Psychiatrie, Psychologie, Philosophie und Gesellschaftswissenschaften. Kronfeld nahm, wie Karl Jaspers, in seinem Werk wiederholt auf Kierkegaard Bezug. Dabei sei es, wie er betonte, keineswegs nötig, die dezidiert, ja radikal christliche Perspektive Kierkegaards zu übernehmen, um dessen signifikanten Beitrag zur Grundlegung einer personzentrierten Psychologie erkennen zu können. Insbesondere hob Kronfeld in einem Vortrag aus dem Jahre 1932, der erst drei Jahre später veröffentlicht wurde, die Bedeutung der »Selbstheit« bei Kierkegaard hervor:

> »Diese Bestimmung menschlicher Existenz durch die Selbstheit ist tiefer und für die Psychologie der Person grundlegender als alle sonstigen Bestimmungsstücke, welche wir in ihrer dialektischen Antinomik durchschaut haben. Weder die Einheit noch die Ganzheit noch die Struktur oder Gestalt vermögen die Wirklichkeit der einzelnen Person wesensmässig mit solcher letzten und adäquaten Prägnanz zu bezeichnen, wie Kierkegaards Begriff der Selbstheit.« (Kronfeld 1935, S. 148)

Für einen Autor wie Kronfeld, der sich über Jahrzehnte intensiv mit genau diesen Begriffen der Ganzheit, Struktur und Gestalt auseinandergesetzt hatte, war dies eine bemerkenswerte Aussage. Er ging sogar noch einen Schritt weiter, indem er erklärte, dass »die Selbstheit der existierenden einzelnen Person die Grundaufgabe unserer Wissenschaft ist und bleibt.« (Kronfeld 1935, S. 155) In nahezu wörtlich übernommener Kierkegaardscher Diktion gelangte er zu dem Schluss,

> »… dass die Fundamente und Voraussetzungen personaler Existenz in psychischer Hinsicht nicht bloss den Organismus und die Gemeinschaft einschliessen, sondern zutiefst die Teilhabe am Geist, durch welche Schuld und Freiheit, Angst und Verzweiflung ebenso in die menschliche Existenz ihren Einzug halten, wie die Herrschaft von Erkenntnis und Tat.« (Kronfeld 1935, S. 155)

Hier ist man erneut versucht, Kronfeld mit der Frage zu konfrontieren, wie diese existentielle Aufwertung der selbstverantwortlich handelnden, im kantischen Sinn freien Person zu vereinbaren sei mit dem strengen, auf gesetzliche Zusammenhänge des Psychischen ausgerichteten Neukantianismus im »Wesen der psychiatrischen Erkenntnis« von 1920. Es gibt, wie mehrfach erwähnt, eine Reihe relevanter konzeptueller Spannungsbögen, die Kronfeld selbst nicht mehr umfassend bearbeitet hat oder bearbeiten konnte. Dies ist einer davon.

Kronfelds jahrzehntelange Beschäftigung mit den Grundlagen der Psychotherapie umgriff einen Kosmos konkurrierender theoretischer Ansätze. Vor diesem umfassend rezipierten Hintergrund verlief sein eigener Denkweg: Ausgehend von einer in neukantianischer Schärfe gehaltenen Kritik an der Psychoanalyse 1912, die ebenso wie sein »Wesen«-Buch von 1920 stark auf formale wissenschaftstheoretische Aspekte fokussierte, erweiterte Kronfeld in den 1920er-Jahren mit wachsender persönlicher Erfahrung als Psychotherapeut und im Kontext eines starken sozialpolitischen Engagements seinen Horizont. Er formulierte eine »psychagogische«, die aktiv anleitende Rolle der Ärztin und des Arztes betonende Form von Psychotherapie. Diese ergänzte er durch einen dezidiert auf existenzphilosophischen Positionen beruhenden Personalismus, der die Autonomie, die »Freiheit«, der einzelnen Person in den Mittelpunkt stellte.[92] Schon in seinem 1930 vorgestellten person- und

---

92 Was dieses Aufeinanderprallen alter und neuer konzeptueller Ideen, etwa zur Natur schizophrener und affektiver Erkrankungen, für die Weiterentwicklung und zukünftige Praxis des Schizophreniebegriffs bedeuten könnte, ist Gegenstand der ▶ Kap. 3, ▶ Kap. 5 und ▶ Kap. 7.

existenzorientierten Konzept der Schizophrenie hatte Kronfeld dem Personbegriff eine entscheidende Rolle zugesprochen (▶ Kap. 7).

Parallelen zu Entwicklungen im 20. und frühen 21. Jahrhundert sind unverkennbar. Beispielhaft genannt seien die Carl Rogers' »Klientenzentrierter Gesprächstherapie« zugrunde liegende Haltung (Rogers 2009), das breit gefasste Konzept der »Achtsamkeit« (»Mindfulness«) (Germer et al. 2009) oder dessen konkrete therapeutische Anwendung in der »Akzeptanz- und Commitment-Therapie« (»Acceptance and Commitment Therapy«) (ACT) (Hayes und Lillis 2013). Weitere bedeutsame Brückenschläge von Kronfelds Denken zur heutigen Situation werden an späterer Stelle zur Sprache kommen (▶ Kap. 9).

Lebenswelt 6 – Iris J. und das ärztliche Berufsgeheimnis: Warum eine Behandlungssituation rechtlich klar, ethisch jedoch heikel sein kann

Iris J. hätte allen Grund gehabt, ihren drei Wochen zurückliegenden 19. Geburtstag ausgelassen zu feiern. Dass sie dies nicht tat, hatte mit ihrem psychischen Befinden zu tun: Zu Beginn der letzten Gymnasialklasse war sie, damals knapp 18-jährig, innert weniger Tage in ein angstvoll-getriebenes psychotisches Erleben geraten. Sie fühlte sich ausspioniert, überwacht, hatte den verstörenden Eindruck, ihre Mitschülerinnen und Mitschüler lachten sie aus, tuschelten hämisch über sie. Sie konnte sich im Unterricht kaum noch konzentrieren, litt unter heftigen Ängsten und zog sich immer mehr zurück. Nachts zu Hause im Bett liegend, spürte sie manchmal, wie fremde, starke Kräfte sie niederdrückten, als wäre sie ein Stück Eisen im Magnetfeld, und sie aktiv am Denken hinderten.

Ihren Eltern, bei denen sie, ein Einzelkind, lebte, war ihr veränderter Zustand nicht verborgen geblieben, und sie hatten ihre Tochter darauf angesprochen. Nur zögerlich, letztlich getrieben von ratloser Angst, rang sie sich dazu durch, den Eltern offen zu erzählen, wie es ihr gehe, was diese mit Bestürzung und großer Sorge entgegennahmen.

Am Folgetag wandten sich Iris J. und die Eltern gemeinsam an Dr. T., der noch in derselben Woche einen Termin in seiner Praxis anbieten konnte. Es kam zu einem Gespräch mit der gesamten Familie, anschließend sprach die Patientin mit Dr. T. allein. Dabei wurde deutlich, dass sich ihre Befürchtungen mittlerweile auch auf das eigene Zuhause und auf die Eltern ausgeweitet hatten, was sie ebenso verängstigte wie beschämte. Sie fühle sich nicht mehr sicher zu Hause, habe den Eindruck, speziell ihr Vater schaue sie eigenartig an und sei gar nicht mehr auf ihrer Seite. Sie verstehe das alles nicht, wisse oft nicht mehr ein noch aus.

Zur Erleichterung von Dr. T. stimmte die Patientin seinem Vorschlag, den immer quälender werdenden Zustand in einer psychiatrischen Klinik stationär behandeln zu lassen und danach wieder zu ihm in die Praxis zu kommen, nach kurzer Überlegung zu. Während des knapp vierwöchigen Klinikaufenthaltes wurden eine medikamentöse Behandlung mit einem Neuroleptikum begonnen und psychotherapeutische Einzel- und Gruppengespräche geführt. Die akute Symptomatik bildete sich zügig zurück, so dass bald schon der Austritt geplant werden konnte. Im Austrittsbefund erwähnte die Klinikärztin das Fortbestehen einer leichten Irritierbarkeit und Verunsicherung, betonte aber, eindeutig psychotische Phänomene, vor allem Wahngedanken und Ich-Störungen, seien nicht mehr vorhanden. Die Patientin sowie die Eltern hätten durch ihren offenen Umgang mit der Situation wesentlich dazu beigetragen, dass sich eine erfreulich rasche Remission eingestellt habe.

Mittlerweile war es Ende September geworden. Iris J. kehrte in ihre Maturaklasse zurück und war froh darüber, dass sie nicht ständig mit neugierigen Fragen über ihre – wie sie es nannte – »mentale Krise« konfrontiert wurde. Sie beschloss nach Beratung durch die Schule und die Eltern, trotz der damit verbundenen Belastungen die im Mai des Folgejahres anstehende Maturaprüfung nicht zu verschieben. In den folgenden Monaten blieb ihr Befinden stabil. Dr. T. suchte sie zunächst wöchentlich, später in größeren Abständen in seiner Praxis auf. Es gab weitere Familiengespräche, die allen Beteiligten erneut die maßgebliche Bedeutung des toleranten und unterstützenden Klimas im Elternhaus vor Augen führten.

Iris J. bestand ihre Maturaprüfungen. Es folgten einige, wie sie sagte, »unbeschwerte Wochen«, in denen sie teils zu Hause war, teils mit ihrer besten Freundin eine Reise nach England unternahm. Gegen Ende dieser Reise jedoch musste sich ihr Befinden erneut verschlechtert haben. Auf Dr. T. wirkte sie bei der ersten Konsultation nach ihrer Rückkehr verändert: Ihre frohe Spontaneität, zu der sie im Maturajahr zurückgefunden hatte, war kaum noch zu spüren, sie wirkte stiller, nachdenklicher, ein wenig unnahbar. Es kostete sie Überwindung, Dr. T. zu berichten, dass ihr in England die Menschen um sie herum plötzlich fremd und unheimlich vorgekommen seien. Einmal habe ihre Freundin ihren Bruder angerufen und dabei lauthals gelacht. Ihr, Iris. J., sei sofort klar gewesen, dass sie selbst Gegenstand des Telefonates sei und ausgelacht werde. Kein Wunder, sei der Kontakt der beiden Frauen während der Rückreise merkwürdig verhalten und irgendwie bedrückt gewesen. Die Freundin, die von der früheren psychotischen Episode nichts wusste, habe ihr sogar ins Gesicht gesagt, es stimme etwas nicht mit ihr. Später in der Sprechstunde würde Iris J. diese Einschätzung ihrer Freundin mit einem knappen Satz kommentieren: »Sie hatte Recht.«

Dr. T. und die Patientin einigten sich darauf, die aktuelle Verschlechterung könne auf ein drohendes Rezidiv der psychotischen Störung hindeuten. Die Dosis des Neuroleptikums, das sie seit dem Klinikaustritt eingenommen hatte, wurde erhöht. Zwar bildeten sich die Ängste daraufhin zurück, eine deutliche Irritierbarkeit, ja eine Fragilität im Kontakt mit anderen Menschen hingegen bestanden fort.

Wenig später eröffnete Iris J. ihrem Therapeuten, es sei ein für sie belastendes Problem in Bezug auf ihre Eltern eingetreten. Sie könne ihm darüber allerdings nur unter der strikten Bedingung berichten, dass er mit niemandem, insbesondere nicht mit den Eltern, darüber sprechen werde. Nahezu reflexartig antwortete Dr. T., dies sei selbstverständlich, denn das ärztliche Berufsgeheimnis sei ein Kernbestandteil seiner Tätigkeit. Sie müsse sich keinerlei Sorgen machen. Doch damit sollte er die Komplexität der Situation und die in ihr verborgenen Risiken markant unterschätzt haben.

Die Patientin benannte schließlich den heiklen Punkt: Entgegen ihrer mit den Eltern detailliert besprochenen Planung werde sie sich nun doch nicht für ein Jusstudium an der Universität ihrer Heimatstadt anmelden. Sie fühle sich überfordert, es gehe jetzt einfach nicht. Jedoch sei es völlig unmöglich, dies mit den Eltern zu diskutieren. Sie schäme sich sehr, weil sie wisse, wie sich die Eltern über ihre Genesung, die bestandene Matura und über die Studienpläne gefreut hätten, wie stolz sie seien. Dr. T. spürte den enormen Druck, unter dem die Patientin stand, und versuchte, die emotionale Spannung zu reduzieren:

Dr. T. »Dass es Ihnen große Mühe macht, über diese Sache mit den Eltern zu sprechen, verstehe ich gut. Aber denken Sie nicht, dass es auch Vorteile haben kann, offen zu den Eltern zu sein? Ich weiß, wie sehr Sie selbst in den vergangenen Monaten die zuverlässige Unterstützung der Eltern als hilfreich empfunden haben. Außerdem leben sie zusammen und haben täglich engen Kontakt ...«

Iris J. (*wirkt aufgewühlt, in Not, beginnt zu weinen*)
»Nein, auf keinen Fall, nein. Meine Eltern werden das nicht erfahren. Ich muss das irgendwie anders lösen. Meine Eltern so zu enttäuschen, würde ich nicht ertragen. Sie müssen das akzeptieren. Sie dürfen meinen Eltern absolut nichts sagen.«

Dr. T. wollte verhindern, dass sich dieser innere Konflikt negativ auf das gerade abklingende psychotische Erleben seiner Patientin auswirkte, und versicherte ihr erneut, die Eltern nicht zu informieren. Er wolle das Thema aber in der nächsten Stunde erneut aufnehmen, was Iris J. nur mit großer Reserve zu akzeptieren schien.

Womit Dr. T. nicht gerechnet hatte, war eine, verglichen mit früheren Kontakten, massive Intervention des Vaters am Folgetag. Dies ist die zentrale Gesprächssequenz aus dessen Telefonat mit Dr. T.:

Iris J.s Vater »Herr Dr. T., Sie wissen, wie wir die gute Zusammenarbeit mit Ihnen in schwierigen Zeiten immer geschätzt haben. Nun aber sind meine Frau und ich irritiert, dass Sie sich nicht mit uns in Verbindung setzen. Es geht Iris seit ihrer Englandreise wieder schlechter. Das wird Ihnen wohl nicht verborgen geblieben sein. Aber sie will mit uns partout nicht darüber sprechen, zieht sich zurück, wirkt leidend, missgelaunt. Wir machen uns große Sorgen. Sie nicht? Warum hören wir nichts von Ihnen?«

Dr. T. »Herr J., die Behandlung ihrer Tochter wird intensiv fortgesetzt. Zurzeit haben wir, wie Sie wissen, wöchentliche Termine. Wir sprechen offen miteinander, und ich glaube, einen recht guten Einblick in ihre psychische Verfassung zu haben. Aber Sie kennen ja die Rechtslage, was konkrete Auskünfte über ihre Tochter angeht ...«

Iris J.s Vater (*unterbricht ihn abrupt*)
»... ich weiß, was jetzt kommt. Bitte, Herr Dr. T. – und entschuldigen Sie meine Heftigkeit –, verschanzen Sie sich nicht hinter rechtlichen Formalien. Meine Frau und ich wollen, wir *müssen* wissen, wie es um Iris steht. Wir sind wichtige Bezugspersonen, was Sie doch selbst oft genug betont haben. Sie können uns jetzt nicht hängen lassen, und Sie dürfen die Qualität der Behandlung unserer

Tochter doch nicht einem rechtlichen Formalismus opfern! Das ist zutiefst unärztlich.«

Dieser Vorwurf traf Dr. T. an einer empfindlichen Stelle. Schwierig war für ihn schon das Verbot gewesen, die Eltern erneut zu involvieren, weil ihm klar war, dass dies mit einem Risiko für seine Patientin verbunden sein könnte. Aber damit konnte er umgehen. Die direktive und vorwürfliche Haltung des Vaters hingegen ärgerte ihn. Dass er die Behandlungsqualität leichtfertig wegen juristischer Formalien aufs Spiel setze, das, so dachte er, müsse er nun wirklich nicht auf sich sitzen lassen. Neben dem Ärger verspürte er aber auch Zweifel und ein deutliches Unbehagen, weil er nicht recht wusste, wie er nun vorgehen solle. Beide Seiten, seine Patientin und deren Eltern, hatte überzeugende Argumente vorgebracht. Unerwartet war er in ein dreifaches Konfliktfeld geraten, mit der Patientin, mit den Eltern – und mit sich selbst.

Dr. T. blieb dabei, den dezidierten Wunsch der Patientin zu respektieren. Er plante, Iris J. für die Idee zu gewinnen, sich dem heiklen Thema in umsichtiger, sorgfältig abgesprochener Weise in einem Familiengespräch zu nähern. Doch es kam anders: Die Patientin eröffnete ihm gleich zu Beginn der nächsten Sitzung, ihr sei während eines langen Gesprächs mit den Eltern am Vortag »ein Stein vom Herzen gefallen«. Ihr Vater habe nämlich von sich aus die Bemerkung gemacht, sie könne sich doch überlegen, ob sie bereits im kommenden Herbstsemester das Jusstudium aufnehmen oder sich etwas mehr Zeit lassen wolle. Auch wolle sie ja vielleicht nach den aufreibenden Erfahrungen der letzten Zeit ihre beruflichen Optionen nochmals grundsätzlich überdenken, was die Eltern mittragen und unterstützen würden. Kurz, der Vater habe, für sie ganz unerwartet, Horizonte eröffnet und dadurch den auf ihr lastenden quälenden Druck erheblich reduziert. Ganz kurz sei ihr der Gedanke durch den Kopf geschossen, ob Dr. T. vielleicht doch heimlich bei den Eltern interveniert habe. Das hätte sie sehr schlimm gefunden. Sie habe diese Idee aber sofort wieder verworfen. So viel Vertrauen habe sie zu ihm.

Sie sei, so die Patientin weiter, nach den Vorschlägen des Vaters so berührt gewesen, dass sie vor lauter Erleichterung einen Weinkrampf bekommen habe. Dennoch habe sie sich immer noch nicht dazu durchringen können, den Eltern die volle Wahrheit zu sagen, nämlich dass sie schon längst entschieden habe, kein Jusstudium zu beginnen, weder jetzt noch später.

Über die positive Wendung war auch Dr. T. erleichtert. Doch beschlich ihn das ungute Gefühl, nicht er sei es gewesen, der kompetente Therapeut, der einen Weg aus dem Dilemma aufgezeigt habe, sondern die Eltern. Er fühlte sich fast wie ein Zuschauer – und fragte sich zugleich, ob das gut oder schlecht sei. Er müsse, so stellte er fest, nochmals darüber nachdenken, warum ihn trotz der rechtlich völlig klaren Situation das ethische Dilemma derart unter Druck gesetzt habe und warum das unangenehme Gefühl, den eigenen beruflichen Ansprüchen nicht ganz gerecht geworden zu sein, noch immer nicht verschwunden war.

Meine persönliche Quintessenz

»Gesundheitsfachpersonen sind verpflichtet, das Berufs- oder Arztgeheimnis zu wahren. Sie müssen alle erhaltenen Informationen vertraulich behandeln. Grundsätzlich dürfen sie ohne Einwilligung keine Informationen an Dritte weitergeben.«

So steht es auf der Website des Schweizerischen Bundesamtes für Gesundheit im Kapitel »Berufs- oder Arztgeheimnis«[93]. Aber auch wer mit dieser Bestimmung einschließlich all ihrer juristischen Verästelungen vertraut ist und sich darüber hinaus mit den Prinzipien der medizinischen Ethik vertieft auseinandergesetzt hat, wird in der Praxis immer wieder in Situationen geraten, die trotz allem in ein Dilemma führen (Maatz et al. 2020). Dann ist ein verantwortungsvolles Ausschöpfen des Ermessensspielraumes gefragt, der essenzieller Bestandteil des ärztlichen Berufes ist. Gesetze, Behandlungsempfehlungen und medizinethische Richtlinien können für eine komplexe, dem betroffenen Individuum gerecht werdende Entscheidungsfindung markante Hilfen sein – ersetzen können sie sie nicht.

Dass dem so ist, zeigt schon der feine Unterschied zwischen Legalität und Legitimität: Legal heißt gesetzeskonform; wer legal handelt, verletzt keine Gesetze. Legitim handelt, wer seine Entscheidungen und sein Verhalten mit relevanten Wertmaßstäben – den eigenen oder denjenigen einer Bezugsgruppe, etwa der Ärzteschaft – zur Deckung bringt, wer also *persönlich vertreten* kann, was er oder sie tut.

Therapeutisches Handeln bewegt sich notwendig zwischen den Kraftfeldern von Legalität, Legitimität, wissenschaftlicher Evidenz, persönlicher Erfahrung und der Bereitschaft, Verantwortung zu übernehmen.

---

93 Vgl. www.bag.admin.ch

7 Eine Wendung ins Klinische: Kronfelds eigenwillige, aber konsequente Schizophrenielehre (1930)

Im Mittelpunkt dieses Kapitels steht das von Kronfeld selbst besonders geschätzte Buch »Perspektiven der Seelenheilkunde« aus dem Jahr 1930. Wie sein erstes, eine Dekade zuvor erschienenes Hauptwerk »Das Wesen der psychiatrischen Erkenntnis« erschließt sich auch dieser Text nicht leicht, sondern erscheint streckenweise noch sperriger. Hatte der Titel von 1920 noch klar zu erkennen gegeben, dass es um die Kernelemente einer wissenschaftlichen Psychiatrie gehen wird, so klang derjenige von 1930 eher vage. Die genaue Betrachtung des dicht formulierten, knapp 400-seitigen Werkes zeigt allerdings, dass beide Bücher thematisch nicht sehr weit voneinander entfernt sind: Auch in den »Perspektiven« zielte Kronfeld auf eine grundsätzliche Frage ab, auf den Stellenwert der Person in der Psychiatrie. Tatsächlich ging dies aber ebenso wenig aus dem Buchtitel hervor wie der Umstand, dass er es im zweiten Teil unternahm, im Gefolge des zuvor erarbeiteten Personbegriffs nichts Geringeres als eine Neufassung des Schizophreniekonzeptes vorzulegen.

Es ist in Erinnerung zu rufen, dass Kronfeld fest geplant (und mehrfach angekündigt) hatte, seinem »Wesen der psychiatrischen Erkenntnis« von 1920 zwei weitere Bände folgen zu lassen, einen zur klinischen Psychopathologie auf phänomenologischer Grundlage sowie einen, der eine Gesamtschau ätiologischer, klinisch-diagnostischer und therapeutischer Aspekte der Psychiatrie hätte präsentieren sollen. Diese Folgebände sind nie erschienen, obwohl Kronfeld noch 1927 in der Habilitationsschrift sein Vorhaben ausdrücklich bekräftigt hatte (▶ Kap. 5). Möglicherweise war er gezwungen, zu einer Zeit, als sich die politischen Verhältnisse und damit seine persönliche Lebenssituation ungünstig zuzuspitzen begannen, eine Neujustierung der Publikationspläne vorzunehmen[94].

Im Ergebnis legte Kronfeld 1930 ein Werk vor, das den Anspruch erhob, die in 20 Jahren erarbeiteten theoretischen Grundlagen gezielt auf ein besonders herausforderndes klinisches Gebiet anzuwenden, auf die Schizophrenie. Vor diesem Hintergrund verblasst die zunächst irritierende Diskrepanz zwischen dem Buchtitel »Perspektiven der Seelenheilkunde« und dem einleitenden Satz des Vorwortes, der so lautet:

»Das Ziel der vorliegenden Untersuchungen ist die Erfassung der seelischen Eigenart der Schizophrenie.« (Kronfeld 1930, S. V)

---

94 Die entsprechende Quellenforschung stellt eine wesentliche Aufgabe für die zukünftige Kronfeld-Forschung dar.

Seit Eugen Bleuler die Bezeichnung »Schizophrenie« in die wissenschaftliche Literatur eingeführt hatte (Bleuler 1908, 1911), wurde kontrovers diskutiert, ob es einen Kernbestand von Symptomen gebe, der bei jeder betroffenen Person vorhanden sein *müsse*, um diese Diagnose stellen zu können[95]. Dahinter steckte die Frage, ob es sich bei »der« Schizophrenie nicht eher um mehrere heterogene Erkrankungen handele. Bleuler hatte diesem Einwand bereits dadurch Rechnung getragen, dass er von der »Gruppe der Schizophrenien« sprach. Damit anerkannte er – als Kliniker mit jahrzehntelanger Erfahrung – die klinische Vielgestaltigkeit schizophrener Erkrankungen, verteidigte aber zugleich den Status der gesamten Krankheits*gruppe* als eigenständige nosologische Entität. Er differenzierte zwischen »Grundsymptomen«, die zwingend vorhanden sein müssten, wenn eine schizophrene Erkrankung vorliege, und »akzessorischen Symptomen«, die auftreten könnten, aber nicht müssten (Maatz et al. 2015).

Kronfeld nahm die Frage nach der Einheitlichkeit des Krankheitsbildes auf:

> »Soll man überhaupt eine Formel für die Einheitlichkeit des Schizophrenen suchen, durch die alle diese einzelnen Störungsgebiete und Störungsweisen zusammengefasst werden, oder soll man sich damit begnügen, die einzelnen Primärsymptome mit strenger Methodik abzugrenzen und unvermittelt nebeneinander bestehen zu lassen?« (Kronfeld 1930, S. 358)

Er vertrat die Auffassung, eine solche Suche sei im Interesse der Weiterentwicklung des Faches Psychiatrie geradezu geboten. Bevor er dies im Detail ausführte, stellte er verschiedene Ansätze der philosophischen Anthropologie von Kant über Kierkegaard bis zu Nelson einander gegenüber. Dabei rückten der Begriff der Person und deren Handlungsfähigkeit in den Vordergrund. Diese theoretischen Vorgaben brachte Kronfeld nun stärker als in früheren Werken – beispielhaft genannt sei eine differenzierte Schizophreniestudie (Kronfeld 1922) – mit der klinischen Ebene in Kontakt, was dem Buch von 1930 eine exponierte Position in seinem Werk verleiht (Abu Ghazal 2017, Schmitter 2020).

Bereits zuvor wurde Kronfelds Weg zu einer personalistischen Sicht angesprochen (▶ Kap. 6), wobei die Begriffe der Intentionalität und des Selbst tragende Rollen spielten. Diesen Faden nahm er 1930 wieder auf. Sofern die Argumente inhaltsgleich oder sehr ähnlich sind, werden sie hier nicht erneut diskutiert. Vielmehr liegt der Fokus zunächst auf der Fähigkeit von Personen, selbstbestimmte Handlungen auszuführen, was zu einem für Kronfelds Schizophreniekonzept zentralen Punkt werden sollte. Er führte diesen Gedanken auf folgende Weise ein:

> »Suchen wir ein Bestimmungsmerkmal der besonderen Einheit und Ganzheit, die dem Seelenleben des Menschen eignet, so bietet sich uns als allgemeinstes differenzierendes Bestimmungsstück die Möglichkeit der Spontaneität, der Aktivität. Durch die Möglichkeit und in der Möglichkeit der Handlung, der äußeren wie der innerseelischen, besteht überhaupt seelisches Leben; wofern wir nur erkennen, daß auch und wie auch alles Hinnehmen und Affiziertwerden ein Moment des Handelns in sich trägt. Mit der Annahme dieses Merkmals ist zugleich auch die Einheit des seelischen Lebens verbürgt – insofern als das Subjekt jeder einzelnen Aktivität als eines und dasselbe erfasst wird. Handlung, das ist zutiefst Beziehung des Subjekts auf das Objekt, und zwar in dem Sinne, dass das Objekt

---

95 Diese Debatte läuft bis heute weiter, wobei die Positionen nicht minder kontrovers sind als zu Kronfelds Zeit (Maatz und Hoff 2017a, 2017b, Parnas 2012, Tebartz van Elst 2017).

durch eben diese Beziehung allererst gegeben, konstituiert, verändert wird.« (Kronfeld 1930, S. 36)[96]

Kurz darauf spitzte er dieses Argument nochmals zu:

»Die Handlung – in ihrer einheitlichen Strukturiertheit – ist also die Grundform alles personalen psychischen Geschehens. An ihr müssen wir alles Seelische abbilden und abbildend verstehen können. ... Bewußtsein ist der Zustand der handelnden Person, d. h. des Subjekts im Besitz seines Selbst.« (Kronfeld 1930, S. 51)

Entscheidend sei die Differenz zwischen Person und Individuum. Alles Einzigartige sei individuell, ein bestimmtes Tier etwa oder eine bestimmte Pflanze. Die Möglichkeit, zur personalen Ebene aufzusteigen, zu einem handlungsfähigen Subjekt zu werden, bestehe ausschließlich beim Menschen. Dieser lasse dadurch die Stufe des Individuums aber nicht vollständig hinter sich. Vielmehr sah Kronfeld die *conditio humana* gerade durch das Risiko charakterisiert, aus der personalen Stufe auf diejenige des Individuums zurückzufallen:

»Individuum und Person ist noch nicht dasselbe. Niedere Tiere, etwa Protozoen, sind Individuen, aber sie sind nicht Personen. Individuen sind sie im Sinne organismischer Ganzheiten mit der Fähigkeit zur Aktion, durch welch letztere sich ihnen die Objekte, ihre relative Umwelt geben oder bilden – an denen wiederum sie sich in ihrer Individualität modifizieren. Man muß Individuum sein, um Person sein zu können.« (Kronfeld 1930, S. 45)

Aber:

»Die Person nämlich vermag ihre personalen Konturen zu verlieren und auf die Stufe des Individuum-Seins zurückzusinken. Sie vermag dies nicht nur, sondern sie ist sogar ständig in dieser Situation. Immer ist ja dies Individuum-Sein Grundlage und Unterströmung des Personalen, der Selbstheit, des Selbsterlebens, des vollen Bewußtseins der Handlung.« (Kronfeld 1930, S. 51)

Wie aber leitete Kronfeld sein Verständnis von Schizophrenie kohärent aus dieser personalistischen Sicht her? Eine angemessene Antwort setzt die Kenntnis seiner Voten zu drei komplexen Fragestellungen voraus, die jede Verwendung des Begriffes Schizophrenie notwendig mit sich bringt: Existiert überhaupt eine *Grundstörung* der Erkrankung? Wie weit reicht die Methode des *Verstehens* gegenüber psychotischen Erlebnissen? Welche Rolle spielt die *Intentionalität* bei der Entstehung der Schizophrenie?

Existiert eine »Grundstörung« der Erkrankung?

Schizophrene Erkrankungen können sich mit einer außerordentlichen Vielfalt von psychopathologischen Querschnittsbildern und Verläufen präsentieren. Wahngedanken, Sinnestäuschungen, Störungen formaler Denkabläufe, Bizarrerien im Verhalten, sozialer Rückzug, verarmte Interessen, verflachende Affektivität, ein für

---

96 Dass das Objekt erst durch die Beziehung zum denkenden und handelnden Subjekt »konstituiert« werde, klingt wie ein kantischer Kernsatz. Doch darf nicht übersehen werden, dass Kronfelds erkenntnistheoretische Positionen teilweise markant von der kantischen Transzendentalphilosophie abwichen (▶ Kap. 5).

Außenstehende befremdliches Auseinanderklaffen von gegebener sozialer Situation und affektiven Ausdruck der erkrankten Person (»Parathymie«) oder quälende Erlebnisse des »von außen Gemachten«, etwa im Sinne der »Gedankeneingebung« oder »Gedankenausbreitung« – all dies wird in unterschiedlichen Kombinationen von Betroffenen berichtet, oft eingebettet in Angst und Scham. Zu dieser »Buntheit« des Querschnittsbefundes kommen sehr variable Verlaufsformen hinzu. Das Spektrum reicht dabei von der einmaligen, vollständig ausheilenden Episode über den rezidivierenden, »schubweisen« Verlauf, bei dem nach jeder Krankheitsepisode neue Defizite zurückbleiben, bis hin zu primär chronischen Verläufen. Wie kann bei dieser Sachlage die Einheitlichkeit der Erkrankung postuliert werden? Anders gewendet: Wie sinnvoll ist die Suche nach – jeweils im Singular – *der* Grundstörung *der* Schizophrenie?

Kronfeld verteidigte die nosologische Entität »Schizophrenie«, jedoch – wie so oft bei ihm – mit markanten Einschränkungen. Es reiche nicht, mit Kraepelin die Existenz einer »natürlichen Krankheitseinheit« in Analogie zur somatischen Medizin lediglich zu behaupten (▶ Kap. 3). Ebenso wenig sei es akzeptabel, einer solchen Einheit einfach für sie typische Einzelsymptome und Verlaufsmerkmale zuzuordnen, wie es die deskriptive Psychopathologie tue. Für ihn, der die »Autologie« des Faches forderte, war nur eine wesentlich »tiefere«, also weit jenseits der direkt beobachtbaren Symptome angesiedelte Verankerung einer schizophrenen Grundstörung denkbar. Diese habe die äußerste Ebene zu adressieren, die mit psychologischen Mitteln noch erreichbar sei.

Warum lag Kronfeld die »Einheitlichkeit der Schizophrenie« so sehr am Herzen? Es ging ihm nicht um die pragmatische Vereinfachung der psychiatrischen Terminologie, im Gegenteil. Er befürchtete, bei der überhasteten Aufgabe der Idee einer Krankheitseinheit Schizophrenie werde substanzielles, über Jahrzehnte erarbeitetes psychopathologisches Wissen verloren gehen. Dies müsse eine nachhaltige Beeinträchtigung der Qualität diagnostischer und therapeutischer Prozesse zur Folge haben.

Kronfeld ging detailliert auf psychologische, psychoanalytische, entwicklungspsychologische und charakterologische Ansätze ein, die sich dem Kernbereich schizophrenen Krankseins annähern wollten. Obwohl er tragfähige und zukunftsweisende Gedanken erkannte, blieb er speziell gegenüber den Voten Carl Gustav Jungs (1875–1961), Paul Schilders (1886–1940) und Alfred Adlers (1870–1937)[97] skeptisch. Er bezeichnet sie sogar als risikoreich:

> »Diese Richtung der gegenwärtigen Schizophrenieforschung ist noch ganz unabgeschlossen. Betrachten wir einmal ausschließlich ihre dynamisierende Einstellung, so führt sie zur Auflösung der Einheit Schizophrenie. Sie lässt eine Reihe von dynamischen Reaktionsformen als ›schizophren‹ bestehen[98], und es wiederholt sich hier genau der gleiche Vorgang wie früher im Hysteriegebiet.« (Kronfeld 1930, S. 338)

---

97 In anderem Kontext stand Kronfeld Alfred Adler von allen Exponenten psychoanalytischen Denkens eindeutig am nächsten (▶ Kap. 6).
98 Hier liegt eine interessante Parallele zu der vielzitierten »US-UK-Study« von Kendell et al. (1971). Diese hatte unerwartet große Unterschiede in der Anwendung des Schizophreniebegriffes zwischen den USA und Großbritannien festgestellt. Wesentlich zurückzuführen waren sie darauf, dass sich die Psychiatrie in Großbritannien seinerzeit am betont

Wohl weil hier der zentrale Punkt seiner eigenen Argumentation berührt war, es gleichsam um das »Wesen der Schizophrenie« ging, spitzte Kronfeld seine Kritik nochmals markant zu:

> »Sicher ist es heuristisch berechtigt, genetisch-dynamische Fragestellungen an die schizophrene Symptomatik heranzutragen, gleich als ob das Problem der Grundstörung nicht bestünde oder schon negativ entschieden sei. Man muß sich nur darüber klar sein, daß diese Fragestellung das Ende der Schizophrenie bedeuten würde, sobald die Frage der Symptomstrukturen und ihrer formalen Reduktion nicht mehr zugelassen wird. Wir sehen ja auch, daß die genetische, psychoanalytische Interpretation der Schizophrenie sich keiner anderen Mittel bedient als sie ubiquitär im gesamten Seelenleben vorfindlich sind. Das heißt sie leugnet, mindestens methodisch, das Bestehen einer grundsätzlichen Spezifität der Schizophrenie. Setzt man hingegen irreduzible psychische Grundformen der Störung im deskriptiven Sinne voraus, so kann die psychoanalytische Betrachtung eben alles heuristisch zu kausalisieren versuchen – mit Ausnahme des Seins dieser Grundstörungen. Die genetische Deutung – und das Gleiche gilt auch von der individualpsychologischen – brauchte weder an der Inhaltserfüllung der schizophrenen Symptome noch an der Tatsache ihres Eintritts und ihres Aufeinanderfolgens heuristisch eine Schranke zu finden: was sie aber grundsätzlich nicht zu erfassen vermag, das ist dasjenige, worin gerade das spezifisch Schizophrene liegt – das strukturelle Moment in seiner Fundierung auf Grundweisen psychischen Gegebenseins.« (Kronfeld 1930, S. 339)

»Irreduzible psychische Grundformen der Störung«, die einer umfassend deutenden Herangehensweise nicht zugänglich sein *könnten*, weil sie als gegeben vorausgesetzt werden müssten: Diese Formulierung im obigen Zitat liegt exakt auf der Linie der von Kronfeld stets geforderten »autologischen« Psychiatrie. Der unmittelbare Vergleich mit einer Passage aus dem »Wesen der psychiatrischen Erkenntnis« belegt dies eindrücklich: Dort hatte er von »letzten, autologisch irreduziblen Eigencharakteren« gesprochen (Kronfeld 1920a, S. 248), notabene bezogen auf die Gesamtheit der Psyche, nicht nur auf eine bestimmte Erkrankung (▶ Kap. 5).

Wie weit reicht die Methode des Verstehens gegenüber psychotischen Erlebnissen?

Diese Frage ist in unserem Kontext deswegen so bedeutsam, weil sich eine mögliche Antwort ausweiten lässt zu einem für die Diagnose Schizophrenie spezifischen Kriterium. Das entspräche zwar noch keiner schizophrenen »Grundstörung«, ermöglichte aber eine bessere Abgrenzung des Krankheitsbildes von affektiven Störungen, Angsterkrankungen oder Persönlichkeitsstörungen. Karl Jaspers hatte sich hier klar positioniert und vorgeschlagen, dann und nur dann von einem »psychotischen Prozess«[99] auszugehen, wenn bestimmte Elemente im Erleben der er-

---

engen Schizophreniebegriff des Heidelberger Psychopathologen Kurt Schneider (1887–1967) orientierte, wohingegen die stark psychoanalytisch geprägte US-amerikanische Psychiatrie den Begriff sehr viel weiter fasste (▶ Kap. 9). Eine argumentativ ähnliche Debatte entwickelte sich im letzten Drittel des 20. Jahrhunderts zu dem vorwiegend in Skandinavien etablierten Konzept der »reaktiven Psychosen« (Strömgren 1972).

99 Das Begriffspaar »Entwicklung einer Persönlichkeit« und »Prozess« ist in der Jaspersschen Psychopathologie von zentraler Bedeutung. Entwicklungen können nachvollzogen, »verstanden« werden, ein Prozess hingegen nicht: Bei ihm kann allenfalls versucht werden, in

krankten Person für die Fachperson in keiner Weise mehr nachempfindbar, »verständlich« seien. Ein solches Verstehen könne durch *keine* Methode erzwungen werden. Das folgende Zitat bringt, obwohl es 1946, also 5 Jahre nach Kronfelds Tod, veröffentlicht wurde, Jaspers' Position prägnant zum Ausdruck und steht mit früheren, Kronfeld bekannten Formulierungen im Einklang:

> »Es ist unmöglich, einen echten Wahn in seiner Genese zu verstehen. Verständlich kann aus Anlage, Milieu und Erlebnis der Inhalt des Wahns sein, aber der Wahncharakter des Erlebens bleibt das spezifisch Neue, das in einem Zeitpunkt des Lebens hinzukommen muss. Der paranoische Mechanismus ist unverstehbar. … Ungeachtet der Schwierigkeiten im Einzelfall bleibt die Ausdehnung des Verstehens über den Bereich des wirklich Verstehbaren zu verwerfen. Es zeigt sich hier etwas wie eine psychiatrische Grundgesinnung, daher auch eine Leidenschaft in der Polemik. Im Zusammenhang mit allen Versuchen, die Schizophrenie zu verstehen, steht hier die Tendenz, die Tatsache des Prozesses in ihrer Spezifität zu verwischen.« (Jaspers 1946, S. 591/592)

Kronfeld empfand die Jasperssche Argumentation als unzureichend. Die Einstufung des Erlebens einer erkrankten Person als verständlich oder unverständlich dürfe sich nicht ausschließlich darauf stützen, inwieweit der/die Untersucher/in die Berichte nachvollziehen könne. Zusätzlich habe die Fachperson einen sorgfältigen Abgleich vorzunehmen zwischen der Persönlichkeit des/der Patienten/in in ihrer biographischen Gewordenheit einerseits und dem aktuellen, fraglich psychotischen Erleben andererseits.

In dieser Diskussion bezog sich Kronfeld auf zwei wegweisende Arbeiten von Karl Jaspers mit den Titeln »Eifersuchtswahn« (1910) und »Die phänomenologische Forschungsrichtung in der Psychopathologie« (1912) (▶ Kap. 3). In Letzterer unterschied Jaspers drei im Untersuchungsgespräch begegnende Typen von psychischen Phänomenen:

> »Die einen sind von uns allen *im eigenen Erleben gekannt*. Sie sind ebenso beschaffen wie die entsprechenden, normalerweise verständlich bedingten Seelenvorgänge. Nur durch ihre Genese unterscheiden sich die im übrigen völlig gleichen Phänomene der Kranken, z. B. viele Erinnerungsfälschungen. Die zweiten sind von uns als *Steigerungen, Herabsetzungen oder Mischungen selbst erlebter Phänomene* zu erfassen, z. B. die selige Ergriffenheit mancher akuter Psychosen, die Pseudohalluzinationen, die perversen Triebregungen. … Die dritte Gruppe von krankhaften Phänomenen wird vor diesen letzteren durch *völlige Unzugänglichkeit für ein verstehendes Vergegenwärtigen* ausgezeichnet. Wir kommen ihnen nur durch Analogien und Bilder näher. Und wir bemerken sie im Einzelfall nicht durch positives Verstehen, sondern den Stoß, den der Gang unseres Verstehens durch dieses Unverständliche erfährt. Hierin mögen z. B. alle die ›gemachten‹ Gedanken, ›gemachten‹ Stimmungen usw. gehören, von denen viele Kranke zweifellos als Erlebnisse berichten, die wir aber immer nur durch diese und ähnliche Ausdrücke und durch eine Reihe von Feststellungen dessen, um was es sich *nicht* handelt, identifizieren.« (Jaspers 1912, S. 399/400) (Hervorhebungen im Original)

Analogie zum Kausalitätsbegriff der Naturwissenschaften, außerpsychische Sachverhalte als mögliche Ursachen zu identifizieren: »Wo uns das einheitliche Erfassen der Entwicklung einer Persönlichkeit nicht gelingt, da statuieren wir etwas Neues, etwas ihrer ursprünglichen Anlage Heterogenes, etwas, das aus der Entwicklung herausfällt, das nicht Entwicklung, sondern Prozess ist.« (Jaspers 1910, S. 606).

Pointiert setzte Kronfeld schon 1920 der Jaspersschen Sichtweise seine eigene Position entgegen[100]:

> »Dieser Gesichtspunkt Jaspers' ist heuristisch von großem Werte gewesen. Er verlegte das Kriterium dafür, ob ein psychisches Phänomen aus den Grenzen seiner Persönlichkeit heraus erwuchs oder ihr fremd und aufgepfropft war, ins Nacherlebenkönnen des Beobachters. Dazu sind freilich seine Annahmen über die untrügliche Gewissheit des Verstehens, wie er sie formuliert hat, notwendige Voraussetzungen. Wir haben allerdings diese Annahmen mit gewichtigen Gründen bekämpfen müssen; soll uns nun der Jaspersche Gesichtspunkt heuristisch wertvoll bleiben, so werden wir ihn in bestimmter Weise zu transformieren haben.« (Kronfeld 1920a, S. 411)

Seine Erläuterung, wie eine solche Transformation zu geschehen habe, wies eine fast gönnerhafte Note auf:

> »Die Frage liegt logisch eigentlich sehr einfach. Alles psychotische Erleben ist entweder seiner Struktur nach der Struktur der erlebenden Persönlichkeit adäquat, oder nicht. Im letzteren Fall sprechen wir von Prozess. Solche Erlebnisse, welche Anzeichen des Prozesses sind, unterscheiden sich von den aus der Persönlichkeit erwachsenen Erlebnissen durch ihre Persönlichkeitsfremdheit, ihre ›Ichfremdheit‹ im Hinblick auf diese Persönlichkeit. Die erlebende Persönlichkeit erlebt sie in einer ihr fremden Weise. ... Ichfremdheit für das Erleben ist das phänomenologische Kennzeichen von Symptomen des Prozesses. Ichfremdheit nicht für den verstehenden Beobachter, sondern für das erlebende Subjekt selber.« (Kronfeld 1920a, S. 412)

Für Kronfeld bezeichnete ein »schizophrenes Prozessmerkmal« ein psychopathologisches Phänomen, welches »unter den gewöhnlichen Ablaufbedingungen der psychischen Persönlichkeit nicht zustande kommen konnte.« (Kronfeld 1920a, S. 414). Hier war aus seiner Sicht eine tatsächliche Grenze des psychologischen Erkennens erreicht. Bleulers und Jaspers' Diktionen verbindend, sprach er von »Primärsymptomen des Prozesses«. Da diese psychologisch nicht weiter zurückführbar seien, müsse eine (neuro-)biologische Verursachung postuliert werden, auch wenn deren Art vorläufig völlig unbekannt sei. Diesen Sachverhalt umschrieb er allerdings recht kryptisch: Die Gegebenheit eines Primärsymptoms sei

> »... primär in dem Sinne, daß über sie hinaus die psychologische Determination in keiner Weise zu gelangen vermag; an ihr zeigt sich mithin das Eingreifen der heteronomen Bedingungsreihe ins psychische Geschehen unmittelbar.« (Kronfeld 1920a, S. 415)

Die »Ichfremdheit« von Phänomenen, die eine schizophrene Erkrankung anzeigten, erschien ihm offenbar bereits 1920 derart zentral, dass er eine vor Selbstvertrauen strotzende Spitze gegen Jaspers nicht unterlassen konnte:

> »Wir haben die Ichfremdheit als Kriterium des Prozesscharakters von Symptomen systematisch begründet, und was bei Jaspers noch ein Aperçu einer begriffslosen Intuition war, das nur auf dem verfehlten Wege über eine falsche Theorie des Nacherlebens (Verstehens) einen Schein theoretischer Berechtigung hatte, haben wir im Rahmen wissenschaftlicher Gesamtpsychologie objektiv fundieren können.« (Kronfeld 1920a, S. 416)

Kronfeld anerkannte, wie Bleuler, ausdrücklich die Bedeutung der neurobiologischen Ebene im Fall psychotischer »Primärsymptome«. Ganz im Sinne einer »au-

---

100 Die hier zitierten Textstellen von 1920 unterscheiden sich in der Kernaussage nicht von der Argumentation des Buches von 1930.

tologischen« Psychiatrie müsse das psychische Feld aber auch hier so weit wie möglich ausgelotet, müsse eine psychologische Kontextualisierung der »Primärsymptome« angestrebt werden. Zwar sei dadurch das Vorhandensein von Primärsymptomen nicht kausal erklärbar, wohl aber könnten (und sollten) diese mit dem subjektiven Erleben der betroffenen Person systematisch verschränkt werden. Eine voreilige »Kapitulation« des psychologischen Weges unter Verweis auf die postulierte biologische Genese sei fehl am Platz.

In Kronfelds Worten:

> »Jene theoretischen Primärsymptome nämlich, soweit sie ein seelisches Erleben sind, müssen die Merkmale ihres Sondercharakters auch in ihrem Erlebtwerden geltend machen.« (Kronfeld 1920a, S. 415)

Die »Primärsymptome« müssten, wie alle anderen psychischen Phänomene auch, einen intentionalen Charakter besitzen, wenn auch einen pathologisch veränderten:

> »Es muß sich mithin handeln um Weisen einer pathologischen Intentionalität. ... Wir bestreiten also nicht, daß nicht die jeweilige materiale und inhaltliche Bestimmtheit dieser Intentionen aus früherem Erleben und Erfahren des Kranken herleitbar sein kann (z. B. Freud!) – Wir bestreiten nur die genetische Zurückführbarkeit[101] der besonderen Struktur dieser Intentionen, der Seinsweise des in ihnen Gemeinten als Halluzination oder primärer Wahn oder sonstiger intentionaler Vollzug primär-psychotischer Art.« (Kronfeld 1920a, S. 416/417)

Welche Rolle spielt die Intentionalität bei der Entstehung der Schizophrenie?

1930 stand die Person im Zentrum von Kronfelds Schizophreniebegriff. Wesentliches Charakteristikum von Personen sei die Fähigkeit, handeln zu können. Handeln aber setze Absichten, Zwecke, Ziele voraus, kurz: intentionale Vollzüge. Hier schließt sich der Kreis: Für Kronfeld lag die Grundstörung der Schizophrenie in einer fundamental beeinträchtigten Intentionalität. Anders gewendet: Weder die bloße Addition beobachtbarer Einzelsymptome noch das Postulat bislang unbekannter neurobiologischer Störungen seien, für sich allein genommen, geeignet, um die Einheitlichkeit der schizophrenen Erkrankung zu erfassen. Es brauche vielmehr eine noch der psychologischen Dimension zugehörige Klammer als Verbindung für die so unterschiedlichen klinischen Zustandsbilder und Verlaufstypen.

Kronfeld nahm den erheblichen konzeptuellen »Spagat« zwischen der Intentionalität als psychologisch-personaler Metaebene einerseits und den vermuteten neurobiologischen Dysfunktionen andererseits sehr ernst. Da es sich hier um den 1930 erarbeiteten Kernpunkt seines Verständnisses von Psychiatrie handelt, wird der Gang der Argumentation nun im Detail nachgezeichnet.

Zunächst unterschied er zwei Möglichkeiten, wie die Einheitlichkeit der Schizophrenie durch das Auffinden einer »Grundstörung« zu sichern sei:

---

101 Das Adjektiv »genetisch« meint hier in einem umfassenden Sinn jede Rückführbarkeit des einen psychischen Phänomens auf ein anderes, ist also nicht auf »Genetik« als Vererbungslehre bezogen.

> »Der erste Weg wäre der, die Primärsymptome in einer gemeinsamen Grundstörung zu fundieren, die ihrerseits psychologisch überhaupt nicht mehr fassbar wäre. Sie wäre nämlich der unmittelbare Effekt des zerebral-organischen Geschehens, des ›Prozesses‹. Es wäre auch dann nicht einsichtig zu machen, warum dieser Prozess gerade diejenigen Primärsymptome erzeugt, die er erzeugt. ... Eine Kluft trennt sie [die Primärsymptome, P.H.] von jeder Möglichkeit des Auftretens beim nichtschizophrenen Menschen. ... Hinter ihnen steht die Einheitlichkeit des Schizophrenen – nicht eine psychologische, sondern diejenige einer zerebral-organischen, prozesshaften Grundstörung, deren weitere Bestimmung nur mit außerpsychologischen Mitteln erfolgen kann. ... Man wird ... [diesem Ansatz, P.H.] großen Forschungswert für die Nosologie der Schizophrenie zubilligen müssen. Aber für eine Wesensbetrachtung des Schizophrenen in seiner psychologischen Einheitlichkeit sind sie unbezeichnend.
>
> Der zweite Weg wäre der, die Primärsymptome in einer Grundstörung zu suchen, die deren Einheitlichkeit dadurch gewährleistet, daß sie selber nichts anderes ist als die Einheit der Person des Schizophrenen. Hier handelt es sich also durchaus noch um psychologische Fassbarkeiten. Es ist dies derjenige Weg, den die gesamten Ausführungen des vorliegenden Buches zu gehen versuchten.« (Kronfeld 1930, S. 359)

Den Verlauf dieses von ihm vertretenen »zweiten Weges« fasste er so zusammen:

> »Der Weg vom Individuumsein zur Person führt über die Intentionalität. Intentionale Hinwendung gibt dem Subjekt in all seinem Erleben und Handeln die Selbstheit, nämlich das Bewusstsein seiner mit sich identischen beharrenden Subjektivität. ... Haben wir primäre Störungen der Intentionalität, so droht diese Selbstheit in ihrem Grundbestand zu zerbrechen. Die Antizipation des Todes tritt ein. Und nur dadurch kann die Selbstheit sich erhalten, dass die Basis ihrer intentionalen Auseinandersetzung mit der Welt und sich selbst sich modifiziert. Die Weisen des Handelns, der Intentionalität auf der personalen Ebene, erhalten so ein neues Gesicht, das zugleich dasjenige der Person und ihrer Objektsphäre ist.
>
> Die Antizipation des Todes tritt aus den organismischen Quellen, an die die Person existentiell gebunden ist. Aus ihnen stammt auch das mobilisierende Agens alles Schizophrenen. Dies organismische Quellgebiet liefert freilich ... keine ›Dissoziationen‹ oder ›sensomotorischen Einbrüche‹ oder ›befreiten Automatismen‹! So handgreiflich und mechanistisch dürfen wir nicht denken. ... Es liefert aber ... die organismische Basis jener ›Verschiebung‹, welche die Selbstheit der Person in der Richtung auf das Zurücksinken ins apersonale bloße Individuumsein erleidet oder zu erleiden droht. Diese Verschiebung ist eben die Antizipation des Todes. Sie wird nicht direkt erlebt; sondern sie findet ihren einzigen überwältigenden Ausdruck in der Erhaltung der Selbstheit um jeden Preis: um den Preis ihrer Umgestaltung im Selbsterleben, um den Preis völlig umgeschaffener Objektbeziehung und Weltbegegnung.« (Kronfeld 1930, S. 359/360)

Schließlich fand Kronfeld zu einer beeindruckend personzentrierten Formulierung:

> »Darum können wir ein schizophrenes Symptom immer nur auf der Ebene der Person seines Trägers und als Gestaltung seiner Selbstheit einordnend erfassen: es gibt der schizophrenen Person ihr Gesicht, und es erhält sein eigenes Gesicht von ihr. Darum ist uns das schizophrene Symptom immer nur der Weg zur Person des Schizophrenen und besagt uns in künstlicher Isoliertheit so wenig.« (Kronfeld 1930, S. 360)

Oder, noch griffiger:

> »Wir können also nicht einfach von außen her dekretieren, was an einem psychotischen Fall Symptom sei und was nicht. Wir dürfen das nicht vom Zufall unserer jeweiligen Beachtung abhängig machen. Der Symptombegriff im Sinne des Signals muß durch einen Symptombegriff im Sinne des Erkenntnisgrundes abgelöst werden.« (Kronfeld 1930, S. 356)

Hier ist eine Kernfrage der psychiatrischen Diagnostik adressiert, die auch im 21. Jahrhundert eine wesentliche Rolle spielt (▶ Kap. 9): Ist das psychopathologische

Symptom nur ein »Zeichen«, das auf etwas völlig unverbundenes Anderes, auf das eigentlich Krankhafte, verweist, etwa eine neurobiologische Dysfunktion? In diesem Fall hätte das Symptom allenfalls den Status eines Katalysators, der das wahre Problem erkennbar macht, dem aber selbst kein wissenschaftlicher Erkenntniswert zukommt. Oder – eine Frage, die Kronfeld dezidiert bejaht hätte – stellen gerade die psychotischen Primärsymptome unabhängig von allfälligen neurobiologischen Faktoren eine *innerpsychologische*, »autologische« Verbindung her zur personalen Verfasstheit des schizophren erkrankten Menschen?

Kronfeld legte 1930 fraglos einen sperrigen Text vor, schwere Kost für Leserin und Leser. Er verdichtete hier sein Nachdenken über das Fach Psychiatrie zu einer personalistischen Theorie der Schizophrenie. Eingewoben in diese Ausführungen, mitunter auch versteckt in ihnen, finden sich alle Grundelemente seines Verständnisses von Psychiatrie und Psychologie: Der Neukantianismus, die Idee einer autologischen Psychiatrie, die psychologische Anreicherung der psychiatrischen und generell der ärztlichen Tätigkeit, die Verteidigung der Krankheitseinheit Schizophrenie und schließlich die seinen Denkweg (mindestens bis zur Emigration) immer stärker prägende anthropologische Konzeption der zur Handlung befähigten Person. Für ihr Handeln bleibt die Person allerdings angewiesen auf – im Fall einer schizophrenen Erkrankung charakteristisch kompromittierte – intentionale Vollzüge.

Lebenswelt 7 – Streit um die Schizophrenie: Noch eine Debatte in drei Szenen[102]

Teilnehmende:
Eugen Bleuler, Theodor Meynert, Karl Jaspers, Karl Leonhard, Thomas Szasz, Balthasar Berg, Barbara Hoch, Basil Nieder[103]

Vorbemerkung

Es war Eugen Bleuler, von 1898 bis 1927 Direktor des Burghölzli, der im April 1908 an einer psychiatrischen Tagung an der Berliner Klinik Charité erstmals öffentlich den Begriff »Schizophrenie« als Ersatz für die bis dahin übliche Bezeichnung »Dementia praecox« vorschlug (▶ Kap. 3). Dieser Begriff setzte sich in vergleichsweise kurzer Zeit international durch und darf als einer der prägenden Termini der Psychiatrie des 20. Jahrhunderts bezeichnet werden.

Es hat sich eine unüberblickbare wissenschaftliche Literatur über die Schizophrenie entwickelt. Gegen Ende des 20. Jahrhunderts und stärker noch in den letzten Jahren wurden zunehmend kritische Stimmen laut, die – wenn auch aus ganz unterschiedlichen Gründen – den Begriff Schizophrenie problematisierten oder sogar seine Abschaffung forderten (▶ Kap. 7 und ▶ Kap. 9).

Das folgende Streitgespräch möchte – wie sein Pendant im ▶ Kap. Lebenswelt 3 zum Thema Psychiatrie – jenseits des streng akademischen Diskurses in spielerisch-ernster Weise in Bedeutung und Problematik des Schizophreniebegriffs einführen. Dass es dabei auch um grundsätzliche Fragen geht, wird kaum erstaunen, wurde doch die Geschichte der Schizophrenie mitunter als *pars pro toto* für die Entwicklung der gesamten Psychiatrie verstanden.

Der fiktive Charakter ließ es auch hier vertretbar erscheinen, mit biographischen Daten sehr freizügig umzugehen. Manche der »Teilnehmenden« *können* sich gar nicht begegnet sein: So war Theodor Meynert zum Zeitpunkt des in der ersten Szene dargestellten Gespräches mit Eugen Bleuler und Karl Jaspers bereits

---

[102] Dieses fiktive Streitgespräch erschien erstmals in Böker und Conradi (Hrsg.) (2016) [im Literaturverzeichnis unter Hoff 2016]. Abdruck mit freundlicher Genehmigung des Herausgebers und des Limmat Verlags. © 2016 by Limmat Verlag, Zürich.
[103] Während Bleuler, Meynert, Jaspers, Leonhard und Szasz reale und bedeutsame Personen der Psychiatriegeschichte waren, handelt es sich bei den drei Letztgenannten um rein fiktive (aber nicht zufällige) Charaktere: Prof. Balthasar Berg lehrt Psychiatrie an der Universität Zürich, Barbara Hoch wird gerade stationär im »Burghölzli«, der Psychiatrischen Universitätsklinik Zürich, behandelt und Basil Nieder studiert am gleichen Ort Humanmedizin.

seit genau 20 Jahren tot. Daran und an ähnlichen Gewagtheiten mögen sich die Leserin und der Leser nicht stören, geht es doch darum, wissenschaftliche und weltanschauliche Positionen im Umfeld der Schizophrenie trotz ihres gewichtigen Gehaltes mit humorvoller Leichtigkeit aufleben zu lassen.

Die drei Szenen nähern sich auf unterschiedliche Art demselben »Gegenstand«, dem schizophrenen Kranksein nämlich:

- Szene 1 fokussiert auf die Erkenntnistheorie: Was ist überhaupt und wie erkennen wir eine psychische Krankheit?
- Szene 2 thematisiert das Spannungsverhältnis von Wissenschaft und Gesellschaft: Handelt es sich dabei um schroff entgegengesetzte, kaum verbundene Endpunkte oder um eng verschränkte Dimensionen?
- Szene 3 beschreibt das konkrete psychiatrische Handeln, aber nicht nur im Einzelfall, sondern in programmatischer Absicht. Plakativ ausgedrückt: Psychiatrie ist Dialog, oder sie ist gar nicht.

Szene 1: Ein Streitgespräch unter Gelehrten

Ort: Burghölzli, Zürich, Arbeitszimmer des Direktors

Zeit: 1912

Personen: Eugen Bleuler, Theodor Meynert, Karl Jaspers

Drei Herren, sich offenbar ihrer akademischen Bedeutung bewusst, mitten in einer lebhaften Debatte; zwei von ihnen sitzend, einer, Bleuler, gestikulierend auf und ab gehend; die Stimmung wirkt angespannt.

Bleuler:	[*aufgewühlt*] Meine Herren, ich bitte Sie! Es ist doch sonnenklar, dass die Schizophrenie die gesamte Person ergreift, und das über lange Zeiträume, ja im schlimmsten Fall für ein ganzes Leben. Die Tatsache, dass biologische Faktoren bei der Verursachung eine entscheidende Rolle spielen, bedeutet doch nicht, dass das einzelne Individuum, die kranke Person eben, unwichtig wird.
Meynert:	Unfug, Kollege Bleuler. Sie gewichten die psychologischen Momente viel zu hoch. Mir kam doch tatsächlich zu Ohren, dass Sie am Burghölzli Traumdeutungen vornehmen lassen oder sogar selbst an Ihren eigenen Träumen vornehmen! Diese psychoanalytischen Spielereien haben mit Wissenschaft nun wirklich nichts zu tun, Herr Kollege. Psychische Erkrankungen, speziell Psychosen wie die dankenswerterweise von Ihnen [*verbeugt sich höflich, wenn auch mit verhalten spöttischer Miene in Richtung Bleuler*] beschriebene Gruppe der Schizophrenien, sind Hirnkrankheiten, nicht mehr, nicht weniger …

Jaspers: [unterbricht ihn] ... schließlich gaben Sie, lieber Herr Meynert, Ihrem Psychiatriebuch nicht ohne Grund den fulminanten Untertitel »Lehrbuch der Erkrankungen des Vorderhirns«, nicht wahr?

Meynert: [bemerkt den Sarkasmus nicht, ganz im Eifer] Genau so ist es, Herr Jaspers. Genau das ist es, was die Psychiatrie zur Wissenschaft macht.

Jaspers: Ist denn Wissenschaft Alles?

Meynert: Aber sicher. Der Rest sind Klischees, Vorurteile, Mythen.

Jaspers: Mein lieber Meynert: Kann denn das, was Sie Wissenschaft nennen und an das Sie offenbar mit ganzem Herzen glauben, kann das denn wirklich so einfach sein?

Meynert: Wieso einfach? Präzise, messbar, überprüfbar, eindeutig, unabhängig von persönlichen Mutmaßungen und vor allem von Weltanschauungen – so nenne ich das!

Jaspers: Und Sie selbst haben keine Weltanschauung?

Meynert: Die Erkennbarkeit der Realität durch die Wissenschaft, darum ist es mir zu tun! Das ist keine Weltanschauung, Jaspers, hier geht es um Tatsachen!

Jaspers: [erbost] Ach. Und die katastrophale Angst, die konkrete Weltuntergangsstimmung eines Schizophrenen, der sich selbst im Mittelpunkt allen Geschehens wähnt, als verantwortlich für alles, was geschieht, für Krankheiten und Kriege: Wie, Herr Meynert, messen Sie denn bitte das? Und sind das etwa keine Tatsachen?

Bleuler: [interveniert energisch] Welch starrer und gedankenarmer Disput, meine Herren! Sie, verehrter Meynert, reden immer nur vom Gehirn. Sie sind, gestatten Sie den saloppen Ausdruck, ein Gehirnpsychiater ...

Jaspers: [zu Bleuler, immer noch verärgert] ... von wegen Gehirnpsychiater, ein Hirnmythologe ist er, der gute Meynert! Wirft anderen Unwissenschaftlichkeit vor – und erzählt selbst die größten Märchen!

Meynert: Herr Jaspers, ich verbitte mir in aller Form ...

Bleuler: Aber, meine lieben Kollegen, das führt doch zu nichts. Darf ich Ihnen einmal erläutern, wie ich mir den Brückenschlag vorstelle zwischen Gehirn und Person?

Meynert: [missmutig] Von mir aus ...

Jaspers: [zeitgleich, enerviert] Bitte sehr ...

Bleuler: [kurz gekränkt, überwindet das aber schnell, dann voller Elan] Meine Herren, warum drehen Sie sich im Kreis? Weil Sie einen viel zu engen Begriff von Biologie haben! Für Sie, lieber Wiener Kollege Meynert, ist Biologie nur Anatomie und ein bisschen Physiologie, ein paar Nervenzellen, die irgendwie miteinander kommunizieren, und am Ende gibt es dann ein Bewusstsein. Die psychischen Inhalte, also das, was Menschen empfinden, denken und wollen, sind in ihrem Modell unbedeutende Nebenprodukte der Nervenerregung im Gehirn. Das, Herr Meynert, ist mir entschieden zu simpel!

	Denken Sie bitte einmal an Ihren Wiener Kollegen, den Sie – ich weiß es – recht wenig schätzen, an Sigmund Freud ...
Meynert:	*[springt auf, sein Gesicht rötet sich merklich]* ... um Gottes willen, Bleuler! Verschonen Sie mich mit diesem Phantasten! Das ist etwas für die schöngeistige Literatur, allenfalls noch für das Theater, aber, bitte schön, nicht für ein Haus der Wissenschaft, in dem wir uns im Burghölzli ja hoffentlich immer noch befinden ...
Bleuler:	Und ob, Herr Meynert! Mit Verlaub, wer in diesem Haus *[macht mit dem rechten Arm eine ausgreifende Geste]* für Wissenschaftlichkeit sorgt, das bin ich. Nur ist mein Wissenschaftsbegriff nicht so eingeengt wie der Ihrige. Ich habe keine Angst vor subjektiven Inhalten, vor Meinungen und Träumen, sie gehören ebenso zum Menschen und damit zur Psychiatrie wie das Gehirn. Und ob Sie es nun hören wollen oder nicht, lieber Meynert, wir verdanken Freud eine fundamentale Einsicht: Die Psyche des Menschen besteht nicht nur aus der Vernunft, aus rationalen Argumenten, wie es uns die Philosophie lange Zeit weismachen wollte, mindestens bis zu Schopenhauer und Nietzsche. Das Unbewusste, das wir kaum kennen, vielleicht gar nicht kennen können, steuert uns weit mehr, als wir zugeben mögen. Eine echte Kränkung für die rationale Wissenschaft, finden Sie nicht, mein lieber Meynert?
Meynert:	*[zornig, will offenbar zu einer scharfen Entgegnung ansetzen, aber Jaspers fährt dazwischen]*
Jaspers:	Bei allem Respekt, Bleuler, jetzt gehen Sie zu weit! Sie wissen, wie sehr ich Ihren breiten Horizont schätze, der sich nicht auf das Leben von Nervenzellen beschränken lässt, aber an dieser Stelle muss ich – ausnahmsweise, soviel ist klar! – Herrn Meynert die Stange halten. Sie, mein verehrter Bleuler, überschätzen Freud maßlos. Er ist gerade kein Aufklärer, kein neuer Kant, der den Menschen klarmacht, wer sie wirklich sind. Im Gegenteil, er baut einen neuen Mythos auf, den ich für nicht ungefährlich halte, meine Herren: Die umfassende, ja gerade diktatorische Macht des sogenannten Unbewussten – zu meinem Menschenbild jedenfalls steht das in völligem Gegensatz! *[macht eine lange Kunstpause]* Aber bedenken Sie bitte: Meine Gründe, Freud abzulehnen, sind komplett verschieden von den Ihrigen, Herr Meynert. Ihnen ist er zu spekulativ und zu unwissenschaftlich, mir ist er zu autoritär! *[nun sehr dezidiert, im Ton einer Verkündigung]* Was wir in der Psychiatrie brauchen, ist gerade kein geschlossenes Weltbild, sei es psychologischer oder biologischer Art, meine Herren. Was wir brauchen, sind Offenheit für verschiedene Perspektiven sowie Kritikfähigkeit und Neugier. Denn genau das ist es, was uns als Personen auszeichnet, ob psychisch krank oder gesund. Wir sind eben nicht völlig determiniert, durch das Gehirn nicht und durch unsere frühe Kindheit auch nicht.

Bleuler:	*[von der Vehemenz des Jaspersschen Votums sichtlich überrascht]* Das nenn' ich eine Philippika, da bekommt man ja kaum noch Luft …
Meynert:	*[weniger beeindruckt, an Bleuler gewandt]* Lassen Sie ihn sich nur echauffieren, Bleuler, und seine philosophischen Haarspaltereien betreiben, wenn's ihm beliebt. Ich für meinen Teil gehe lieber ins Labor zu den Gehirnschnitten, da weiß ich, was ich habe.
Bleuler:	*[um einen versöhnlichen Abschluss bemüht]* Nun, verehrte streitbare Kollegen, was halten Sie davon, wenn wir unseren Disput morgen fortsetzen? Ich werde Ihnen einen wissenschaftlichen Weg zu weisen versuchen, mit dem Sie leben können.
Meynert:	*[murmelt missmutig]* Abwarten …
Jaspers:	*[wie zu sich selbst]* Die überschätzen sich beide …
Bleuler:	Meine Herren, nebenan erwartet Sie ein kleiner Apéro mit unserem hauseigenen Burghölzli-Wein. Den Rebberg sehen Sie übrigens gut, wenn Sie rechts aus dem Fenster schauen …

Die drei Herren verlassen gemeinsam das Zimmer. Sie plaudern über die schöne Aussicht, die das Burghölzli bietet. Die angespannte Atmosphäre aber begleitet sie zum Apéro.

Szene 2: Ein Treffen zweier sehr unterschiedlicher Psychiater

Ort: Ost-Berlin, DDR, Sitzungsraum der Psychiatrischen Klinik der Humboldt Universität (»Charité«)

Zeit: 1968

Personen: Karl Leonhard, Thomas Szasz

Sehr karges Sitzungszimmer, Mineralwasser auf dem Tisch, ein Foto von Walter Ulbricht, Vorsitzender des Staatsrates der DDR, an der Wand.

Leonhard:	Herr Szasz, wie schön, dass wir einmal persönlich miteinander sprechen können! Sie gelten als Vorreiter der Antipsychiatrie – und ich als klassischer Vertreter der konservativen akademischen Psychiatrie. Das schreit ja nach einem offenen Gedankenaustausch …
Szasz:	Zunächst einmal, Herr Leonhard, das Wichtigste: Ich war und bin gerade kein Antipsychiater! Es dennoch zu behaupten, ist fast schon böswillig. Ich bin seit vielen Jahren Psychiater, arbeite an einer großen psychiatrischen Institution in New York und weiß verdammt genau, was es heißt, psychotisch zu sein. Insofern bin ich nicht gegen, sondern für die Psychiatrie. Aber ich bin sehr wohl gegen einen falsch verstandenen, vor allem gegen einen naiv medikalisierten Krankheitsbegriff in der Psychiatrie, gegen Ihren zum

	Beispiel, Herr Leonhard. Wenn Sie und Andere das »Antipsychiatrie« nennen wollen, dann bitte schön ...
Leonhard:	Bitte nicht gleich die große Keule, Herr Kollege. Sagen Sie bitte, wo nach Ihrer Auffassung der wesentliche Unterschied zwischen uns beiden liegt. Wir untersuchen und behandeln doch genau die gleichen Patientengruppen, oder etwa nicht?
Szasz:	Doch, das tun wir. Aber wie wir dieses Tun bezeichnen und einordnen, da hat es drastische Differenzen ...
Leonhard:	Und die wären?
Szasz:	Für Sie, lieber Leonhard, sind Psychosen in erster Linie Krankheiten, medizinische Einheiten, die man in ein naturgegebenes System einordnen kann. Genau auf diese Art hat Carl von Linné im 18. Jahrhundert die Pflanzen in Familien eingeteilt. Und genau das ist für die Psychiatrie der falsche Weg, denke ich.
Leonhard:	Und wieso? So arbeitet die gesamte Medizin.
Szasz:	Ja, eben, die *somatische* Medizin. In dieser unreflektierten Gleichsetzung von Psychiatrie und somatischer Medizin liegt exakt Ihr Kardinalfehler, Herr Kollege.
Leonhard:	Aber so einfach mache ich es mir nun wirklich nicht. Für mich spielen psychologische Aspekte in der Diagnostik, Charakterkunde und Psychotherapie eine entscheidende Rolle.
Szasz:	Mag sein. Ich will Ihnen nichts Böses unterstellen. Sie sind ein engagierter Psychiater. Aber dieser übertriebene Systemgedanke, die fixe Idee, man könne, ja müsse »Verrücktheit« in eine unveränderliche, quasi gottgegebene Zahl von Einheiten einteilen, wie kleine Königreiche mit klaren Grenzen – *das* ist nicht nur wissenschaftlich unhaltbar, sondern geradezu lächerlich.
Leonhard:	Und wieso bitte? Ein Gallenstein ist schließlich auch kein Hirntumor, oder? An was soll sich die Psychiatrie denn orientieren, wenn nicht an den seit Jahrhunderten bewährten begrifflichen Usancen der Medizin?
Szasz:	Das kann ich Ihnen sagen, lieber Kollege Leonhard: An den Sozialwissenschaften natürlich! Echte Krankheit gibt es nämlich nur im Körperlichen. Alles andere sind soziale Phänomene, die sich gerade nicht dem medizinischen Paradigma unterordnen lassen.
Leonhard:	Also ich erkläre Ihnen jetzt mal, wie ich das sehe ...
Szasz:	*[unterbricht ihn barsch]* ... bevor Sie mit Ihrer Vorlesung beginnen, lassen Sie mich bitte eins betonen: Ich bin ein Mann der Freiheit. Schließlich bin ich nicht ohne Grund mit 18 Jahren vor den Nazis aus Ungarn in die USA geflohen. Freiheit ist alles, das gilt auch in der Psychiatrie, vielleicht gerade dort.
Leonhard:	Ich weiß.
Szasz:	*[spitz]* Mag sein, dass Sie das wissen. Aber immerhin sind Sie, wenn ich das recht erinnere, 1955 freiwillig in die DDR gegangen. Als Flucht würde ich das nicht gerade bezeichnen, und ob Sie *[zeigt aus*

	dem Fenster] in *diesem* Staat hier besonders viel Freiheit vorfinden, auch in der Psychiatrie übrigens, das sei dahingestellt ...
Leonhard:	*[erbost]* So hören Sie doch bitte mit dem Politisieren auf, Herr Szasz. Ich bin keineswegs aus politischen Gründen in die DDR gegangen und bin ebenso ein Freund der Freiheit wie Sie. Nur respektiere ich bestimmte naturgegebene Grenzen, die nicht unserer Verfügung unterstehen, etwa im Falle der psychischen Krankheiten. Dabei handelt es sich nämlich nicht um Erfindungen oder Konstrukte, wie es heute gerne heißt. Psychische Krankheiten, Herr Kollege Szasz, die gibt es wirklich. Die sind so real wie Ihr rechter Daumen!
Szasz:	*[blickt auf seinen Daumen]* Ach ja, so sicher sind Sie da?
Leonhard:	Und wie! Schauen Sie: Die menschliche Psyche ist nun einmal in Systemen organisiert. Das hat schon der geniale Carl Wernicke Ende des 19. Jahrhunderts entdeckt. Und diese Systeme, die Willensbildung zum Beispiel, die Affektregulation oder das Denken, die können je für sich gestört sein oder in allen möglichen Kombinationen. Das Resultat ist die Gruppe der psychischen Erkrankungen, ganz verschiedene Erkrankungen mit je anderen Ursachen, aber eben einer streng systematischen Ordnung folgend. Sie würden doch auch nicht behaupten, ein Apfel sei eine Birne, oder?
Szasz:	Sie unterschätzen die gesellschaftlichen Kräfte, wenn es um die Definition von »Verrücktheit« geht, mein lieber Leonhard. Sie glauben, es mit einem vorgegebenen System von Krankheiten zu tun zu haben, in Tat und Wahrheit geht es aber wesentlich um gesellschaftliche Wertvorstellungen. Entschuldigen Sie, aber das übersehen Sie total, so klug Sie sonst auch sein mögen ...
Leonhard:	*[wirkt gekränkt]* ... und Sie scheinen mir doch recht einseitig ...
Szasz:	*[ignoriert den Einwurf, kommt so richtig in Fahrt]* Und von wegen Antipsychiater! Das bin ich eben gerade nicht. Es gibt Menschen in psychischen Krisen, die brauchen unsere Hilfe. Aber es gibt keine psychischen Krankheiten als völlig unabhängige Größen. Genau deswegen kommen für mich Zwangseinweisungen und Zwangsbehandlungen nicht in Frage, denn die betroffenen Menschen sind im medizinischen Sinne eben nicht krank. Sie lassen sich da für etwas einspannen, Herr Kollege, und merken es nicht einmal!
Leonhard:	Das klingt mir alles irgendwie zu politisch. Ich fürchte, wir finden hier tatsächlich auf die Schnelle keinen Konsens, Herr Szasz ...

Beide blicken nachdenklich und ein wenig resigniert aus dem Fenster.

Szene 3: Psychiatrievorlesung im »Burghölzli«

Ort: Psychiatrische Universitätsklinik Zürich (»Burghölzli«), Hörsaal

Zeit: 2016, spätes Frühjahr

Personen: Balthasar Berg, Professor für Psychiatrie, Barbara Hoch, stationäre Patientin mit der Diagnose abgeklungene Schizophrenie, Basil Nieder, Student der Humanmedizin, in der zweiten Reihe sitzend

Der Hörsaal ist gut gefüllt. Auf der Agenda steht das Thema »Verlauf schizophrener Erkrankungen«. Prof. Bergs Vorlesungen werden geschätzt, weil er neben der reinen Wissensvermittlung meist ein Gespräch mit einem Patienten oder einer Patientin führt, so auch heute mit Frau Hoch.

Prof. Berg:	Was führt Sie in unsere Klinik, Frau Hoch?
Barbara Hoch:	Excusez, aber das ist, mit Verlaub, die falsche Frage.
Prof. Berg:	*[eine Spur irritiert, wiewohl freundlich und zugewandt bleibend]* Wie darf ich das verstehen?
Barbara Hoch:	*[bitter]* Ich *wurde* geführt. *[Nun mit verärgertem Spott in der Stimme]* Sie kennen sicher den Unterschied zwischen der aktiven und passiven Verbform, Herr Professor?
Basil Nieder:	*[amüsiert]* … Volltreffer!
Prof. Berg:	… äh, ja, wie …?
Barbara Hoch:	*[hat Tränen in den Augen, spricht dann aber laut und mit gepresster Stimme]* Weil es einen verdammten Unterschied macht, ob ich sage, ich gehe in eine Klinik, weil ich dieses oder jenes erreichen oder ändern *will* – oder ob jemand, den ich noch nie gesehen habe, mir sagt: Sie *müssen* jetzt aufgrund Gesetz x, Artikel y in die Klinik gehen. Ob Sie das wollen oder nicht, das interessiert dann keinen mehr, und wenn Sie sich weigern, werden die beiden Polizeibeamten vor der Tür die Anordnung durchsetzen. Das, genau das, Herr Professor, ist mir passiert, und zwar vor knapp vier Wochen … *[weint leise]* Warum sagen Sie denn nichts?
Prof. Berg:	*[überlegt einige Zeit]* Weil mich das betroffen macht, diese ständige Verknüpfung von Psychiatrie und Zwang.
Basil Nieder:	Mir kommen die Tränen …
Barbara Hoch:	*[wirkt irritiert über die Bemerkung des Studenten, die sie gehört hat; sie überlegt kurz, ob sie sie kommentieren soll, bleibt dann aber beim Thema]* Finden Sie diese Verknüpfung denn wirklich so weit hergeholt? Ich meine, wenn Sie ehrlich sind …
Prof. Berg:	Nein, natürlich ist sie nicht weit hergeholt, aber Zwang ist eben leider nicht immer vermeidbar.

Barbara Hoch:	Nicht immer, das mag sein. Aber vielleicht manchmal eben doch! Oder gehört die Anwendung von Zwang zum normalen psychiatrischen Behandlungsrepertoire? Etwa so wie Psychotherapie und Medikamente?
Prof. Berg:	Ich bitte Sie, nein! Zwang als solcher ist überhaupt keine Behandlung. Er kann aber manchmal notwendig werden, um eine dringend nötige Behandlung überhaupt erst möglich zu machen …
Barbara Hoch:	… ich weiß, was Sie meinen. Ich hab's erlebt.
Prof. Berg:	Aber geht es Ihnen denn jetzt nicht bedeutend besser als vor einem Monat, Frau Hoch?
Barbara Hoch:	Doch, es geht mir besser. Doch, die Medikamente haben gewirkt. Ich sehe auch vollkommen ein, dass das Behandlungsteam nicht einfach zuwarten konnte, als ich in der schlimmen Krise voller Panik und Weltuntergangsangst eingeliefert wurde. Ich finde einfach, es ging alles zu schnell. Ich wäre gerne mehr einbezogen worden, wissen Sie? Einbezogen in die Frage, welche Behandlung die beste ist.
Prof. Berg:	Frau Hoch, in ihrem damaligen Zustand wäre ein ruhig-abwägendes Gespräch über Behandlungsoptionen gar nicht möglich gewesen, das sehen Sie doch sicher genauso. Und die Frage der Medikamentenauswahl und der Dosis, na ja, *[blickt aufmunternd und nicht ohne Stolz in den Hörsaal]* da sind *wir* nun doch eher die Experten …
Basil Nieder:	*[versteht das durch die Solidaritätsadresse des Professors ausgelöste Raunen im Hörsaal nicht, weil er gerade seine Mails checkt; schaut erstaunt auf]* Was hat er gesagt?
Barbara Hoch:	Hören Sie, Herr Professor, was hat denn der Versuch, uns Patientinnen und Patienten so weit wie möglich einzubeziehen, mit Ihrem Expertentum, mit Ihrem Status zu tun? Ich denke: Rein gar nichts! *[wirkt aufgebracht]* Eine kritische Rückfrage schlägt Ihnen doch keine Zacke aus der Krone!
Prof. Berg:	*[überlegt, blickt die Patientin nachdenklich an]* Guter Punkt.
Barbara Hoch:	*[fast schon versöhnlich]* Schauen Sie, Herr Berg: Es geht mir nicht darum, wer recht behält, wer als Sieger vom Platz geht. Als Mensch in einer psychischen Krise bin ich gegenüber Euch Profis sowieso in einer klar schwächeren Position. Das ist doch in jeder medizinischen Sparte so – und es ist auch gar nicht schlimm. Schlimm ist nur, wenn die Fairness fehlt und man sich gar nicht als Person wahrgenommen fühlt …
Prof. Berg:	… und das war bei Ihnen so?
Barbara Hoch:	Na ja, nicht immer und nicht mit jedem Gegenüber, aber manchmal eben schon. Das Gefühl, ein bloßes Objekt zu sein, über das von Experten entschieden wird, und sei es

	auch noch so kompetent und aus noch so guten Gründen, dieses Gefühl ist – darf ich das hier sagen? – beschissen, Herr Professor.
Prof. Berg:	Das versteh' ich bestens.
Barbara Hoch:	Sind Sie da sicher?
Prof. Berg:	Ja.
Barbara Hoch:	*[lächelt müde]* Ich bin versucht, Ihnen zu glauben. Aber was sagen Sie zu folgender Bemerkung, die ich mir bei meiner letzten Psychose Anfang 2015 von einem Fachmann anhören musste: »Liebe Frau Hoch,« ließ er mich wissen, »ich kann und will das jetzt nicht mit Ihnen diskutieren. Sie haben eine akute Schizophrenie. Wir besprechen alles, wenn es Ihnen besser geht. Es hat jetzt keinen Sinn.«
Herr Berg, ich war zwar wirklich krank damals, aber – glauben Sie mir! – nicht so verrückt, dass mich gerade der letzte Satz Ihres Kollegen nicht sehr verletzt hätte. Es mache *keinen Sinn*, mit mir zu sprechen – stellen Sie sich so eine Aussage bitte mal vor, aus meiner Sicht, wohlgemerkt! Schizophrenie hin oder her!
Prof. Berg:	*[schweigt betroffen]*
Basil Nieder:	*[leise zu seiner eifrig mitschreibenden Nachbarin]* So mega schizophren wirkt die gar nicht, wenn Du mich fragst ...
Barbara Hoch:	*[kommt jetzt richtig in Fahrt]* Es kann doch nicht sein, dass eine Person nur deswegen – verstehen Sie: *nur* deswegen –, weil sie eine psychiatrische Diagnose hat, nicht mehr als ernstzunehmender Gesprächspartner wahrgenommen wird. So wie ich als schizophrene Person schlimme Angst hatte – und zwar verdammt echte Angst, keine eingebildete Angst-Halluzination oder so, damit das klar ist –, genau so kann ich als schizophrene Person auch eine Meinung haben, kann denken und handeln. Zugegeben, das mag alles ziemlich eingeschränkt sein in einer Psychose, und von mir aus dürfen sie das auch krankhaft nennen. Aber meine Fähigkeiten gehen doch dabei nicht auf Null, ich werde doch nicht zum hilflosen Objekt – oder?
Prof. Berg:	Natürlich nicht, Frau Hoch. Ich gebe Ihnen völlig Recht. Auf der anderen Seite: Wenn eine psychisch kranke Person irreale und gefährliche Wahnideen äußert, dann können wir als Behandler ihr doch nicht einfach zustimmen! Das wäre in höchstem Maße unethisch und unehrlich.
Barbara Hoch:	Absolut! Aber ebenso gilt, dass eine schizophrene Person nicht nur aus der Schizophrenie besteht. Nehmen Sie mich als Beispiel: Als mein Zustand am schlimmsten war, vor gut einem Monat, fühlte ich mich, nein, ich sollte sagen: *wurde* ich verfolgt, bedroht, verstrahlt und vergiftet. Es war die Hölle, sage ich Ihnen! Ich fühlte mich auch von meinem

	Mann bedroht und habe mehrfach gesagt, dass er mich schlägt. Letzteres – hören Sie gut zu! – war aber eben *kein* Teil der Krankheit, sondern nichts als die traurige Realität. Leider passte es offenbar zu gut ins psychiatrische Gesamtbild der hoch psychotischen Patientin, um wirklich ernst genommen zu werden. Wissen Sie, was ich meine, Herr Professor?
Prof. Berg:	*[leise]* Ja, ich denke, ich weiß, was Sie meinen.
Barbara Hoch:	Da fällt mir noch etwas ein, das wahrscheinlich auch für die Studis im Examen von Interesse sein könnte …
Basil Nieder:	*[zuckt beim Wort »Examen« zusammen, sein iPhone fällt mit Getöse herunter, lautes Gelächter im Hörsaal]* Eh, sorry, Leute …
Barbara Hoch:	*[grinst plötzlich, wie wenn sie unerwartet eine gute Idee gehabt hätte; spricht nun ins Auditorium, dabei nicht ohne Geschick Prof. Bergs Sprachduktus imitierend]* Schauen Sie, liebe Ärztinnen und Ärzte in spe, hätte ich Ihr Lachen jetzt nicht auf diesen internetsüchtigen Kommilitonen hier vorne, sondern auf mich persönlich bezogen, hätte Ihnen dieser Professor hier *[zeigt auf Prof. Berg]* garantiert etwas von »psychotischen Beziehungsideen ohne Anlass« erzählt, von »paranoidem Syndrom« und von was weiß ich noch allem … *[erneut Gelächter im Hörsaal, in das sich aber spürbar Unbehagen mischt]*
Prof. Berg:	*[ernst, engagiert]* Ich danke Ihnen für diese Bemerkung, Frau Hoch.
Mehrere Studierende	*[gleichzeitig, aber unabgesprochen]*: Hört, hört!
Prof. Berg:	Sie sprechen eines der schwierigsten Probleme der Psychiatrie an, nämlich die vorurteilsfreie Erfassung dessen, was eine Person über ihr Erleben berichtet. Vorurteilsfrei, verstehen Sie, liebe Kolleginnen und Kollegen? Das heißt, Sie müssen versuchen zu erfassen, was Ihr Gesprächspartner Ihnen sagen will, was er oder sie erlebt – und nicht was gerade in Ihr Konzept passt oder gar in Ihre vorgefasste Vermutungsdiagnose. *[Macht genüsslich eine Kunstpause]* Sie denken, das sei trivial und selbstverständlich? *[Nächste, noch längere Kunstpause]* Glauben Sie mir, Sie täuschen sich. Lesen Sie Karl Jaspers, der hat nicht ohne Grund ein ganzes Kapitel über Vorurteile in der Psychiatrie geschrieben … *in* der Psychiatrie, notabene, nicht *gegenüber* der Psychiatrie![104]
Basil Nieder:	*[zu seiner mittlerweile etwas enervierten Nachbarin]* Karl wer? Der ist ja noch nicht mal auf Facebook!

---

104 Vgl. Jaspers (1946), S. 13–18.

Prof. Berg:	*[unbeirrt, nun an die Studierenden gewandt und ganz in seinem Element]* Haben Sie sich schon einmal gefragt, ob und wie man einem Gefühl ansieht, ob es krankhaft ist oder nicht? Das ist alles andere als trivial, denn cutoffs oder klare Messwerte gibt es hier nicht. Ein Beispiel: Ein systolischer Blutdruck von 220 mm Hg ist *immer* pathologisch, nicht wahr? Ein sehr heftiges Gefühl, Hass etwa oder panische Angst, kann, muss aber nicht krankhaft sein. Umgekehrt kann es sehr krankhaft sein, in bestimmten Situationen *keine* ausgeprägten Gefühle zu haben. Es kommt auf den Kontext an, auf das Erleben und die Lebenssituation der jeweiligen Person. Kurz: Einzelsymptome sagen Ihnen herzlich wenig. Was Sie zwingend brauchen, das ist der vollständige psychische Befund, er ist Ihr wichtigstes psychiatrisches Handwerkszeug.
Basil Nieder:	*[leise, aber nicht leise genug]* Amen.
Barbara Hoch:	*[den Studenten direkt ansprechend, was diesen sichtlich irritiert]* Ich finde, Herr Berg hat recht, mindestens in diesem Punkt …
Prof. Berg:	*[an das Auditorium gerichtet]* Die Zeit ist um, meine Damen und Herren. Psychiatrie ist ein faszinierendes, aber auch komplexes Fach. Schauen Sie nur die Geschichte des Burghölzli an, in dem unsere Vorlesung stattfindet: Eine Ikone des Faches, mag sein, aber eben eine, die die Errungenschaften der Psychiatrie ebenso widerspiegelt wie ihre Fallstricke und Fehler. Weniger pathetisch gesagt: Selbstkritisch *und* selbstbewusst Psychiatrie zu praktizieren, das ist zwar nicht einfach, aber nur so entsteht gute Psychiatrie.
Barbara Hoch:	*[Mit leisem Spott oder leiser Zustimmung, das bleibt offen]* Ganz Ihrer Meinung, Herr Professor – bonne chance …

Die Studierenden verlassen lebhaft diskutierend den Hörsaal.

Die Protagonisten[105]

Theodor Meynert (1833–1892), Wien
Neuroanatom und Nervenarzt
1833	15. Juni geboren in Dresden
bis 1865	Studium der Medizin und Assistenzarztjahre an der Universität Wien

---

105 Sofern nicht bei der ersten Debatte (▶ Kap. Lebenswelt 3) bereits vorgestellt. Eine kurze Skizze zum Werk findet sich im Folgenden nur zu Karl Leonhard und Thomas Szasz, weil sie – im Unterschied zu Theodor Meynert, Eugen Bleuler und Karl Jaspers – in ▶ Kap. 3 nicht ausführlich zur Sprache kommen.

1870	Außerordentlicher Professor für Psychiatrie in Wien, Direktor der neuen I. Universitätsklinik des Wiener Allgemeinen Krankenhauses
1873	Ordentlicher Professor für Psychiatrie an der Universität Wien
1892	Rücktritt von seinem Amt aus gesundheitlichen Gründen, verstorben am 31. Mai in Klosterneuburg

Karl Jaspers (1883–1969), Heidelberg, später Basel
Psychiater, Psychologe, Philosoph

1883	23. Februar in Oldenburg (D) geboren
1901–1909	Studium der Rechtswissenschaft, später der Medizin in Göttingen und Heidelberg
1909–1914	Volontärassistent an der Heidelberger Psychiatrischen Universitätsklinik
1916	Außerordentlicher Professor am Philosophischen Seminar der Universität Heidelberg
1921	Persönliches Ordinariat in Heidelberg
1937–1945	Durch die Nationalsozialisten erzwungene Versetzung in den Ruhestand und Publikationsverbot (Jaspers' Ehefrau war Jüdin)
1948	Lehrstuhl für Philosophie an der Universität Basel
1969	26. Februar in Basel verstorben

Karl Leonhard (1904–1988), Frankfurt am Main, dann Ost-Berlin/DDR
Psychiater und Vertreter einer streng systematischen Krankheitslehre

1904	21. März geboren in Edelsfeld (D)
1923–1928	Studium der Medizin in Erlangen, Berlin und München
1929–1935	Assistenzarzt an der Psychiatrischen und Nervenklinik der Universität Erlangen sowie an der Heil- und Pflegeanstalt Gabersee bei Wasserburg/Inn
1936	Oberarzt an der Nervenklinik der Universität Frankfurt am Main
1946	Außerplanmäßiger Professor an der Universität Frankfurt am Main
1955	Ordinarius für Psychiatrie und Neurologie an der Medizinischen Akademie Erfurt (DDR)
1957–1969	Ordinarius für Psychiatrie und Neurologie an der Humboldt Universität Ost-Berlin (DDR)
1969–1988	Trotz Emeritierung baldige Wiederberufung zum ordentlichen Professor ohne Lehrverpflichtungen, ununterbrochene Fortsetzung der wissenschaftlichen Tätigkeit
1988	23. April verstorben in Berlin

Für Karl Leonhard stellten psychische Störungen gleichsam mentale Systemerkrankungen dar, dies in Analogie zu den neurologischen Systemerkrankungen. In der Denktradition der Schule von Carl Wernicke (1848–1905) und Karl Kleist (1879–1960) stehend, verstand er die menschliche Psyche als modular aufgebaut, wobei einzelne Module isoliert oder in Kombination gestört sein können. Daraus leitete er ein psychopathologisch hoch differenziertes, formal betont strenges und (aus seiner Sicht) vollständiges System psychotischer Erkrankungen ab (Leonhard

1980). Leonhard hat sich darüber hinaus – hierin Arthur Kronfeld ähnlich – auch zu Fragen der Charakterkunde und der Psychotherapie geäußert, hingegen kaum zu gesellschaftlichen und politischen Themen.

Thomas Szasz (1920–2012), New York
Schizophreniekritiker und (unfreiwilliger) Antipsychiater

1920	15. April in Budapest geboren
1938	Emigration in die USA, dort Studium der Medizin und Physik
1944	Promotion in Medizin und Beginn der Ausbildung zum Psychoanalytiker in Chicago
1956–1990	Professor für Psychiatrie an der State University of New York in Syracuse
1991–2012	Fortsetzung der Publikations- und Vortragstätigkeit im internationalen Rahmen
2012	8. September verstorben in Manlius, New York

Thomas Szasz war ein international bekannter Kritiker von diagnostischen und therapeutischen Usancen der institutionellen Psychiatrie, notabene ein Kritiker aus den eigenen Reihen. Vor dem Hintergrund seiner langjährigen klinischen Erfahrung verstand er sich selbst keineswegs als »Antipsychiater«, obwohl er meist zu dieser Strömung gerechnet wird. Seine Kritik richtete sich vielmehr gegen die verbreitete institutionelle Gewalt in Form von Zwangseinweisungen und Zwangsbehandlungen sowie gegen die unhinterfragte Unterordnung psychischer Erkrankungen, speziell der Schizophrenie, unter einen engen, aus der somatischen Medizin entlehnten Krankheitsbegriff. Für ihn gab es Krankheit im engen Sinne tatsächlich nur im Körperlichen; psychische Störungen sah er wesentlich im Erleben und Verhalten von Personen verwurzelt sowie in deren sozialer Einbettung. In diesem Sinne bezeichnete er in seinem bekanntesten (und provokantesten) Buch die Existenz psychischer Erkrankungen als Mythos (»The Myth of Mental Illness«) (Szasz 1961).

Balthasar Berg, Zürich, fiktiver Professor für Psychiatrie

Barbara Hoch, Zürich, fiktive Patientin des »Burghölzli«

Basil Nieder, Zürich, fiktiver Student der Humanmedizin

8 Kronfeld und die Psychiatrie als Wissenschaft: Ein kritisches Résumé

Kronfelds zentrales Anliegen war und blieb die Etablierung einer eigenständigen wissenschaftlichen Identität der Psychiatrie: Aus sich heraus solle sie arbeiten, »autologisch«. Fraglos sei die methodische oder inhaltliche Unterstützung durch Nachbardisziplinen, etwa durch die Neurobiologie oder die Sozialwissenschaften, für eine derart auf interprofessionelle Zusammenarbeit angewiesene Disziplin bedeutsam. Sie dürfe aber nicht dazu führen, dass die psycho(patho)logische Durchdringung des »Gegenstandes« der Psychiatrie, der psychisch erkrankten Person, vorzeitig ausgesetzt werde, also bevor sie an unüberwindliche methodische Grenzen stoße.

Nun hatte die kantische Erkenntnistheorie – bei aller Kritik, die Kronfeld an ihr äußerte, eine Konstante in seinem Denken – die Dimension des Psychischen von den für Naturwissenschaften charakteristischen methodischen Vorgehensweisen ausgenommen, weil ihr keine räumliche Ausdehnung zukomme und sie daher nicht wie ein externer Gegenstand als Objekt aufzufassen sei. Um der Psychiatrie dennoch eine solide Verankerung im empirisch-naturwissenschaftlichen Denken zu sichern, ohne sie einem oberflächlichen Materialismus auszuliefern, suchte Kronfeld nach einer philosophischen Alternative. Fündig wurde er bei Jakob Friedrich Fries' und Leonard Nelsons Auslegung des Neukantianismus. Konsequent der Grundausrichtung dieser Schule folgend und sie auf psychiatrische Themen anwendend, sah er es nicht nur als möglich, sondern als unabdingbar an, auch das Psychische – sei es gesund oder erkrankt – mit empirischen Methoden zu untersuchen.

Der systematisierende, nach immanenten Gesetzmäßigkeiten der Psyche suchende Ansatz Kronfelds erlangte insbesondere in seinem Buch »Das Wesen der psychiatrischen Erkenntnis« von 1920 ein dominantes Gewicht (▶ Kap. 5). Dies legt die kritische Frage nahe, ob die streng autologisch durchkomponierte Wissenschaftlichkeit der Psychiatrie nicht das *Risiko einer unnötigen Restriktion oder einer Überforderung* birgt, etwa wenn Kronfeld das Zurückführen des Psychischen »überall bis auf seine letzten, autologisch irreduziblen Eigencharaktere« als Ziel vorgibt (1920a, S. 248) (▶ Kap. 5). Welcher Stellenwert wird bei einer solchen, auf Gesetzmäßigkeiten abzielenden, nomothetischen Vorgehensweise der idiographischen Dimension[106] zugemessen, also dem substanziellen Einbezug der subjektiven Per-

---

[106] Wilhelm Windelband (1848–1915), ein der »Südwestdeutschen Schule« des Neukantianismus zugehöriger Philosoph, hatte den Naturwissenschaften ein »nomothetisches«, auf die Erkenntnis allgemeingültiger Gesetze ausgerichtetes Vorgehen attestiert. Demgegenüber komme es den Kultur- oder Geisteswissenschaften auf die genaue Erfassung des Einzelnen und Einmaligen an, wozu sie »idiographisch« zu arbeiten hätten.

spektive, des individuellen Erlebens? Schärfer formuliert: Wie können Spontaneität, Autonomie und Personalität, konkretisiert in der Fähigkeit zur freien Entscheidung und Verantwortungsübernahme, mit der postulierten vorgegebenen, gesetzmässigen Struktur der Psyche vereinbart werden?

Dieses Spannungsfeld wird, so ist mit gutem Grund anzunehmen, Arthur Kronfeld bewusst gewesen sein[107]. Wohl nicht zuletzt aufgrund seiner wachsenden praktischen Erfahrung als niedergelassener Psychotherapeut in der Großstadt Berlin betonte er in den späten, aber noch vor der Emigration publizierten Texten, dass in der therapeutischen Arbeit eine dialogisch-offene, auf Charaktereigenschaften, Handlungsbereitschaften und Werthaltungen, kurz: auf die Personalität, achtende Perspektive entscheidend sei. Dies fügte sich nahtlos ein in die differenzierten Debatten zwischen Medizin, Psychologie und Philosophie, die in der Weimarer Zeit stattfanden und die Kronfeld genau verfolgte.[108] In Ergänzung zu der bereits vorne dargestellten Auseinandersetzung mit der Denk- und Gestaltpsychologie (▶ Kap. 3) ist auf seine Rezeption charakterologischer und personalistischer Ansätze hinzuweisen, etwa des »kritischen Personalismus« William Sterns (1871–1938) oder der »Lebensformen« Eduard Sprangers (1882–1963).[109] Auch die wertschätzende Kommentierung, die er Alfred Adlers (1870–1937) »Individualpsychologie« mit ihrer Betonung des »Lebensstils« wiederholt zukommen ließ, gehört in diesen Kontext.

Die weiter vorne vorgestellte »psychologische Lesart« der ärztlichen Psychotherapie (▶ Kap. 6) brachte eine enorme Aufwertung der Therapeutenrolle mit sich. Wiewohl Kronfeld hervorhob, Ziel der Behandlung sei es, dem/der Patienten/in eigene Schritte zur Erweiterung von Handlungsspielräumen zu ermöglichen, hinterfragte er die markant *paternalistische Tönung* seiner »psychagogischen« Grundhaltung kaum. Bemerkenswert ist die zeitgleiche Bedeutungszunahme des Begriffs der Person. Kronfeld nahm sie allerdings vor, ohne die damit generierte Antinomie von Paternalismus und Personalität umfassend zu erörtern. Für ihn ging diese Fokusverlagerung von der methodischen Dimension der »Autologie« der Psychiatrie zu deren inhaltlicher Ausrichtung an der Personalität nicht zu Lasten der früheren Dominanz neukantianischer Positionen. Diese hat Kronfeld weder relativiert noch hat er sich von ihnen distanziert. Sie waren jedoch etwa ab 1925 weniger offenkundig und erschienen nicht mehr als affektiv hoch befrachtete zentrale Referenz. Kronfelds Texte und sein therapeutisches Handeln in der eigenen Praxis gewannen einen pragmatischen, hermeneutische Elemente stärker gewichtenden Charakter.

Ohne Frage nahm Kronfeld die genannten konzeptuellen Spannungsfelder nicht nur deutlich wahr, sondern – das darf mit Blick auf sein langjähriges Ringen um die Grundbegriffe der Psychiatrie angenommen werden – er litt auch unter ihnen. Es wäre konsequent gewesen, hätte er sie einer detaillierten Analyse unterzogen und dabei den nunmehr zentralen Begriff der Person näher qualifiziert.

---

107 Die zukünftige Forschung wird zu prüfen haben, ob es in diesem Zusammenhang aussagekräftige Briefwechsel Kronfelds oder sonstige Originalquellen gibt.
108 Diese Debatte sollte bald darauf durch die nationalsozialistische Barbarei nahezu vollständig zum Erliegen kommen – mit gravierenden Folgen für das Niveau des akademischen Diskurses, vom Niveau der Patientenversorgung ganz zu schweigen.
109 Auf beide Autoren weist er in den »Perspektiven der Seelenheilkunde« ausdrücklich hin (Kronfeld 1930, S. 26).

Eine gute Gelegenheit dazu hätte sich ergeben bei seiner fulminanten Kritik an der »geisteswissenschaftlichen Psychologie«. Diese behaupte zwar, mit gleicher Stringenz vorzugehen wie die »objektive«, methodisch an den Naturwissenschaften orientierte Psychologie, tatsächlich aber verfehle sie die mit dem Terminus »Geist« gemeinte Ebene vollständig:

> »Nun ist freilich das Wort Geist ein ebenso anspruchsvolles wie mehrdeutiges Wort; und es würde am besten aus der Terminologie der Wissenschaft von seelischen Vorgängen soweit als möglich verschwinden und durch eindeutigere Bestimmungen ersetzt werden. ... Aber gerade wenn sie [die Ersetzung; P.H.] nicht gelingt, und Geist als die Voraussetzung der Möglichkeit von Objekten überhaupt, von objektiver Wahrheit, Geltung und Normation angesehen wird, so ist die Aufstellung einer ›geisteswissenschaftlichen Psychologie‹ wider Willen und Absicht für eben diesen Geist eine Quelle der Zerstörung. Ja sie führt recht eigentlich zu seiner Thronenthebung und Abdankung. Aus der fundamentalen Voraussetzung aller Möglichkeit von Erkenntnis wird er zu einem bloßen Objekt dieser Erkenntnis, und zwar der psychologischen Erkenntnis. Damit wird er seines Wesensanspruches entkleidet, ein Ding unter Dingen, eine Beziehung unter Beziehungen. Die geisteswissenschaftliche Psychologie annulliert den Geist, indem sie Psychologie ist. Sie verfällt in jenen Psychologismus, den sie der objektiven Psychologie vorwirft, sobald diese sich den geistigen Funktionen zuwendet.« (Kronfeld 1930, S. 17)

Dieses engagierte Plädoyer, das eindrücklich zeigt, wie nahe der Neukantianismus bei aller Kritik dem kantischen Vorbild eben doch war[110], erweiterte Kronfeld nicht zu einer systematischen Einordnung der Begriffe Geist und Person in sein eigenes Denken. In seinem Werk von 1930, das den Grundstein legte für eine neuartige Konzeption der Schizophrenie, zog er es vor, den *Begriff Person pragmatisch-psychotherapeutisch zu fassen und nicht erkenntnistheoretisch à fond auszuloten.* Er stellte ihn in unmittelbaren Zusammenhang mit dem »Selbst« und dem »Charakter«:

> »Wollen wir von hier zum Begriffe der Person fortschreiten, so bedarf der Begriff der Individualität abermals einer differenzierenden Bestimmung. Wir nehmen deren Ergebnis vorweg, indem wir das Differenzierungsmerkmal sogleich angeben: es ist dasjenige der Selbstheit. Person ist die sich selbst innerlich habende Individualität, ist die Individualität, die in ihrem Erleben und Agieren zugleich ihr Selbst erlebt und agiert.« (Kronfeld 1930, S. 44)

Wenn er im selben Kontext Person und Charakter nahezu identifiziert, wird als Nebenbefund ein – im erkenntnistheoretischen Sinn – realistisches Weltbild deutlich. Dies spiegelt erneut eine entscheidende Differenz wider zwischen der kantischen Philosophie und dem Neukantianismus Friesscher Prägung:

> »... gelingt es, unsern Begriff der Person klar und bewährt zu begründen, so führt er uns ... zum Begriff des Charakters. Dieser wird sich als in demjenigen der Person fundiert erweisen, abermals bereichert oder eingeengt durch ein differenzierendes Bestimmungsstück. Wir werden als solches dasjenige der ›Wirklichkeit‹ kennenlernen – der ›Welt‹, in welcher die Person sich befindet und der sie begegnet. Und wir werden dann verstehen lernen, daß der Charakter nichts anderes ist als die Person, bestimmt aus oder in ihrem Verhältnis zur Wirklichkeit.« (Kronfeld 1930, S. 45)

Als ob er gespürt hätte, dass diese pragmatisch-realistische Lesart des Personbegriffs bedeutsame Fragen offenlässt und insbesondere im Widerspruch steht zu dem kurz

---

110 Siehe ▶ Kap. 5.

zuvor vehement verteidigten Status des »Geistes« als »fundamentale Voraussetzung aller Möglichkeit von Erkenntnis«, wies er in saloppem, aber dennoch magistralem Ton die Aufgabe einer erkenntnistheoretischen Vertiefung des Themas der Metaphysik zu:

> »Der[111] dritte Bereich fundierender Bedingungen für die Möglichkeit des Selbst braucht hier nur ganz kurz angedeutet zu werden. Er[112] liegt in der Teilhaftigkeit des Subjekts am Geiste. Grund und Art dieser Teilhaftigkeit zu untersuchen, ist Sache der Metaphysik oder der Religion und geht uns nichts an. Person ist nur möglich, wo der Logos sich individuiert.« (Kronfeld 1930, S. 49)

»Wo der Logos sich individuiert« – Aussagen wie diese adressieren den gesamten philosophischen und anthropologischen Horizont, mit dem sich Kant selbst und die Neukantianer des 19. und frühen 20. Jahrhunderts intensiv auseinandergesetzt hatten. Eine Ausdifferenzierung dieses breiten Feldes mit Blick auf die Schizophrenielehre oder auf die Psychiatrie als Ganze hat Kronfeld nicht vorgelegt, insbesondere keine abwägende Gegenüberstellung von Neukantianismus und Personalismus. Seine dramatisch verschlechterten Lebens- und Arbeitsbedingungen in den frühen 1930er-Jahren sowie die schließlich erzwungene Emigration dürften dabei eine wesentliche Rolle gespielt haben[113].

Es wird zu einigen Aspekten des Kronfeldschen Werkes aus gutem Grund sehr unterschiedliche Beurteilungen geben. Dies gilt für das spannungsreiche Verhältnis zwischen seinem originell-kreativem Weiterdenken der Psychiatrie und dem Risiko der Beschränkung durch ein beengendes erkenntnistheoretisches Korsett. Ebenso vielfältig werden die Meinungen zu seiner paternalistisch ausgestalteten »Psychagogik« sowie zu dem nicht in voller Systematik entwickelten Begriff der Person ausfallen. Und dennoch: Mir nötigt Kronfelds jahrzehntelanges Ringen um ein wissenschaftlich solides Fundament des Faches großen Respekt ab – auch und gerade, wenn es um Themenfelder geht, auf denen er den hochgesteckten eigenen Ansprüchen *nicht* gerecht zu werden vermochte und wesentliche Fragen unbeantwortet lassen musste. Dem Potential seines Werkes, die Psychiatrie des 21. Jahrhunderts mit klugen und herausfordernden Ideen zu konfrontieren, tut dies keinen Abbruch.

---

111 Im Original heißt es versehentlich »Das«.
112 Im Original heißt es versehentlich »Es«.
113 Soweit ich sehe, nahm Kronfeld die hier angesprochenen argumentativen Fäden nach seiner Flucht aus Deutschland in Nyon und in Moskau nicht mehr in vergleichbarer Intensität auf. Vielmehr standen in der Emigration klinische Themen im Vordergrund (Kronfeld 2006, Sawenko 2006) – ein noch weitgehend unbearbeitetes Feld für die zukünftige Forschung.

Lebenswelt 8 – Konrad L. und die Autonomie: Warum Entscheidungen in der Psychiatrie sowohl richtig wie *contre cœur* sein können

Auf den ersten Blick entsprechen Art und Inhalt der mehrjährigen Zusammenarbeit von Konrad L. und Dr. T. dem Idealbild einer zeitgemäßen Psychiatrie im 21. Jahrhundert: Beide, der erfahrene Psychiater und der Patient mit langer Vorgeschichte einer schizophrenen Erkrankung, vertreten voller Überzeugung die Prinzipien des wechselseitigen Respektes in der therapeutischen Beziehung, des Dialoges auf Augenhöhe, des Empowerment- und des Recovery-Konzeptes[114]. Dazu gehörte im Fall von Dr. T. die aktive Mitgliedschaft in psychiatriebezogenen Gremien, etwa in der regionalen Psychiatriekommission. Dort stehen die aktuelle Versorgungssituation von Menschen mit psychischen Erkrankungen und deren mögliche Verbesserung im Mittelpunkt. Sehr gute, fast ideale Voraussetzungen, denkt man, und das zu Recht. Dennoch ist auch ein solches Lehrbuchbeispiel einer therapeutischen Beziehung nicht gefeit gegen belastenden Dissens und konfligierende ethische Prinzipien.

Konrad L., 48 Jahre alt, ein gelernter Immobilienkaufmann, der seit seinem 35. Lebensjahr eine Invalidenrente bezieht, erkrankte mit 27 Jahren an einer ausgeprägten psychotischen Episode, die ihn für Monate aus seinem sozialen Kontext riss. Zu Beginn litt er unter massiven Ängsten und Wahngedanken, glaubte persönlich für weltpolitische Spannungen und kriegerische Handlungen verantwortlich zu sein, *fühlte sich* – aus seiner Perspektive: *wurde*[115] – pausenlos überwacht. Kaum noch einen Gedanken erlebte er als den eigenen, selbst gesteuerten. Ständig tyrannisierten ihn – wiederum sein Ausdruck – »externe Kontroll- und Beeinflussungsmaschinen«. Er hatte vage Vermutungen, warum

---

114 »Empowerment« (»Ermächtigung«, besser: Verantwortungsübernahme) zielt in psychiatrischem Kontext darauf ab, die erkrankte Person in die Lage zu versetzen, ihre trotz Krankheit bestehenden Ressourcen in vollem Umfang zu nutzen, ihre Autonomie zu wahren und sich aktiv in die Planung und Durchführung der Therapie einzubringen. Mit »Recovery« ist die bewusste Förderung des Gesundungsprozesses bei psychischen Erkrankungen gemeint, was auch die Vermittlung von Hoffnung und Würde gerade bei schweren Krankheitsverläufen einschließt. »Empowerment« wird meist als Teilelement des Recovery-Konzeptes verstanden (vgl. Rössler und Lauber 2013, Amering 2013).
115 Psychotische Phänomene wie Wahngedanken oder Ich-Störungen haben – mindestens bei voll ausgebildeten Krankheitsepisoden – aus der Sicht der betroffenen Person *nicht* den Charakter eines konjunktivischen »als-ob-Erlebnisses« (»Es kommt mir vor, *als ob* ich verfolgt *würde*«). Vielmehr erlangen diese Erlebnisse einen vollständigen, unabweisbaren, quasi »indikativischen« Realitätscharakter (»Ich *werde* verfolgt«). Gerade dieser Umstand ist wesentlich für den enormen Leidensdruck verantwortlich, den psychotische Zustände in aller Regel hervorrufen.

das alles so war, die aber seine Angst nur verstärkten. Zunehmende Verzweiflung stellte sich ein, häufig dachte er an Suizid.

In den Folgejahren kam es zu weiteren Krankheitsepisoden und einer unfreiwilligen Einweisung (»fürsorgerische Unterbringung«[116]). Konrad L.s Leben änderte sich markant. Er zahlte, so das von ihm selbst gerne benutzte Bild, einen sehr hohen Preis für seine Erkrankung: Das Studium der Betriebswirtschaftslehre musste er kurz vor dem Abschluss zunächst unterbrechen, dann aufgeben. Seine Partnerin, mit der ihn eine achtjährige Beziehung verband, trennte sich von ihm, wenn auch mit großen Schuldgefühlen, weil sie es nicht schaffte, mit seiner psychischen Labilität und den streckenweise erheblichen Verhaltensauffälligkeiten umzugehen.

Wegen eines Ortswechsels – Konrad L. lebte nun in einer betreuten Wohneinrichtung – wurde er Patient in Dr. T.s Praxis. Diese neue therapeutische Beziehung schien von Beginn an unter einem guten Stern zu stehen. Konrad L. fasste rasch Vertrauen. Die Gespräche hatten bald nicht nur das aktuelle Befinden zum Gegenstand, sondern auch die Zukunftsplanung, ein Bereich, mit dem sich der Patient kaum noch befasst hatte, wohl aus Angst davor, nur mit negativen Optionen konfrontiert zu werden.

Konrad L. war es ein Bedürfnis, seine teilweise drastische Kritik an der institutionellen Psychiatrie offen darzulegen. Die Sorge, Dr. T. könne ihm dies übelnehmen oder – im schlimmsten Fall – gar als erneutes Krankheitssymptom auslegen, erwies sich zu seiner Erleichterung als unbegründet. Gerade weil ein respektvoller Austausch über heikle Themen wie den unfreiwilligen Klinikeintritt, den Aufenthalt auf einer geschlossenen Akutstation oder die, wie der Patient sagte, »stets drohende Zwangsbehandlung« zum Teil der Therapie wurde, ergaben sich neue, den engeren Rahmen des aktuellen Zustandsbildes überschreitende Perspektiven.

Konrad L. informierte sich über die noch nicht lange bestehende Möglichkeit, als »Psychiatrieerfahrener« eine Ausbildung zum »Peer« zu absolvieren, was ihn unmittelbar ansprach. Er wollte die nötigen Kompetenzen erwerben, um eine aktive Mittlerfunktion einzunehmen zwischen psychiatrischen Patientinnen und Patienten einerseits sowie Kliniken, Behörden und der Gesellschaft andererseits. Dr. T. unterstützte ihn stark in diesen Plänen. Allerdings hatte es anfangs zwischen beiden einen unerwarteten Dissens über den Begriff »Psychiatrieerfahrener« gegeben. Dr. T. hatte – obwohl grundsätzlich überzeugt von der Bedeutung der Peer-Arbeit – moniert, diese Bezeichnung sei unfair, wenn nicht sogar diskriminierend gegenüber dem Fach Psychiatrie. Er wagte eine provokante Formulierung: »Schließlich spricht ja auch niemand von ›Chirurgieerfahrenen‹, oder?« Sein Patient ließ sich nicht provozieren, lächelte mild und gab in gleicher Münze zurück: »Sie wissen viel von Psychiatrie, Herr Dr. T., so viel ist klar. Warum aber ›Psychiatrieerfahrener‹ ein so wichtiger Begriff ist und gerade *keine* Kampfansage an die Psychiatrie, das werden Sie wohl nie verstehen …«

---

116 In der Schweiz geregelt in den Art. 426–439 Zivilgesetzbuch (ZGB).

Konrad L. ging seinen Weg, schloss die Peer-Ausbildung erfolgreich ab und begann ein vielfältiges Engagement: Er arbeitete in Gremien mit – wo er gelegentlich auf Dr. T. traf –, schrieb Kolumnen für Tageszeitungen und hielt Referate vor Laien und Fachpublikum. Die Qualität der weiterhin in etwa monatlichen Abständen stattfindenden Therapiesitzungen mit Dr. T. wurde durch diese zweite Ebene der Kommunikation in keiner Weise beeinträchtigt – »im Gegenteil«, wie der Patient einmal nicht ohne Süffisanz bemerkte.

Nach Jahren erfreulicher Stabilität änderte sich das Bild, für beide überraschend, rasant, ohne dass sich in der Therapie oder im sozialen Umfeld etwas Wesentliches zum Negativen verändert hätte: Innert weniger Wochen bedrängten Konrad L. erneut Angstzustände und Verfolgungsideen, seine Konzentration ließ massiv nach, er zog sich fast vollständig in sein Zimmer zurück.

Dr. T. war alarmiert. Er teilte dem Patienten seine Sorge mit und sprach dezidiert von der Gefahr eines psychotischen Rezidivs. Konrad L. nahm dies missmutig und wortkarg zur Kenntnis. Nein, die vorgeschlagene Erhöhung der neuroleptischen Medikation akzeptiere er nicht, zumindest nicht sofort. Er sei aber bereit, nun wieder wöchentlich in die Sprechstunde zu kommen und sich notfalls auch früher zu melden. Eine Woche später bewahrheitete sich Dr. T.s Sorge nur zu deutlich: Er erlebte einen akut psychotischen, erregten Mann, der mit lauter, teils bedrohlich wirkender Stimme sprach, sich in belanglosen Details verlor, ständig das Thema wechselte und bei Unterbrechung unwirsch reagierte. Im Laufe des Gespräches wurde die Situation immer angespannter. Dr. T. war unbehaglich zu Mute, auch weil er befürchtete, die Warnzeichen eines Rückfalls zu spät erkannt oder ernst genommen zu haben. Schließlich breitete Konrad L. ein komplexes Wahnsystem vor ihm aus, wie Dr. T. es bei ihm noch nie erlebt hatte. Der Patient deutete Zweifel an, ob nicht auch Dr. T. selbst Teil der gegen ihn laufenden Verschwörung sei, ja die »sogenannte Therapie« gar in direktem Auftrag der Verfolger durchführe, um den Patienten auszuhorchen und zu manipulieren. Er sei »das genaue Gegenteil von krank«, denn jetzt habe er endlich alles verstanden, was gegen ihn laufe und wogegen er sich wehren müsse.

Trotz des martialischen Auftretens seines Patienten realisierte Dr. T., wie fragil dessen psychische Situation war. Konrad L. berichtete widerstrebend über schwere Angst, stundenlanges Wachliegen in der Nacht, Verzweiflung und seit einer Woche zunehmende Suizidgedanken. Er müsse sich das nicht länger antun. Gespräche seien sinnlos, vielleicht sogar gefährlich.

Dr. T. war nun klar, dass ein Notfall vorlag, der sofortiges Handeln verlangte. Der angespannte Dialog kulminierte in folgender Sequenz:

Konrad L. *(mit dem Finger auf Dr. T. zeigend)*
»*Sie* denken doch nur, dass ich eine Psychose habe. Das scheint Ihnen das Wichtigste zu sein!«

Dr. T. »Ich denke wirklich, dass Sie wieder krank sind. Wir kennen uns lange, und ich hoffe, Sie können mir weiterhin vertrauen. Es geht Ihnen gar nicht gut, und ich will Sie unterstützen und nicht attackieren.«

Konrad L. »Da bin ich mir eben gar nicht sicher. Ich will jetzt gehen.«

Dr. T.	»Herr L., bitte akzeptieren Sie, dass Sie vorübergehend den Schutz einer Klinik brauchen. Sie sind angespannt, aufgelöst, verzweifelt. Sie haben Suizidgedanken. Genau dafür gibt es Kliniken. Dass wir später die Behandlung hier fortsetzen, ist selbstverständlich.«
Konrad L.	*(lächelt merkwürdig in sich hinein, seine Hände zittern)* »Nein, falsch! Ich bin nicht krank. Wenn Sie nicht mehr auf meiner Seite sind, muss ich mir eben selbst helfen. Und wenn man mich so fertig macht, dass mir nur noch der Suizid bleibt, dann ist es eben so. *(zunehmend gereizt)* Sie geht das gar nichts an. Respektieren Sie das gefälligst und lassen mich in Ruhe!« *(steht abrupt auf)*
Dr. T.	*(steht auch auf, geht auf den Patienten zu, wirkt ernst und bestimmt)* »Herr L., bitte setzen Sie sich wieder. Ich werde jetzt die Klinik und die Sanität verständigen. Sie brauchen mehr Hilfe, als ich Ihnen in der Sprechstunde geben kann, und zwar sofort.«
Konrad L.	*(im Stehen)* »Aha! Und wenn ich nicht einverstanden bin? Was ist denn jetzt mit meiner Autonomie, die Sie doch angeblich so hochschätzen?«
Dr. T.	»Momentan zählt nur eines: Sie müssen aus Ihrer Krise herauskommen. Herr L., ich meine es ernst: Sie brauchen jetzt eine Klinik. In diesem Zustand kann und will ich Sie nicht allein lassen.«
Konrad L.	*(voller Anspannung und Angst, aber hämisch im Ton)* »So ist das also. Sie drohen mir mit einer Einweisung. Schöne moderne Psychiatrie!«

Diese erregt hingeworfene Bemerkung des Patienten traf bei Dr. T. einen wunden Punkt. Denn er hatte sich während des eskalierenden Gespräches immer wieder gefragt, ob er zu Konrad L.s Schutz einen Klinikeintritt nicht nur dringend anraten, sondern notfalls auch erzwingen *solle,* ja *müsse* – oder ob er genau dies *keinesfalls dürfe.* Schließlich ging es um eine massiv freiheitsbeschränkende Maßnahme. Er wunderte sich, dass er trotz seiner langjährigen Erfahrung und des drastischen Befundes Mühe hatte, den notwendigen Schritt der – notfalls erzwungenen – Klinikeinweisung mit seinem Ideal einer personzentrierten Psychiatrie zur Deckung zu bringen. Doch er blieb bei seinem Entscheid, der Klinikeintritt sei unvermeidlich. Ein *richtiger Entscheid, der einzig vertretbare, aber dennoch contre cœur,* wie ihm plötzlich durch den Kopf ging.

Zum Glück konnte eine weitere Eskalation verhindert werden. Konrad L., verzweifelt und erschöpft, wie er war, erklärte sich letztlich bereit, mit der inzwischen eingetroffenen Sanität in die Klinik zu fahren – »für eine kurze Kriseninterventon«, wie er bei der Verabschiedung in mattem Ton sagte.

Meine persönliche Quintessenz

Situationen wie die oben geschilderte sind psychiatrischen Fachpersonen nur zu bekannt, insbesondere den Ärztinnen und Ärzten, bei denen die Letztverantwortung für die Entscheidung liegt, eine medizinische Zwangsmaßnahme anzuordnen oder darauf zu verzichten. Es dürfte nicht übertrieben sein, das Problem der Zwangsmaßnahmen als »Achillesferse der Psychiatrie« zu bezeichnen, nicht zuletzt, weil die Öffentlichkeit das Fach häufig vor diesem Hintergrund beurteilt. Dabei sind vereinfachende Polarisierungen eher die Regel als die Ausnahme: Verursacht eine Patientin oder ein Patient einen Zwischenfall außerhalb der Klinik, wird Kritik laut, die Psychiatrie sei zu nachsichtig, zu wenig risikobewusst. »Warum erhält eine solche Person überhaupt Ausgang?«, so die vorwurfsvolle Frage. Im umgekehrten Fall, etwa wenn eine medikamentöse Zwangsbehandlung bei einem erregten, sich und andere gefährdenden Patienten unvermeidlich wird, fällt – oft in völliger Unkenntnis der konkreten Situation – das Schlagwort von der »chemischen Keule«, mit der »die Psychiatrie« Menschen traktiere.

Um kein Missverständnis aufkommen zu lassen: Es geht mir nicht um eine Apologie. Die Psychiatrie bewegt sich nun einmal in einem medizinisch, ethisch und rechtlich anspruchsvollen Kontext. Sie ist in hohem Maße auf konstruktive Kritik angewiesen, kommt aber auch selbst nicht um eine systematische Auseinandersetzung mit heiklen Themen herum: Speziell der Diskurs um medizinische Zwangsmaßnahmen kann und darf nicht vollständig an externe Fachleute, an »das Recht« oder »die Ethik«, delegiert werden.

Die ganze Debatte kreist um den Begriff der Autonomie. Das Schlimmste, was diesem Kernbegriff der Psychiatrie passieren kann, ist, zu einer wohlklingenden Worthülse zu werden. Autonomie ist alles andere als ein selbsterklärendes Konzept. Sie ist sperrig, facettenreich und erfordert stets, in jeder neuen Entscheidungssituation, eine vertretbare, auf die betroffene Person bezogene Konkretisierung als Grundlage für das psychiatrische Handeln (Hoff 2017c, 2019). Die »Anstrengung des Begriffs«, wie es Hegel in der Vorrede zu seiner »Phänomenologie des Geistes« (1807) unübertrefflich verdichtet hat[117], wird uns nicht erspart bleiben, wollen wir Autonomie in der Psychiatrie nicht nur *postulieren*, sondern *leben*.

---

117 Dies ist die Originalstelle: »Worauf es deswegen bei dem *Studium* der *Wissenschaft* ankommt, ist, die Anstrengung des Begriffs auf sich zu nehmen.« (Hegel 1807, S. 43; Hervorhebung im Original).

9 Ein Brückenschlag, der naheliegt: Kronfeld und die Psychiatrie im 21. Jahrhundert

9.1 Eine Vorbemerkung zum Nutzen der psychiatrischen Ideengeschichte

Die historische Perspektive kommt, gerade im Fall der praxisorientierten medizinischen Fachbereiche, oft im Kontext von Jubiläen zum Tragen, seien es solche von Persönlichkeiten oder von Institutionen, die für die Entwicklung des jeweiligen Feldes eine prägende Rolle spielten. Das gilt uneingeschränkt auch für das Fach Psychiatrie und Psychotherapie.

Nun ist jedoch die fundierte Auseinandersetzung mit der psychiatrischen Ideengeschichte weder nur eine Jubiläumsgeste noch »l'art pour l'art«, also das Rekonstruieren historischer Positionen um der Rekonstruktion willen. Ihr potenzieller Nutzen reicht bedeutend weiter: Sie vermag überdauernde Grundmuster des Faches in der Debatte um seinen Forschungs»gegenstand« freizulegen, der psychisch erkrankten Person. Solche Muster sind zeitgeschichtlich einzuordnen, zugleich aber mit dem je aktuellen Selbstverständnis der Psychiatrie in einen Dialog zu bringen. Nicht um idealisierende Narrative, um Hagiographie, geht es, sondern – in Anlehnung an Hegels oben erwähntes Diktum – um die »Anstrengung des Begriffs«. Die systematische Arbeit mit ideengeschichtlichen, also *begrifflichen* Entwicklungsprozessen soll zu einer kritischen Selbstvergewisserung des Faches beitragen. Diese wird auch im 21. Jahrhundert eine notwendige Voraussetzung bleiben für Fortschritte in Patientenversorgung, Forschung und Lehre[118].

---

118 Ein Zeugnis der Einlösbarkeit dieses hohen Anspruches an die ideengeschichtliche Perspektive stellt das Werk »Die Kunst des Heilens: Eine medizinische Geschichte der Menschheit von der Antike bis heute« des englischen Historikers Roy Porter (1946–2002) dar (Porter 2000).

9.2 Zwischen Kronfeld und heute: Orientierungsmarken der Psychiatrie in der zweiten Hälfte des 20. Jahrhunderts

Da es um den Brückenschlag zwischen Kronfeld und der Psychiatrie im 21. Jahrhundert geht, wird bewusst nicht auf die nationalsozialistische Pervertierung des Faches zwischen 1933 und 1945 eingegangen. Zwar waren es gerade die Folgen dieser Ideologie, die Arthur Kronfeld und seine Frau zur Emigration zwangen und damit eine tiefe biographische Zäsur markierten, doch wäre die bloß skizzenhafte Darstellung einer Epoche, in der psychisch erkrankte Menschen nicht nur diskriminiert, sondern auch physisch vernichtet wurden, unangemessen. Eine umfangreiche Literatur setzt sich mit diesem dunkelsten Kapitel der Psychiatriegeschichte auseinander[119]. Hier sei lediglich die Verpflichtung betont, die Psychiatrie im Nationalsozialismus stets als Mahnmal dafür zu betrachten, welch katastrophale Folgen die pseudowissenschaftlich unterlegte Ideologisierung und Radikalisierung eines medizinischen Fachgebietes zeitigen können.

Die Diskreditierung der biologischen Perspektive durch deren extremen Missbrauch in der NS-Zeit schuf nach 1945 für einige Jahre den Raum für einen dezidierten Gegenentwurf, die »anthropologische Psychiatrie«. Diese Strömung wird heute nur selten systematisch rezipiert und findet keinen breiten Eingang in das konkrete diagnostische und therapeutische Handeln, obwohl sie auch im 21. Jahrhundert Gegenstand fundierter Positionsbestimmungen bleibt (Bormuth und Schneider 2013, Breyer et al. 2015, Frick 2009). Sie wandte sich zwar nicht gegen die Bedeutung neurobiologischer Faktoren, setzte den Schwerpunkt ihrer pathogenetischen und therapeutischen Überlegungen jedoch an anderer Stelle: Psychische Erkrankungen brächen nicht nur naturgesetzlich »blind« über ein Individuum herein, sondern seien stets auch Ausdruck der *conditio humana*, also im Kontext der jeweiligen Persönlichkeit und Biographie bedeutungsvolle Vorgänge (Binswanger 1965, Blankenburg 1971, Zutt 1963).

Eine in den 1950er-Jahren einsetzende Entwicklung verlieh erneut der neurowissenschaftlichen Sichtweise Auftrieb: Psychotrope Substanzklassen wurden entdeckt und klinisch erforscht, die bis heute in der Psychopharmakotherapie Anwendung finden: Antidepressiva, Neuroleptika, Benzodiazepine, Lithium. Später kamen wegweisende methodische Fortschritte hinzu, etwa verfeinerte neurophysiologische Methoden, zerebrale Bildgebung durch Computertomographie (CT) und Magnetresonanztomographie (MRI), molekularbiologische und -genetische Techniken, jeweils unterstützt von der exponentiellen Steigerung der Rechenleistung von Computern.

Parallel gewann eine gesellschaftskritische Position an Einfluss. Sie monierte die völlig unzulängliche Versorgungsrealität speziell in psychiatrischen Großkrankenhäusern. Dieser Missstand führte auf der politischen Ebene in der Bundesrepublik

---

119 So etwa Cocks (1985), Finzen (1996), Holdorff und Hoff (1998), Karenberg (2006), Lifton (1986), Peters (1988, 1992), Reitzenstein (2014), Seidel und Werner (1991).

Deutschland zur Psychiatrie-Enquete (Deutscher Bundestag 1975), die die systematische Entwicklung sozialpsychiatrischer Konzepte anstieß, etwa für den Aufbau »gemeindenaher«, im Lebensumfeld der Betroffenen rasch verfügbarer psychiatrischer Angebote.

Weit über die Kritik an der konkreten Versorgungspraxis hinaus stellte die »Antipsychiatrie« der 1960er- und 1970er-Jahre das Fach Psychiatrie grundsätzlich in Frage. Es orientiere sich, so der Vorwurf, unkritisch und zu eng am Krankheitsmodell der somatischen Medizin, verliere so die subjektive und soziale Seite psychischen Krankseins aus dem Blick und erweise sich – gerade mit Blick auf Zwangsmaßnahmen wie die Unterbringung oder Behandlung gegen den Willen der betroffenen Person – mehr als soziale Kontrollinstanz denn als personzentrierte therapeutische Disziplin (Glatzel 1975). In dieser Schärfe finden sich psychiatriekritische Positionen heute zwar seltener. Doch stellt es ein konstruktives Erbe antipsychiatrischer Zuspitzung dar, wenn die unvermeidlich enge Vernetzung der Psychiatrie mit den sie umgebenden kulturellen, gesellschaftlichen und politischen Prozessen seither anerkannt und erforscht wird (Scull 2021).

In den letzten Jahrzehnten prägte der enorme Zuwachs an neurowissenschaftlichen Methoden sowie an Erkenntnissen zur Funktion des Zentralnervensystems das Fach Psychiatrie. Zugleich differenzierte sich der psychotherapeutische Bereich in zweifacher Hinsicht aus: Zum einen entstanden, ergänzend und in Konkurrenz zu den klassischen hermeneutisch-tiefenpsychologischen und verhaltenstherapeutischen Schulen, Behandlungskonzepte, die Elemente aus beiden Ansätzen kombinierten[120] oder die sich als störungsspezifisch verstanden, also etwa für die Behandlung überdauernder emotionaler Instabilität entwickelt worden waren[121]. Zum anderen hielt das Prinzip der empirischen Wirksamkeitsforschung Einzug in das Feld der Psychotherapie. In der Folge äußerten sich evidenzbasierte psychiatrische Behandlungsempfehlungen nicht nur zum psychopharmakologischen, sondern auch zum psychotherapeutischen Bereich.

Gerade mit Blick auf Kronfelds Denken ist das in jüngerer Zeit zu beobachtende Erstarken der phänomenologischen Sichtweise bemerkenswert, eines Ansatzes also, der sich auf das subjektive Erleben der von einer psychischen Erkrankung betroffenen Person konzentriert. Er nimmt Denktraditionen des 19. und 20. Jahrhunderts auf, repräsentiert etwa durch die Werke von Johann Christian August Heinroth (1773–1843), Carl Gustav Carus (1789–1869), Sigmund Freud (1856–1939), Karl Jaspers (1883–1969), Ludwig Binswanger (1881–1966), Wolfgang Blankenburg (1928–2002) oder Maurice Merleau-Ponty (1908–1961), von denen einige bereits zuvor erörtert wurden (▶ Kap. 3).

Die heutige psychiatrische Phänomenologie konstruiert keinen schroffen Gegensatz zur Neurowissenschaft, fordert aber einen kritischen, von wechselseitigem Respekt getragenen Dialog ein. Beispielhaft erwähnt seien Thomas Fuchs' Etikettierung des Gehirns als »Beziehungsorgan« (Fuchs 2021a), Josef Parnas' differenzierte und praxisnahe Annäherung an das subjektive Erleben schizophren erkrankter

---

120 Zum Beispiel das »Cognitive Behavioral Analysis System of Psychotherapy« (CBASP) (McCullough Jr. 2000).
121 Zum Beispiel die »Dialektisch-behaviorale Therapie« (DBT) (Linehan 1987).

Menschen (Parnas 2012), Giovanni Stanghellinis dezidierte Aufwertung der Psychopathologie (Stanghellini und Broome 2014) sowie Dan Zahavis auf Edmund Husserl verweisende Arbeiten, deren Ziel es ist, die Anschlussfähigkeit der Phänomenologie an die aktuelle Neurowissenschaft plausibel zu machen und zu fördern (Gallagher und Zahavi 2021).

9.3 Eine Brücke auf sieben Pfeilern

Um die Darstellung konkret und praxisnah zu gestalten, werden sieben zentrale Themen herausgegriffen, sieben »Pfeiler«, die die Fruchtbarkeit eines Dialoges, einer »Brücke«, zwischen Kronfelds Denken und den Debatten der heutigen Psychiatrie aufzeigen sollen. Dabei werden jeweils der aktuelle Diskussionsstand sowie der resultierende Handlungsbedarf dargestellt und zu Kronfelds Positionen in Bezug gesetzt.

9.3.1 Was ist Psychiatrie? Die Frage nach der Identität einer medizinischen Disziplin

Es dürfte wenige medizinische Bereiche geben, in denen sich der Diskurs zur fachlichen Identität, zum Kern des eigenen Arbeitens in Krankenversorgung, Forschung und Lehre, so hartnäckig kontrovers gestaltet wie in der Psychiatrie.[122] Natürlich entstehen auch in operativen und internistischen Fächern immer wieder neue Debatten um diagnostische Prozeduren, therapeutische Optionen und Forschungsrichtungen. Diese greifen jedoch meist nicht so tief in die Grundlagen, in das Selbstverständnis des Faches ein, dass dessen Arbeitsweise oder Forschungsgegenstand à fond in Zweifel gezogen werden.

In der Psychiatrie liegen die Dinge anders: Die das Fach seit je begleitenden Debatten um seinen »eigentlichen« Gegenstand sind, ideengeschichtlich betrachtet, zu einem tragenden Element geworden. Man mag es sinnvoll finden oder, genau umgekehrt, als veritables Forschungshindernis betrachten, aber diese Art von Kontroversen gehört zur konzeptuellen Grundausstattung der Psychiatrie – zu ihrem »Wesen«, wie Kronfeld wohl gesagt hätte. Eine holzschnittartige Fassung der Kernfrage lautet: Behandeln wir Personen, Gehirne oder Gesellschaften?

Die folgende Argumentation verfolgt zwei Ziele: Zum einen soll die Psychiatrie als vielfältiges, persönlich bereicherndes und breite berufliche Entwicklungsspielräume bietendes Fach dargestellt werden, nicht zuletzt, um ein Zeichen zu setzen gegenüber dem bedenklichen Nachwuchsmangel, der sich in zahlreichen Ländern sowohl im ärztlichen wie im pflegerischen Bereich eingestellt hat. Zum anderen

---

122 Aus diesem Grund findet sich Roland Littlewoods (1991) in die gleiche Richtung weisendes Zitat zu Beginn der Einleitung des vorliegenden Buches.

geht es um die Frage, wie die Psychiatrie ihre Mehrdimensionalität anerkennen *und gleichzeitig* ihre fachliche Identität als eigenständige klinisch-wissenschaftliche Disziplin stärken kann.

Warum ist das wichtig? Die Antwort ist eindeutig: Ignorierte man die Frage nach der übergreifenden Identität der Psychiatrie, ließe man einer zunehmenden Subspezialisierung einfach ihren Lauf, so entstünde das Risiko einer Auflösung des Faches in parallel arbeitende Einzeldisziplinen. Diese wären, je für sich betrachtet, sehr wohl ernsthafte und erfolgreiche Wissenschaftsfelder, die neues Wissen über psychische Krankheiten generierten, aber nicht mehr notwendig miteinander verbunden, also auf ein benennbares *gemeinsames* Ziel ausgerichtet.

Mitunter begegnet man der Auffassung, psychiatrische Krankheitsbilder seien wissenschaftlich immer noch zu wenig verstanden und müssten daher vorerst mit der historisch gewachsenen, bildhaften, aber unpräzisen und unreliablen Begrifflichkeit der Psychopathologie erfasst werden. Aus der Sicht der radikalsten Position, des »eliminativen Materialismus« (Churchland 1986), ist das allerdings nicht mehr als eine Verlegenheitslösung. Sie dürfe nur so lange Bestand haben, bis psychische Phänomene eindeutig mit den zugrundeliegenden neurobiologischen Prozessen nicht nur *korreliert*, sondern *identifiziert* werden könnten: Das Psychische wird hier zum reinen Epiphänomen neuronaler Vorgänge, denen die »eigentliche« Realität zukomme. Wer so denkt, beruft sich gerne auf die Beispiele zweier Erkrankungen, die sich nach der Entdeckung ihrer somatischen Ursachen von der Psychiatrie entfernten, die Epilepsie und die progressive Paralyse.

Im Fall der Epilepsie, schon in der Antike als »Morbus sacer«, »heilige Krankheit«, bekannt, geschah dies spätestens mit der Erfindung des Elektroenzephalogramms (EEG) durch Hans Berger (1873–1941), die den Beweis einer pathologischen Synchronisation neuronaler Aktivität als Ursache der Anfälle ermöglicht hatte. Bei der progressiven Paralyse, dem mit einem Befall des Zentralnervensystems einhergehenden späten Stadium einer Syphilisinfektion, kam es häufig zu ausgeprägt psychotischen Zustandsbildern mit Enthemmung, Größenwahn, formalen Denkstörungen und weiteren kognitiven Defiziten. Psychiatrische Kliniken des 19. Jahrhunderts, seinerzeit »Anstalten« genannt, beherbergten zahlreiche Menschen, die an dieser Erkrankung litten. Nachdem Spirochäten, genauer Treponema pallidum, 1905 als mikrobielle Ursache der Syphilis identifiziert werden konnten und eine neue diagnostische Methode den Nachweis in der klinischen Routine ermöglichte[123], änderte sich auch hier die nosologische Zuordnung markant: Die »Geisteskrankheit« progressive Paralyse wandelte sich zu einer in ihrem Quartärstadium das Gehirn befallenden Infektionskrankheit. Den Abschluss dieser Entwicklung bildete die Entdeckung des Penicillins[124] als hoch wirksamer Therapie

---

123 1906 hatte der Bakteriologe August von Wassermann (1866–1925) das später nach ihm benannte Nachweisverfahren für Treponema pallidum im Blut und im Liquor cerebrospinalis vorgestellt. Obwohl Spezifität und Sensitivität der Methode weitaus geringer waren als bei heutigen Verfahren, veränderte sich die klinische wie wissenschaftliche Sicht auf die progressive Paralyse durch die »Wassermann-Reaktion« nachhaltig.

124 Bereits 1874 erkannte der Chirurg Theodor Billroth (1829–1894) die antibakterielle Wirkung des Schimmelpilzes Penicillium notatum. Die enorme Bedeutung für die gesamte

gegen Treponema pallidum, auch wenn das Antibiotikum in späten Krankheitsstadien der Syphilis deutlich weniger effektiv war.

Details dieser medizinhistorisch bedeutsamen Vorgänge sind hier nicht von Belang. Entscheidend – und eines der Kronfeldschen Kernthemen – ist die Frage, ob es gleichsam das »Schicksal« der Psychiatrie und des Konzepts der »psychischen Erkrankung« sei, lediglich als Übergangslösung zu dienen, bis die »wahren« Ursachen gestörter psychischer Abläufe gefunden seien, oder ob das Fach einen Erkenntnisbereich *sui generis* habe, den es umfassend auszuloten und mit eigenen Mitteln zu erforschen gelte.

Wie aber steht es heute, in der dritten Dekade des 21. Jahrhunderts, also genau 100 Jahre nach Kronfelds »Wesen der psychiatrischen Erkenntnis«, um das Selbstverständnis oder die »Autologie« der Psychiatrie? Ermutigend ist, dass diese Debatte *existiert*. Sie wird in den letzten Jahren sowohl seitens der akademischen Psychiatrie als auch zahlreicher psychiatrischer Fachgesellschaften ernst genommen und gefördert. So etwa beschäftigt sich seit 2017 eine von der World Psychiatric Association (WPA) und der Fachzeitschrift Lancet Psychiatry eingesetzte Arbeitsgruppe auf internationaler Ebene mit den zukünftigen Herausforderungen des Faches (Bughra et al. 2017). Allerdings stehen hier, entsprechend dem Auftrag der WPA, Fragen der weltweiten psychiatrischen Versorgung sowie die Chancen und Risiken der digitalen Transformation im Vordergrund, wohingegen wissenschaftstheoretische Aspekte sowie die Relevanz einer differenzierten psychopathologischen Befunderhebung kaum adressiert werden. Anders ist dies bei zwei Positionspapieren der schweizerischen und der deutschen Fachgesellschaften SGPP und DGPPN: Hier liegt der Fokus auf einer ernsthaft betriebenen Mehrdimensionalität des Faches (Sass et al. 2019, SGPP 2015).

Doch gibt es ein Caveat: Stets besteht das Risiko, dass anspruchsvolle Positionspapiere einerseits und klinische sowie wissenschaftliche Realität andererseits auseinanderklaffen oder, im schlimmsten Fall, beide Bereiche gar nicht erst in einen substanziellen Austausch eintreten. Was das konkret bedeutet, wird später im Zusammenhang mit dem »7. Pfeiler«, dem bio-psycho-sozialen Modell, erörtert.

Inwiefern kann das Kronfeldsche Denken heute von Nutzen sein, um das Selbstverständnis der Psychiatrie weiterzuentwickeln? Ich sehe folgende fruchtbare Anknüpfungspunkte:

- Das Bestreben, dem Fach einen konsistenten, am Begriff der Person und an deren Autonomie ausgerichteten *Rahmen* zu geben und damit der klinischen und wissenschaftlichen Partikularisierung der Psychiatrie entgegenzutreten, weist starke Parallelen auf zu Kronfelds Postulat einer »autologischen« Psychiatrie.
- Die Psychiatrie muss in einem dezidiert *wissenschaftlichen Kontext* verankert bleiben. Psychiatrische Aussagen müssen begründet, überprüfbar und kritisierbar

---

Medizin wurde allerdings erst nach der 1928 erfolgten Wiederentdeckung durch Alexander Fleming (1881–1955) deutlich.

sein. Dogmatische, gegen Kritik immun erscheinende Positionen[125] dürfen keinen Platz haben.
- Auch der Wissenschaftsbegriff selbst ist kritisch zu reflektieren. Es ist anzuerkennen, dass jeder methodische Ansatz seine Grenzen hat, es also auf die *kluge Interaktion von Perspektiven* ankommt und nicht auf den reduktionistischen Ersatz der einen durch die andere.
- Die Reichweite einer *differenzierten Psychopathologie* sollte so weit wie wissenschaftlich möglich ausgedehnt werden. Eine »autologische« Psychiatrie ist auf die Zusammenarbeit mit Nachbardisziplinen angewiesen, was aber die erkenntnistheoretische Eigenständigkeit ihres ureigenen Feldes – umrissen mit den Begriffen der autonomen Person, der Subjektivität und der Interpersonalität – nicht in Frage stellt.
- Die *Präsenz philosophischer Prämissen* bei jeder Art von psychiatrischer Tätigkeit muss wahrgenommen und reflektiert werden. Die Philosophie hat zwar keinen unmittelbaren Bezug zu Fragen der Behandlung oder der Forschungsplanung, wirkt aber markant auf den theoretischen Kontext ein, in dem diese sich bewegen. Anders gewendet: Die Nähe zur Philosophie ist eine Bereicherung für die Psychiatrie, ersetzt aber in keiner Weise deren genuine Tätigkeit (▶ Kap. 10). Die Herausforderungen, die sich hier stellen, zeigen sich deutlich in Kronfelds Weg von einem begrifflich strengen, immer wieder auf die Gesetzmäßigkeiten der Psyche verweisenden Neukantianismus zur Aufwertung der Person als eigentlichem Zentrum psychischen Krankseins.
- Die hohe Dichte heikler Bereiche, etwa die Anwendung medizinischer Zwangsmaßnahmen, das Stigmatisierungspotential psychiatrischer Begriffe oder das Risiko eines politischen Missbrauches der Psychiatrie, hat oft ein betont zurückhaltendes, ja *defensives Auftreten* des Faches zur Folge. Eine stabile Identität einer »autologischen« Psychiatrie könnte wesentlich dazu beitragen, eigene Positionen in kritisch reflektierter, aber prägnanter und selbstbewusster Weise zu vertreten.

9.3.2 Was ist eine psychische Krankheit? Die Frage der Nosologie

Wohl nirgendwo sonst in der Medizin stellen sich im Zusammenhang mit dem Krankheitsbegriff derart viele Herausforderungen wie in der Psychiatrie. Das war früher so, und es ist heute so. Um sich in der Vielfalt von Konzepten nicht zu verlieren, bietet es sich an, drei grundsätzliche Möglichkeiten zu unterscheiden, wie eine psychische Erkrankung erkenntnistheoretisch eingeordnet werden kann.

---

125 Natürlich können auch dogmatische Standpunkte kritisiert werden. Zu bedenken sind aber zwei Hürden: (1) Die Kritik an einem Dogma »von innen« ist schwierig, mitunter sogar unmöglich. (2) Wissenschaftliche Dogmen sind oft nicht auf den ersten Blick als solche erkennbar.

9 Ein Brückenschlag, der naheliegt: Kronfeld und die Psychiatrie im 21. Jahrhundert

Realdefinition: Die psychische Erkrankung als Objekt

In der somatischen Medizin ist diese Perspektive führend – und sehr erfolgreich. In der Praxis stößt sie kaum auf Schwierigkeiten: Krankheiten sind quantitativ erfassbare Phänomene, analog den Forschungsgegenständen der Naturwissenschaften. Unmittelbar plausibel erscheint dieser Ansatz etwa am Beispiel eines Tumors. Ein tast- oder sichtbares, allenfalls durch Bildgebungstechniken sichtbar zu machendes »Objekt« wächst im Körper einer Person, verursacht Symptome und kann die Existenz des Individuums bedrohen. Die Behandlung besteht im Idealfall in der physischen Entfernung des Tumors. Hier wird – daher »Realdefinition« – die Krankheit zu einem von der betroffenen Person völlig unabhängigen, »real existierenden« Objekt. Es ist entsprechend getrennt von ihr zu erforschen. Die Krankheit ist biologisch gegeben, sie »ist da«, wie der Baum vor dem Fenster »da ist«.

Auch psychische Erkrankungen können auf diese Weise konzeptualisiert werden. Konsequent und mit erheblichem, bis weit in die heutigen Diagnosemanuale reichenden Einfluss vertrat Emil Kraepelin diese Grundhaltung (▶ Kap. 3). Er sprach von »natürlichen Krankheitseinheiten«, die es in der Psychiatrie ebenso zu entdecken gelte wie in jeder anderen medizinischen Disziplin. Eine solche objektivierende Sicht entspricht einer »Reifizierung«: Im Sinne des lateinischen »res« für Sache oder Gegenstand wird die Krankheit hier »versachlicht«. Die Frage, ob ein reifizierendes Vorgehen der psychiatrischen Forschung zuträglich sei oder gerade nicht, bewegt auch die heutige Psychiatrie in beträchtlichem Maße (Hoff 2017d), was noch zur Sprache kommen wird.

Biographische Definition: Die psychische Erkrankung als verstehbare (Fehl-)Entwicklung

Diese Gegenposition zur biologisch-naturalistischen Reifizierung dürfte den vorwiegend psychotherapeutisch arbeitenden Psychiaterinnen und Psychiatern intuitiv naheliegen. Hier wird die neurobiologische Ebene, die Relevanz der Gehirnfunktionen, zwar keineswegs in Abrede gestellt, wohl aber erwachsen die entscheidenden Bedingungsfaktoren einer psychischen Erkrankung dem biographischen Kontext und der aktuellen Lebenssituation der betroffenen Person, ihrer Persönlichkeit, ihren Handlungsbereitschaften sowie ihrem Wertehorizont.

Nominaldefinition: Die psychische Erkrankung als begriffliches Konstrukt

Die vorgenannten, plakativ als »Gehirnperspektive« und »biographische Perspektive« zu etikettierenden Ansätze standen seit jeher in einer ausgeprägten, nicht selten feindseligen Konkurrenz zueinander. Im Kontext der Entdeckung wirksamer Psychopharmaka ab den 50er-Jahren des 20. Jahrhunderts sowie der Entwicklung neuer Untersuchungsmethoden, etwa in der zerebralen Bildgebung und Molekulargenetik, verstärkte sich das Bedürfnis nach einer schulenübergreifenden psychiatrischen Terminologie zusehends, insbesondere mit Blick auf die Diagnostik. Denn eine international ausgerichtete, auf große Untersuchungskollektive angewiesene empirische Forschung zur differentiellen Wirksamkeit von Psychopharmaka war in einem Umfeld heterogener oder gar inkompatibler »Diagnostiken« nicht denkbar. Eindrücklich hatte dies die bis heute viel zitierte, in ▶ Kap. 7 erwähnte »US-UK-Study« (Kendell et al. 1971) belegt. Ausgeprägte Differenzen in der Bedeutung von Kernbegriffen stellen für jede Art von Forschung ein großes Risiko dar. Kann die psychiatrische Diagnostik die Vergleichbarkeit von Untersuchungsgruppen nicht auf einem akzeptablen Niveau halten, so werden Diagnosen im ungünstigsten Fall zu einem veritablen Forschungshindernis.

Dies war die entscheidende Motivation für die Entwicklung einer global anwendbaren diagnostischen Begrifflichkeit, was in die Einführung des DSM-III durch die Amerikanische Psychiatrische Vereinigung (APA) (1980) sowie der ICD-10 durch die Weltgesundheitsorganisation (WHO) (1990) mündete. Diese Diagnosemanuale stützten sich bevorzugt auf beobachtbare und damit genau beschreibbare Symptome sowie auf transparente Verknüpfungsregeln für jede einzelne psychiatrische Diagnose (»operationalisierte Diagnostik«). Auf diese Weise konnten sowohl die Nachvollziehbarkeit von Diagnosen im Behandlungsalltag als auch, wissenschaftlich entscheidend, deren Reliabilität deutlich erhöht werden.

DSM-III und ICD-10 vermieden Aussagen zur Verursachung der jeweiligen Erkrankung. Ob es »die Schizophrenie« als definiertes Objekt überhaupt gebe, war nicht Thema der Diagnostik. Diese legte ausschließlich detailliert fest, wie der *Begriff Schizophrenie* in sinnvoller Weise einzusetzen sei. Es wurden explizite Regeln für den Umgang mit Begriffen definiert, »Sprachspiele«, um es mit Wittgenstein[126] auszudrücken. Demnach handelte es sich um ein »nominalistisches«, mit Begriffen (»nomina«) – und nicht mit Existenzbehauptungen – arbeitendes Vorgehen.

Diese erkenntnistheoretische »Bescheidenheit« der operationalisierten Diagnostik sowie der durch sie erzielte markante Zugewinn an Reliabilität brachten allerdings die für die Psychiatrie so typischen Kontroversen um ihren Krankheitsbegriff nicht zum Verstummen. Ein aussagekräftiges Beispiel ist die Kritik der »Neokraepelinianer« in den 1970er- und 1980er-Jahren. Sie votierten für eine konsequente »Revitalisierung« eines nahezu 100 Jahre alten Konzeptes, dasjenige Emil Kraepelins. Die von ihnen angestoßene Debatte wird unvermindert, heute aber unter veränderten Rahmenbedingungen weitergeführt, und sie beinhaltet, wie noch deutlich werden wird, unabweisbar die Frage des wissenschaftlichen Selbstverständnisses der Psychiatrie.

Die »Neokraepelinianer« wandten sich mit Verve gegen folgende, damals verbreitete Auffassungen: Es gebe keine abgrenzbaren psychiatrischen Krankheitsentitäten, denn sämtliche psychischen Zustände seien weit mehr von psychologischen und sozialen als von biologischen Faktoren bestimmte dimensionale Phänomene. In ihrem Fall müsse daher das im somatischen Bereich etablierte »medizinische Krankheitsmodell« notwendig scheitern.

---

126 Ludwig Wittgenstein (1889–1951) betonte in seinen Philosophischen Untersuchungen (1953) die zentrale Bedeutung von »Sprachspielen«, womit er die praktische Kontextualisierung von Begriffen und sprachlichen Äußerungen im täglichen Handeln meinte.

Einen scharfen Kontrast zu dieser Haltung zu schaffen, war erklärtes Ziel der selbstbewusst auftretenden »Neokraepelinianer«. Blashfield (1984) charakterisierte sie als

> »... eine Gruppe von Psychiatern, die sich gegen die antiklassifikatorischen Argumente der 50er und 60er Jahre des 20. Jahrhunderts ausgesprochen haben. Die Neo-Kraepelinianer betonten den positiven Wert der Klassifikation, befürworteten das medizinische Modell und favorisierten klar einen wissenschaftlichen Ansatz in der Psychopathologie, der auf Genetik und Biochemie beruht.« (Blashfield 1984, S. 34/35; übersetzt von P.H.)

Am stringentesten formulierte Klerman (1978) die zentralen Anliegen des »Neokraepelinianismus«. Seine neun Grundsätze gewannen nahezu den Charakter eines Manifestes:

> »1. Die Psychiatrie ist ein Zweig der Medizin.
> 2. Die Psychiatrie sollte moderne wissenschaftliche Methoden einsetzen und deren Ausübung auf wissenschaftlich gesicherten Kenntnissen aufbauen.
> 3. Die Psychiatrie behandelt Menschen, die krank sind und die um Behandlung wegen einer seelischen Erkrankung nachsuchen.
> 4. Es gibt eine Grenze zwischen Normalität und Krankheit.
> 5. Es gibt unterscheidbare seelische Krankheiten. Seelische Krankheiten sind keine Mythen. Es gibt nicht eine, sondern viele seelische Krankheiten. Es ist die Aufgabe einer wissenschaftlichen Psychiatrie, so wie es die Aufgabe anderer medizinischer Spezialdisziplinen ist, Ursachen, Diagnostik und Behandlung dieser seelischen Erkrankungen zu erforschen.
> 6. Der Schwerpunkt psychiatrisch tätiger Ärzte sollte besonders auf den biologischen Aspekten seelischer Erkrankungen liegen.
> 7. Es sollte eine ausdrückliche und engagierte Beschäftigung mit Diagnostik und Klassifikation geben.
> 8. Diagnostische Kriterien sollten in einem Kodex festgelegt werden. Es sollte eine anerkannte und für wissenschaftlich sinnvoll gehaltene Forschungsrichtung geben, die solche Kriterien durch verschiedene Techniken zu validieren sucht. Darüber hinaus sollten die psychiatrischen Abteilungen der medizinischen Hochschulen diese Kriterien lehren und nicht abwertend kritisieren, wie es viele Jahre lang der Fall gewesen ist.
> 9. Forschungsvorhaben mit dem Ziel einer erhöhten Reliabilität und Validität von Diagnosen und Klassifikationen sollten statistische Techniken einsetzen.«
> (Klerman 1978; übersetzt von P.H.)

Die von Kraepelin und, Dekaden später, von Klerman vertretene Position sollte zum Ausgangspunkt einer Gegenströmung werden, deren Einfluss auf das psychiatrische Denken bis heute ständig zunimmt, der Idee eines »transdiagnostischen Vorgehens«. Sie wendet sich zwar ausdrücklich gegen die Übernahme der Kraepelinschen Nosologie, aber keineswegs gegen die – auch von Kraepelin geforderte – Anwendung naturwissenschaftlicher und mathematischer Methoden, ganz im Gegenteil (Crouse et al. 2020, Fusar-Poli et al. 2019, Hayes und Hofmann 2021, Koen et al. 2023, Taquet et al. 2023). Was zunächst als technisch-methodisches Detail imponieren mag, ist bei näherer Betrachtung von entscheidender Bedeutung für die psychiatrische Forschung.

Der niederländische Psychiater Herman van Praag stellte 1980 – nicht als Erster, aber mit besonders nachhaltigen Folgen – die Frage, ob sich die Psychiatrie weiterhin an den tradierten Konzepten eines Kraepelin, Bleuler oder Kurt Schneider[127]

---

[127] Die Nennung des Vornamens ist in diesem Fall wichtig, um Verwechslungen mit Carl

orientieren oder nicht neue Wege suchen solle, Wege, die sie von klassischen Denkmustern unabhängig machen werde. Er ging aus von Auffälligkeiten im Stoffwechsel des Neurotransmitters Serotonin und deren möglicher Bedeutung für die Entstehung psychischer Erkrankungen. Könne es nicht sein, ja sei es nicht zu erwarten, so fragte er, dass sich neurobiologische Befunde *nicht* entlang der traditionellen Nosologie bewegten, etwa dass sie *nicht* zuverlässig unterscheiden könnten zwischen schizophren und bipolar erkrankten Personen? Bestehe nicht das erhebliche Risiko, derartige Befunde grob zu unterschätzen, nur weil sie etablierten Denkmustern widersprächen – obwohl genau darin die Chance liege, neuartige und weiterführende Erkenntnisse zu erlangen?

Van Praag schlug den umgekehrten Weg vor: Man möge die Befunde anschauen, wie sie seien, systematisch replizieren und, wenn sie weiterhin nicht kompatibel seien mit vorherrschenden nosologischen Vorstellungen, diese hinterfragen und allenfalls durch geeignetere Begriffe ersetzen. Der heute übliche Terminus »transdiagnostisches Vorgehen« kommt bei van Praag noch nicht vor. Er sprach von »Denosologisierung«, meinte damit aber etwas sehr Ähnliches, nämlich die Ausweitung psychiatrischer Forschungsperspektiven auf neue Denkmodelle jenseits der Kraepelinschen Krankheitslehre. Bleibe dies aus, so könne sich Letztere, obwohl in exakt gegenteiliger Intention entwickelt, sogar als Forschungshemmnis herausstellen (van Praag et al. 1987).

Auf exakt dieses Argument treffen wir heute. Wenn Andreas Heinz (2017) seiner Analyse der aktuellen psychiatrischen Forschung den Titel gibt »A New Understanding of Mental Disorders: Computational Models for Dimensional Psychiatry«, dann spricht daraus die genannte Überzeugung, ausgetretene Pfade seien bewusst zu verlassen, um zu einem zeitgemäßen Verständnis psychischer Erkrankungen zu gelangen. Weitere Beispiele sind zwei Initiativen zur Neuausrichtung der psychiatrischen Forschung, die »Research Domain Criteria« (RDoC) sowie das Konzept »Hierarchical Taxonomy of Psychopathology« (HiTOP), die in ▶ Kap. 9.3.3 zur Sprache kommen werden.

Kronfelds Denken kann hier hilfreich sein: Ein an die somatische Medizin angelehnter Krankheitsbegriff mag in der Psychiatrie auf den ersten Blick attraktiv wirken, kann aber eine wissenschaftlich bedenkliche Scheinsicherheit hervorrufen. Die Janusköpfigkeit des psychiatrischen Krankheitsbegriffs (Helmchen 2017) führt in ein Dilemma: Wird er unkritisch überhöht, etwa indem nur vordefinierte Entitäten im Sinne der »natürlichen Krankheitseinheiten« Kraepelins[128] akzeptiert werden, führt dies zu einer Vernachlässigung der subjektiven Ebene und leistet einer reduktionistischen Vereinfachung Vorschub. Werden, gerade umgekehrt, der Krankheitsbegriff wegen des Risikos, Dogmen zu generieren, gänzlich abgeschafft und das gesamte psychische Feld als Summe unverbundener, auf einem dimensionalen Kontinuum angeordneter Einzelelemente betrachtet, droht eine unstrukturierte Beliebigkeit, gleichsam ein psychiatrisches »anything goes«. Komplexe, für bestimmte Störungsbereiche typische Phänomene, etwa das beängstigende Gefühl

---

Schneider (1891–1946) zu vermeiden, der nach 1933 zu einer zentralen Figur der nationalsozialistischen Psychiatrie wurde.
128 Siehe ▶ Kap. 3.

der persönlichen Entmächtigung in frühen Stadien einer Psychose oder Anmutungsqualitäten der erfahrenen psychiatrischen Fachperson beim Erstkontakt mit einem psychotisch erkrankten Menschen, wären dann kaum noch angemessen zu erfassen.

Kronfeld wusste das, und er betonte es immer wieder. Für ihn war das Konzept der psychiatrischen Krankheitseinheit unverzichtbar, um nicht relevantes Wissen zu verlieren. Diese Haltung zeigte sich eindrücklich in den hauptsächlich der Schizophrenie gewidmeten »Perspektiven der Seelenheilkunde« von 1930 (▶ Kap. 7). Zugleich lehnte er die von ihm als zu rigid empfundene Engführung des Krankheitsbegriffs bei Kraepelin strikt ab. Die von Kronfeld gesuchte Mitte zwischen starr reifizierten Krankheitsentitäten einerseits und psychopathologisch ungewichteter dimensionaler Beliebigkeit anderseits ist auch für die Psychiatrie des 21. Jahrhunderts der Königsweg.

9.3.3 Wie erkenne und bezeichne ich eine psychische Erkrankung? Die Frage der Diagnostik

Der diagnostische Prozess in der Psychiatrie ist kein rein objektiver, von technischen Abbildungsvorgängen geprägter Ablauf. Vielmehr hat er, zusätzlich zu aller Technik, den Charakter eines Dialoges, ist also notwendig interpersonal konstelliert. Dies wird deutlich, wenn die drei zuvor dargestellten Wege, psychische Krankheit zu konzeptualisieren, auf ihre jeweiligen Konsequenzen für den diagnostischen Prozess hin befragt werden.

- Im Falle einer naturalistischen Realdefinition – psychische Krankheit als neurobiologisch vollständig fassbares Objekt – ist die Diagnose bedeutungsgleich mit einer möglichst exakten und von subjektiven Momenten weitgehend befreiten, gleichsam fotografischen *Abbildung* des Krankheitsgeschehens.
- Ein anderes Bild ergibt sich für das biographisch verankerte, hermeneutische Methoden einbeziehende Verständnis psychischer Störungen. Hier – am dezidiertesten im Fall der Psychoanalyse – wird der diagnostische Prozess zum nachvollziehenden Verstehen einer Lebensentwicklung in ihrer Verschränkung von Persönlichkeit und aktueller Situation. Pointierter: Die diagnostische Aussage als *Deutung*.
- Die erkenntnistheoretisch bescheidenere nominalistische Variante wiederum vermeidet sowohl Existenzbehauptungen als auch von subjektiv geprägten Deutungen abhängige Aussagen. Sie fordert eine Diagnostik, die sich in erster Linie auf gut beobachtbare Phänomene stützt und dabei präzise definierte Begriffe verwendet, die sie zu diagnostischen Entscheidungsbäumen verknüpft. Bei diesem operationalisierten Vorgehen wird die Diagnose *begrifflich konstituiert*.

Nun stieß die deskriptive, auf eine hohe Reliabilität abzielende kriteriengeleitete Diagnostik im Sinn von ICD-10 und DSM-III (bis hin zum DSM-5-TR[129]) auf verschieden gelagerte Kritik. Ein Einwand lautete, sie könne wegen ihres konsequent deskriptiven Ansatzes die sich stets im Fluss befindliche Dynamik subjektiven Erlebens und interpersonellen Verhaltens grundsätzlich nicht angemessen erfassen (Dahlbender und Tritt 2011). Auf drei Weiterentwicklungen, die dieser Kritik zu begegnen versuchten, sei beispielhaft eingegangen, auf die »Operationalisierte psychodynamische Diagnostik« (OPD), die seitens der WHO als Ergänzung zur ICD-10 konzipierte »International Classification of Functioning« (ICF) sowie die Anfang 2022 in Kraft getretene, jedoch erst nach einem fünfjährigen Übergangszeitraum, also etwa 2027, vollständig in der Praxis zu etablierende 11. Version der ICD (ICD-11).

Das 1996 publizierte und 2006 sowie 2023 aktualisierte multiaxiale Klassifikationssystem der operationalisierten psychodynamischen Diagnostik (Arbeitskreis OPD 1996, 2006, 2023) will die deskriptive Befunderfassung nach ICD-10 ergänzen durch eine mittels strukturierter Interviews zu erreichende reliable Abbildung der Beziehungs-, Konflikt- und Strukturdynamik der jeweiligen Person. Dazu arbeitet sie mit fünf diagnostischen Achsen: »Krankheitserleben und Behandlungsvoraussetzungen«, »Beziehung und maladaptive Beziehungsmuster«, »zeitlich überdauernde Konfliktschemata«, »Vorhandensein tragfähiger psychischer Funktionen zur Regulierung des Selbsterlebens« sowie mit der diagnostischen Einordnung gemäß ICD-10.

Der vor gut 20 Jahren vorgestellten »International classification of functioning, disability and health« (ICF) (WHO 2001) geht es um die Erfassung von Kompetenzen und Beeinträchtigungen im sozialen Feld. Die ICD-10 kann dies aufgrund ihrer Fokussierung auf beobachtbare Einzelphänomene nicht leisten, muss also für die betroffene Person relevante Bereiche unberücksichtigt lassen.

Anfang 2022 trat die 11. Version der ICD in Kraft (ICD-11) (WHO 2019). Sie stellt eine »Hybridlösung« dar, eine komplexe Verbindung tradierter und neuer Elemente. Einen schwerpunktmäßig deskriptiven Ansatz behält sie ebenso bei wie den Bezug auf nosologische Entitäten wie Schizophrenien und bipolare Erkrankungen. Doch gibt es eine Reihe markanter Änderungen im Vergleich zur Vorgängerversion (Reed et al. 2019): Hatte die ICD-10 ihre »ätiologische Neutralität« betont[130], das Bemühen also, Hypothesen zur Verursachung einer psychischen Erkrankung nicht unmittelbar in die Diagnostik einfließen zu lassen, akzeptiert die ICD-11 Diagnosegruppen mit gemeinsamer Ätiologie, etwa im Fall der Stressfolgeerkrankungen. Überdies bemüht sich die ICD-11, biographischen und soziokulturellen Zusammenhängen einen Platz im diagnostischen Prozess zuzuweisen. Ein wissenschaftstheoretischer Aspekt ist besonders interessant: Das kategoriale System

---

129 Jüngst erschien die überarbeitete und aktualisierte Version des DSM unter der Bezeichnung DSM-5-TR (APA 2022).
130 Völlig konsequent ging die ICD-10 dabei allerdings nicht vor, wie das Beispiel der ersten diagnostischen Hauptgruppe F0 zeigt. Diese heißt »Organische, einschließlich symptomatischer psychischer Störungen«, beinhaltet also bereits im Titel eine ätiologische Aussage.

der ICD-10, in den letzten Jahren zunehmend unter Druck geraten, wird in der 11. Version im Grundsatz zwar beibehalten, jedoch durch gewichtige dimensionale Komponenten ergänzt. Am prägnantesten zeigt sich dies im Bereich der Persönlichkeitsstörungen (Hauser et al. 2021, Hoff und Vetter 2022a, 2022b).

In technischer Hinsicht vollzieht die ICD-11 einen großen Entwicklungsschritt: Das System ist konsequent auf die elektronische Nutzung ausgelegt. Seine Matrixstruktur bildet nicht nur die begriffliche Hierarchie der Diagnosen ab, sondern vereinigt innerhalb eines logischen Modells alle diagnostischen Kategorien, deren Synonyma, die Ein- und Ausschlusskriterien sowie die Relationen von Diagnosen untereinander.

Gleichwohl häufen sich in den letzten Jahren kritische Voten, die den von ICD-10, ICD-11 und DSM-III bis DSM-5-TR eingeschlagenen Weg grundsätzlich in Frage stellen. Ihr Einfluss vor allem auf die psychiatrische Forschungslandschaft wächst kontinuierlich. Die zwei bedeutendsten Gegenentwürfe sind die im Umfeld des National Institute of Mental Health (NIMH) in den USA entwickelten »Research Domain Criteria« (RDoC) (Insel et al. 2010) sowie das Konzept »Hierarchical Taxonomy of Psychopathology« (HiTOP) (Kotov et al. 2017), hinter dem ein internationales Netzwerk von Wissenschaftlerinnen und Wissenschaftlern steht.

Grundidee des RDoC-Ansatzes ist die These, es sei ein für die Forschung schwerwiegender Irrtum, allein deswegen von der Homogenität von Patientengruppen auszugehen, weil deren Mitglieder dieselbe ICD-10- oder DSM-5-Diagnose aufweisen. Denn auf neurobiologischer Ebene könnten – so der Haupteinwand – sehr wohl, trotz identischer Diagnose, markante Unterschiede zwischen Individuen bestehen. Übersähe man diese, eben weil sich die Forschungspraxis zu stark von tradierten, in ICD-10[131] und DSM-5 kodifizierten diagnostischen Entitäten leiten lasse, so habe das gravierend negative Folgen.

Ein anschauliches Beispiel liefern die auch in der Psychiatrie mittlerweile zahlreich beschriebenen »Biomarker«, messbare biologische Parameter, die mit psychopathologischen Auffälligkeiten korrelieren. Notabene: Mit *Auffälligkeiten*, also mit Symptomen oder Syndromen, aber *nicht mit Diagnosen* – ein entscheidender Punkt. Dass es häufig gerade keine Passung gebe zwischen Biomarkern und klassischen Diagnosen, spreche – so die RDoC-Perspektive – keineswegs gegen die wissenschaftliche Dignität des Biomarkers, sondern gegen die Gültigkeit (Validität) und Zuverlässigkeit (Reliabilität) der tradierten Diagnostik. Im Kern läuft die RDoC-Position darauf hinaus, mindestens in der psychiatrischen Forschung von ICD- und DSM-Diagnosen Abstand zu nehmen und Personen mit psychischen Auffälligkeiten wie Angstattacken, depressiver Verstimmung, paranoiden Gedanken oder halluzinatorischen Erlebnissen unter systematischem Einsatz bildgebender, neurophysiologischer und molekulargenetischer Methoden zu untersuchen. Dabei, so die Erwartung, könnten sich aus den durch die Zusammenführung zahlreicher Einzeldatensätze entstehenden enorm großen Datenmengen (»big data«) völlig neue

---

131 Die Diskussion, ob die ICD-11 diesbezüglich weniger kritisch zu beurteilen ist, beginnt erst. Da jedoch tradierte kategoriale Elemente zentrale Bestandteile der ICD-11 bleiben, wird sich wohl die neue Version des WHO-Diagnosemanuals bald ähnlichen Einwänden ausgesetzt sehen.

und biologisch homogenere Gruppierungen ergeben. Diese werden bewusst nicht als Diagnosen, sondern als »Cluster« bezeichnet, als statistisch ermittelte Einheiten von Individuen mit gemeinsamen Einzelmerkmalen. Konkret: Ein solches Cluster könnte etwa Menschen umfassen, bei denen eine Besonderheit des Serotoninstoffwechsels nachweisbar ist, die zudem noch mit molekulargenetischen Daten oder mit Befunden der funktionellen Kernspintomographie (fMRI) korreliert. Die einzelnen Mitglieder einer solchen neurobiologisch homogenen Gruppe müssten jedoch *klinisch* keineswegs ähnliche oder gar identische Befunde aufweisen. Vielmehr wären unterschiedliche psychopathologische Zustandsbilder denkbar, eine depressive Verstimmung etwa, Zwangsgedanken oder emotionale Instabilität. Fernziel sei es, mit einem solchen diagnosen*un*abhängigen, »transdiagnostischen«[132] Vorgehen wirksamere und spezifischere Therapieoptionen, speziell Psychopharmaka, entwickeln zu können. Ein Zwischenrésumé nach über einer Dekade Erfahrung mit RDoC legten Hirjak et al. (2021) vor.

Der zweite, heute intensiv diskutierte Ansatz, »Hierarchical Taxonomy of Psychopathology« (HiTOP), steht der Diagnostik nach ICD und DSM ebenso skeptisch gegenüber. HiTOP wendet sich der psychopathologischen Ebene zu, den in der psychiatrischen Untersuchung zu erhebenden Befunden. Vorgeschlagen wird ein rein datenbasiertes Vorgehen, das Vorannahmen zur Ätiologie konsequent vermeidet[133]. Angestrebt wird, eine innere Struktur der Gesamtheit psychopathologischer Phänomene zu erfassen und begrifflich zu systematisieren, einen Konsens über eine dimensionale Klassifikation zu erreichen und bestehende Klassifikationssysteme damit markant zu erweitern (Krueger et al. 2018). Die künstlichen oder, schroffer ausgedrückt, willkürlichen Grenzen zwischen den diagnostischen Kategorien von ICD-10 und DSM-5 seien so zu überwinden.

Im Ergebnis stellt HiTOP psychopathologische Dimensionen in eine hierarchische Ordnung, die von der Metaebene der »Spectra« (etwa »Internalisierung« oder »Denkstörungen«) bis hin zu einzelnen Symptomen reicht. Wie bei RDoC wird eine hohe klinisch-praktische und wissenschaftliche Aussagekraft der so erhobenen Befunde erwartet. Vor allem erhofft sich der HiTOP-Ansatz eine Zunahme der prädiktiven Validität hinsichtlich des Krankheitsverlaufs, der funktionellen Beeinträchtigung im Alltag sowie des Ansprechens auf spezifische pharmakologische oder psychotherapeutische Interventionen (Kotov et al. 2018).

Abstrahiert man von den heute verfügbaren technischen Hilfsmitteln, die mit denjenigen der Psychiatergenerationen zu Beginn des 20. Jahrhunderts in keiner Weise zu vergleichen sind, so fallen auch hier bemerkenswerte Parallelen zwischen Kronfelds Denken und aktuellen Debatten auf. So wäre die Mahnung der RDoC-Gruppe, sich den Blick nicht durch unhinterfragte traditionelle Konzepte verstellen zu lassen, Kronfeld fraglos sympathisch gewesen. Genau darum war es ihm gegangen, als er 1920 im »Wesen der psychiatrischen Erkenntnis« die wissenschaftstheo-

---

132 Siehe ▶ Kap. 9.3.2.
133 Dies stellt eine interessante, bislang kaum diskutierte Parallele zur ICD-10 dar, die auf ihre ätiologische Neutralität großen Wert legt, auch wenn sie diese, wie oben erläutert, nicht konsequent durchzuhalten vermag.

retische Naivität mancher Kliniker und deren Festhalten an »lieb gewonnenen Gedankengängen« verspottet hatte:

> »Diese Probleme setzen zu ihrer Lösung die Möglichkeit der Feststellung des Vorliegens … innerer Gesetze voraus. Damit fordern sie psychologische Theorie. … Der reine Kliniker steht, wenn er wirklich einmal das Verhältnis von Symptom und Krankheit im Psychischen … durchdenkt, … vor einer ihm paradox erscheinenden Umkehrung lieb gewonnener Gedankengänge: nicht mehr irgendein unbewiesener und dogmatisch aus oberflächlicher heuristischer Sammelarbeit abgeleiteter klinischer Begriff von Krankheiten bestimmt, was am seelischen Bilde Symptom zu sein hat, ohne daß diese Bestimmung einsichtig wäre. Sondern umgekehrt: das psychotische Gesamtbild tritt in das Zentrum der Beobachtung; und psychologische Arbeit holt aus ihm heraus, was mit psychologischer Notwendigkeit zum Hinweis auf das Zerstörtwerden oder das Erhaltenbleiben der geistigen Persönlichkeit zu dienen vermag.« (Kronfeld 1920a, S. 116)

Hier lag der Kern von Kronfelds Forderung nach einer »autologischen« Psychiatrie (▶ Kap. 5). Vor allem die Stoßrichtung von HiTOP, wonach es gelte – nun allerdings mit vorwiegend mathematischen Mitteln – die Binnenstruktur des Psychischen differenziert und überprüfbar zu erfassen, in Kronfelds Terminologie also dessen »innere Gesetzmäßigkeiten« zu erkennen, kommt seiner Grundhaltung verblüffend nahe. Allerdings beinhaltet diese Parallelität ebenso die Konfrontation mit dem in vorangehenden Kapiteln erörterten, nun auf HiTOP zu beziehenden Einwand, Kronfeld habe durch seine Betonung der Eigengesetzlichkeit des Psychischen möglicherweise der Spontaneität, der Kreativität und der frei verantworteten Wahl zwischen Handlungsalternativen, zu der Personen nicht nur fähig, sondern auch aufgerufen sind, zu wenig Rechnung getragen. Denn der HiTOP-Ansatz wäre mit der Frage zu konfrontieren, wie die personale Autonomie als Grundbaustein der *conditio humana* in ein umfassend kartographiertes, hierarchisch organisiertes System des Psychischen einzuordnen sei[134].

Kronfelds Psychiatrieverständnis ist hilfreich, wenn es um eine konstruktive Skepsis gegenüber diagnostischen Routinen geht, sowohl mit Blick auf ihre Begrifflichkeit als auch auf die Art der klinischen Befunderhebung, speziell des Untersuchungsgespräches. Passen, so könnte uns Kronfeld unter Verweis auf sein eigenes Werk zurufen, unsere etablierten diagnostischen Prozesse zum aktuellen, von der psychiatrischen Forschung ständig erweiterten Wissensstand? Suchen sie lediglich nach einzelnen Elementen (»Symptomezählen«) oder auch nach deren wechselseitigen Verbindungen? Betrachten sie das Psychische als eigenständigen Erkenntnisbereich, oder geht es vorrangig um die Korrelation oder gar Identifizierung psychischer Phänomene mit Befunden und Gesetzmäßigkeiten der Nachbarwissenschaften, insbesondere der Neurobiologie? Erfüllt die von uns praktizierte Diagnostik den Anspruch einer personzentrierten Psychiatrie?

---

134 Zu der übergeordneten Frage, welche Bedeutung die Digitalisierung für das psychiatrische und psychotherapeutische Arbeiten hat und, vor allem, haben wird, hat sich eine breite, erwartungsgemäss kontroverse internationale Debatte entwickelt. Substanzielle Einblicke aus psychiatrischer und soziologischer Perspektive geben etwa Eickhoff und Heinrichs (2021), Fuchs (2021b), Mau (2017), Meyer-Lindenberg (2021), Starke et al. (2023).

9.3.4 Wie behandle ich eine psychische Erkrankung? Die Frage der Therapie

Die Frage der Therapie steht in diesem Buch nicht im Vordergrund. Gleichwohl seien einige Aspekte erwähnt, die Kronfeld mit der aktuellen Diskussion verbinden. Die Konkurrenz therapeutischer Ansätze begleitet die Psychiatrie seit ihren Anfängen. Wissenschaftlich kann dies nur von Nutzen sein, sofern es zu einem substanziellen Austausch kommt und es nicht mit der blossen Abgrenzung der Schulen untereinander sein Bewenden hat. Für therapeutische Konzepte, die mit absolutem Geltungsanspruch auftraten und sich dem kritischen Diskurs nicht stellten, hatte Kronfeld lediglich spöttische Bemerkungen übrig. Er nutzte die in der Berliner Zeit erworbenen psychotherapeutischen Kompetenzen, um die ärztliche Psychotherapie gerade im Bereich der Grundversorgung aktiv zu fördern. Das psychotherapeutische Vorgehen habe sich in erster Linie an der behandelten Person sowie an der therapeutischen Beziehung zu orientieren und nicht primär an den Vorgaben einer bestimmten Schule. Dies nimmt Ergebnisse der jüngeren Psychotherapieforschung vorweg, die die Qualität der therapeutischen Beziehung als entscheidenden Faktor für die Wirksamkeit einer Psychotherapie identifizieren konnte (Bormann und Strauß 2018, Rössler 2005). Die von Kronfeld favorisierte Methode der »Psychagogik« dürfte allerdings heute mehrheitlich auf Skepsis stoßen, weist sie doch alle Merkmale eines – wenn auch benevolenten – Paternalismus auf (▶ Kap. 6).

Kronfelds Arbeiten zu biologischen Behandlungsverfahren, etwa zu Psychopharmaka oder zur damals erstmals beschriebenen Elektrokrampftherapie[135], erschienen mehrheitlich im Moskauer Exil. Sie sind daher hier nicht Gegenstand, sondern bleiben der zukünftigen Forschung vorbehalten.

9.3.5 Welche Bedeutung haben Person und Interpersonalität für die Psychiatrie? Die Frage des Menschenbildes

Das Spannungsverhältnis zwischen personaler Autonomie und biologischer Naturgesetzlichkeit ist ein kennzeichnendes Merkmal der Psychiatrie. Karl Jaspers, Vordenker im Feld der Psychiatrie *und* der Philosophie, umkreiste dieses Thema immer wieder neu. Aus Anlass seines 50. Todestages im Februar 2019 überschrieb der Schweizer Philosoph und Jaspers-Schüler Anton Hügli seinen Artikel in der Neuen Zürcher Zeitung so: »Ein Philosoph, der aufs Ganze geht« (Hügli 2019). Mit diesem Wortspiel war sicher kein Draufgängertum gemeint, sondern Jaspers' Weg von der Psychiatrie über die Psychologie zur Existenzphilosophie, verdichtet in seinem dreibändigen philosophischen Hauptwerk mit dem schlichten Titel »Philosophie« (Jaspers 1932). Das »Ganze« meint, bezogen auf die Medizin, das Ernstnehmen *aller* für die erkrankte Person bedeutsamen Faktoren, von der Körperlich-

---

[135] Die italienischen Psychiater Ugo Cerletti (1877–1963) und Lucio Bini (1908–1964) setzten erstmalig 1938 mit elektrischem Strom ausgelöste epileptische Anfälle zur Behandlung schwerer psychischer Erkrankungen ein.

keit über die psychische und interpersonal-soziale Ebene bis hin zu existentiellen Sinnfragen, die, wie Jaspers unter ausdrücklicher Berufung auf Kant betonte, allein empirisch nicht angemessen anzugehen seien.

Die Bedeutung der personalen und interpersonalen Dimension haben Denker höchst unterschiedlicher Ausrichtung hervorgehoben. Einige eindrückliche, wenn auch subjektiver Auswahl unterliegende Beispiele aus dem 20. Jahrhundert seien erwähnt: Der französische Philosoph Jean-Paul Sartre (1905–1980) ist ein Autor, auf den man in psychiatrischem Kontext selten trifft. In seinem Werk »Das Sein und das Nichts« (Sartre 1962) findet sich ein ebenso ausführliches wie subtil ausdifferenziertes Kapitel über den menschlichen Blick. Ein Blick *auf* den Anderen, aber auch das Erblicktwerden *durch* den Anderen stelle, so Sartre, viel mehr dar als einen optisch-physikalischen Vorgang. Vielmehr handele es sich stets um eine existentielle Begegnung, die sowohl die leibliche Dimension der Beteiligten einbeziehe wie deren personales Dasein in der Welt. Die psychiatrische Relevanz dieses Argumentes erschließt sich unmittelbar, ruft man sich als Untersucher/in die Veränderungen des Blickes in Erinnerung, die an Schizophrenie oder bipolarer Erkrankung leidende Menschen oft zeigen.

Martin Buber (1878–1965), der jüdische Religionsphilosoph, gründete seine Lehre auf die Existenz und wechselseitige Anerkennung der Beziehung zwischen »Ich« und »Du«, auf ein dialogisches Prinzip (Buber 1923). Er trat später in einen intensiven Gedankenaustausch mit dem amerikanischen Psychologen Carl Rogers (1902–1987), dem Begründer der »Klientenzentrierten Psychotherapie« (Anderson und Cissna 1997, Rogers 2009). Der in Europa wenig bekannte amerikanische Psychiater Harry Stack Sullivan (1892–1949) hatte sein Lebenswerk der Etablierung einer interpersonalen Theorie der Psychiatrie gewidmet (Sullivan 1980). Jüngeren Datums ist Thomas Fuchs' Vorschlag, die dualistische Schärfe des Leib-Seele-Problems dadurch zu reduzieren, dass das Gehirn nicht lediglich als biologisch-maschinenhaft wahrgenommen und erforscht wird, sondern als »Beziehungsorgan«, als biologische Voraussetzung von Interpersonalität und Sozialität (Fuchs 2021a).

Die psychiatrische Praxis verzeichnet ebenfalls bemerkenswerte Entwicklungen hin zu einer respektvollen und personzentrierten Grundhaltung. Der gezielte Einbezug von Menschen, die über eigene Erfahrungen mit einer psychischen Erkrankung verfügen, in Stationsteams oder in die Entwicklung neuer Therapie- oder Forschungskonzepte, ist heute vielerorts Realität (»peers«). Das Fach richtet den Blick verstärkt über die aktuelle psychopathologische Symptomatik hinaus auf Funktionsbeeinträchtigungen im sozial-interaktionellen Feld: Nicht nur, ob jemand unter Wahngedanken oder Sinnestäuschungen leidet, ist von Bedeutung, sondern auch, ob er oder sie allenfalls trotz des Vorliegens psychotischer Symptome in der Lage ist, soziale Kontakte aufrecht zu erhalten oder einer beruflichen Tätigkeit nachzugehen. Keineswegs soll damit die Symptomebene entwertet werden – sie ist und bleibt von zentraler Bedeutung. Doch ist sie nicht der einzige Orientierungspunkt der Psychiatrie.

Es hat etwas mit Respekt vor der erkrankten Person zu tun, wenn das lange Zeit kolportierte Ideal der »Compliance«, der mehr oder weniger unhinterfragten Akzeptanz ärztlicher Anordnungen, zunehmend kritisch gesehen wird. Denn immerhin bedeutet »Compliance« nicht nur »Einverständnis«, sondern auch »Befolgung«,

»Konformität« oder sogar »Willfährigkeit« – Worte, die nicht so recht passen wollen zu einer therapeutischen Beziehung »auf Augenhöhe«. In der aktuellen medizinethischen Diskussion stehen Begriffe wie »Adherence« oder »Alliance« im Vordergrund, also die Vorstellung eines auf Information und Dialog beruhenden Arbeitsbündnisses. Parallel dazu soll das Konzept der Behinderung, das Krankheiten in erster Linie unter dem Blickwinkel des Defizits, des Schadens betrachtet, gerade im psychiatrischen Bereich abgelöst werden durch eine Grundhaltung, die die erkrankte Person in ihrem Selbstwertgefühl stärkt, ihr Hoffnung vermittelt, sie nicht mit der Etikettierung »psychisch krank« alleine lässt. Die schwer zu übersetzenden und daher meist im englischen Original verwendeten Begriffe »empowerment« und »recovery« stehen stellvertretend für diese mittlerweile nachhaltig in psychiatrische Lehrbücher vorgedrungene Entwicklung (Amering 2013, Rössler und Lauber 2013).

Die Psychiatrie des 21. Jahrhunderts muss sich der Herausforderung stellen, die personale Ebene wirksam in ihr tägliches Handeln in Klinik und Forschung einzubinden (Hoff et al. 2020). Auch Arthur Kronfeld stand vor diesem Problem. Seinen Denkweg prägt eine aus heutiger Sicht bemerkenswerte Fokusverschiebung von einer mitunter kompromisslos wirkenden neukantianischen Erkenntnistheorie im »Wesen der psychiatrischen Erkenntnis« (1920a) hin zu einer dezidiert personorientierten Psychiatrie in den »Perspektiven der Seelenheilkunde« (1930). Doch blieb sein Personbegriff, so zentral er für sein Werk auch wurde, eigenartig unterbestimmt (▶ Kap. 5, ▶ Kap. 6, ▶ Kap. 7, ▶ Kap. 8).

9.3.6 Welche Rolle spielt die Psychiatrie in der Gesellschaft? Eine Frage der Balance zwischen Anbiederung und Verweigerung

Dass Arthur Kronfeld ein an gesellschaftlichen und politischen Fragen interessierter Mensch war, macht sein Lebenslauf deutlich. Als ebenso belesener wie streitbarer Kritiker war er stets bereit, sich zu exponieren, Risiken einzugehen. Sein politisches Engagement in den Berliner Jahren, in einer Zeit des erstarkenden Nationalsozialismus, brachte ihn – erst recht, wenn man seine Religionszugehörigkeit[136] bedenkt – in reale Gefahren, wie die von ihm einige Jahre später für unumgänglich gehaltene Emigration belegt. Noch 1941, im Moskauer Exil und nur wenige Monate vor seinem Suizid, verfasste Kronfeld eine Streitschrift mit dem Titel »Degeneraten an der Macht« (Kronfeld 1941), in der er die nationalsozialistische Führung in Berlin, insbesondere Adolf Hitler, einer beißenden Polemik aussetzte. Diese Quelle muss allerdings mit Vorsicht betrachtet werden, gibt es doch Hinweise darauf, dass die sowjetische Zensur das Kronfeldsche Manuskript für eigene Zwecke veränderte (Sawenko 2006).

Selbstverständlich ist ein unmittelbarer Vergleich zwischen Kronfelds Berliner Zeit und der Situation in demokratischen Rechtsstaaten zu Beginn des 21. Jahrhunderts unzulässig. Ohnehin steht hier nicht die sozialhistorische Ebene im Vor-

---

136 Es gibt Hinweise auf eine Konversion Kronfelds vom Judentum zum Protestantismus, wobei eine detaillierte Quellenforschung aussteht (▶ Kap. 2, Fußnoten 14 und 15).

dergrund, sondern die stets vorhandene enge Verschränkung der Psychiatrie mit der sie umgebenden Gesellschaft und deren Wertmaßstäben. Dieses Verhältnis ist allerdings regelhaft durch eine eigenartige Ambivalenz gekennzeichnet: Dieselbe Gesellschaft, die der Psychiatrie ihren Behandlungsauftrag erteilt und diesen finanziert, betrachtet die Tätigkeit des Faches nicht selten mit Reserviertheit, ja Misstrauen.

Ein gewichtiger Faktor ist dabei die Doppelrolle der Psychiatrie als medizinisches Fach *und* als ordnungspolitische Instanz. Neben ihrem therapeutischen Auftrag hat sie Aspekte der öffentlichen Sicherheit zu berücksichtigen: Sollte eine psychisch erkrankte Person eine klar benennbare Gefahr für sich selbst oder für andere darstellen, weisen rechtliche Vorgaben die Psychiatrie unter bestimmten Bedingungen an, diese Person, sofern sie ihr Einverständnis verweigert und mildere Maßnahmen nicht möglich sind, gegen ihren Willen in eine Klinik verbringen und dort behandeln zu lassen.

Heikle Entscheidungen dieser Art sind jeder im akutpsychiatrischen Bereich tätigen Fachperson nur zu gut bekannt. In vielen Ländern werden dazu kontroverse Debatten geführt: Sollen sich Psychiaterinnen und Psychiater strikt auf die diagnostische und therapeutische Rolle zurückzuziehen und die Beurteilung, ob von einem/einer Patienten/in krankheitsbedingt ein Risiko ausgeht und allenfalls medizinische Zwangsmaßnahmen erforderlich werden, vollständig externen Fachpersonen oder den Behörden überlassen? Oder liegt es nicht, genau umgekehrt, im ureigensten Interesse des/der Patienten/in, dass sich eine kompetente, mit allen Einzelheiten des Befundes und der Vorgeschichte vertraute, in der ärztlichen Rolle die Patienteninteressen wahrende Fachperson zu derartigen Fragen äußert?

Die Details dieser Diskussion sind hier nicht Thema. Aufzuzeigen war die immanente Verpflichtung der Psychiatrie, sich ihrer gesellschaftlichen Verantwortung zu stellen, sei dies – wie bei Kronfeld – beim sozialpolitischen Einsatz für die psychotherapeutische Versorgung ärmerer Bevölkerungsschichten in einer Großstadt oder – wie in obigem aktuellem Beispiel – bei der die Identität des Faches erheblich herausfordernden Frage medizinischer Zwangsmaßnahmen (Hoff 2019).

9.3.7 Wurde das bio-psycho-soziale Modell von der treibenden Kraft zur Floskel? Die Fragen nach einer glaubwürdigen Mehrdimensionalität der Psychiatrie und nach der zukünftigen Rolle der Psychopathologie

Das Thema der Psychiatrie, ihr *Forschungsgegenstand, der kein Gegenstand ist*, die psychisch erkrankte Person nämlich, erfordert, besser: erzwingt eine mehrdimensionale Sichtweise. Menschen, seien sie psychisch gesund oder krank, sind körperliche, also biologische Wesen, zugleich aber leben sie in einem subjektiven Raum, sind sie Personen – und als solche angewiesen auf Dialog und soziale Einbettung.

Die drei ersten Dekaden des 20. Jahrhunderts, der Zeitraum, in dem die meisten deutschsprachigen Publikationen Kronfelds erschienen, brachten einen vielstimmig-kontroversen, dabei jedoch ernsthaften und meist konstruktiven Diskurs zum

Verhältnis von Psychiatrie, Psychologie und Philosophie hervor (▶ Kap. 3). Nach dem II. Weltkrieg standen sich psychiatrische Denkschulen lange Zeit in schroffer Konfrontation gegenüber. Speziell in den 1960er- und 1970er-Jahren trafen die Positionen der biologischen Psychiatrie[137] mit denjenigen der gesellschafts- und, vor allem, institutionskritischen »Antipsychiatrie« hart, oft sogar unversöhnlich aufeinander. Dass eine solche konfrontative Schlichtheit weder der wissenschaftlichen Weiterentwicklung des Faches diente noch Substanzielles zu einer zeitgemäßen Neujustierung der therapeutischen Beziehung beitrug, liegt auf der Hand.

Das Bedürfnis eines über Schulengrenzen hinweg geführten Gespräches artikulierte Engel (1977) mit dem Vorschlag, die Psychiatrie in Klinik und Forschung konsequent an einem »bio-psycho-sozialen Modell« auszurichten. Sein Aufruf zeitigte ein beträchtliches Echo, beziehen sich seither doch Lehrbücher der Psychiatrie meist schon auf den ersten Seiten auf dieses Modell. Es postuliert, im Fall der psychischen Erkrankungen seien die drei Säulen der biologischen, psychologischen bzw. psychopathologischen und sozialen Bedingungsfaktoren als gleichberechtigte Erkenntnisquellen anzuerkennen und wissenschaftlich zu bearbeiten.[138]

Es stellt allerdings eine Scheinsicherheit dar, die kräftezehrende Diskussion um die Identität der Psychiatrie mit der Etablierung des bio-psycho-sozialen Modells für abgeschlossen zu halten. Denn wissenschaftliche Begriffe allein lösen keine Probleme, sondern bringen sie im besten Fall klar auf den Punkt. Eine nachhaltige Lösung kann nur durch reflektiertes Weiterarbeiten *mit* diesen Begriffen erreicht werden. Nimmt man den bio-psycho-sozialen Gedanken ernst, so geht es um einen befruchtenden Austausch zwischen den Dimensionen. Nur zu oft wurde dieser Anspruch verfehlt und es blieb, gegenteiligen Beteuerungen zum Trotz, bei Versuchen, die jeweils andere Perspektive als wissenschaftlich weniger ergiebig oder gar überflüssig darzustellen[139]. Tatsächlich wird seit einigen Jahren Kritik an der plakativen Verflachung des im Grundsatz begrüßenswerten bio-psycho-sozialen Modells laut. Am prägnantesten artikulierte sie der amerikanische Psychiater Nassir Ghaemi, als er vom »Aufstieg und Niedergang« des Modells sprach (Ghaemi 2009).

Um nicht defaitistisch zu klingen: Ohne Frage gibt es auch zu Beginn des 21. Jahrhunderts Initiativen, die sich in konzeptuell differenzierter Weise den dogmenträchtigen Kontroversen einzelner Schulen entgegenstellen. Die bereits zuvor erwähnte phänomenologische Psychopathologie ist hier hervorzuheben (▶ Kap. 9.2). Sie hat sich zum Ziel gesetzt, die Respektierung des subjektiven Erlebens als genuinen wissenschaftlichen Gegenstand zu verbinden mit dem Bemühen

---

137 Die Bezeichnung »biologische Psychiatrie« wird heute kaum noch verwendet. Stattdessen ist meist die Rede von »neurowissenschaftlicher Psychiatrie« oder, unter Weglassung des Begriffes Psychiatrie, von »klinischen Neurowissenschaften« (»clinical neurosciences«).
138 In jüngerer Zeit wurde, ausgehend vom englischsprachigen Raum, der Ruf nach einer Erweiterung des Modells um die spirituelle Dimension laut. Dies zielt weniger auf die religiöse, sondern auf die als anthropologische Konstante verstandene Sinndimension ab, wobei die sehr heterogene Bedeutung des Begriffes »Spiritualität« als erhebliche Herausforderung benannt wird (Saad et al. 2017).
139 Ein drastisches Beispiel für den Versuch, andere Perspektiven vollständig zu ersetzen, ist der bereits erwähnte, sich explizit auch auf die Psychiatrie beziehende »eliminative Materialismus« (Churchland 1986).

um einen Brückenschlag zur aktuellen Neurowissenschaft. Dabei geht für das phänomenologische Denken die Bedeutung der somatischen Ebene, in klassischer Diktion: des »Leibes«, für die psychotherapeutische Arbeit ebenso wie für das sie tragende Menschenbild weit über die empirisch-neurobiologische Faktenlage hinaus (Fuchs et al. 2010, Gallagher und Zahavi 2021).

Zurück zum bio-psycho-sozialen Modell: Es repräsentiert fraglos eine der Psychiatrie angemessene Sichtweise. Damit seine integrierend-innovative Kraft zur Geltung kommen kann, darf es aber nicht bei einer isolierten Aufzählung von Eigenschaften und Befunden der drei Säulen stehen bleiben, darf *nicht bloß additiv* vorgehen. Die verschiedenen Perspektiven sind gezielt miteinander ins Gespräch zu bringen, denn sie sollen sich wechselseitig herausfordern. Dies ist ein anspruchsvolles, für die Zukunft der Psychiatrie aber entscheidendes Ziel. Wird es verfehlt, schrumpft das bio-psycho-soziale Modell zu einem sanft klingenden, im ungünstigsten Fall opportunistisch wirkenden Schlagwort, das weder auf therapeutischem noch auf wissenschaftlichem Feld eine tatsächliche Wirkung entfalten kann.

Versuche, dem facettenreichen Fach Psychiatrie einen tragfähigen konzeptuellen Rahmen zu geben, gab es schon lange vor dem bio-psycho-sozialen Modell. Hier ist insbesondere Karl Jaspers' umfassendes Verständnis der Psychopathologie zu nennen, die er zu einem »Reflexionsraum«, zur Grundlage und verbindenden Klammer der methodisch heterogenen Psychiatrie ausbauen wollte. Werner Janzarik (1979a) griff diesen Gedanken später auf, indem er die Psychopathologie als Grundlagenwissenschaft der Psychiatrie bezeichnete. Nun darf eine solch dezidierte Aufwertung nicht als anmaßend missverstanden werden. Denn der Terminus »Grundlagenwissenschaft« soll gerade nicht den Anspruch ausdrücken, erschöpfende, endgültige Antworten auf psychiatrische Kernfragen zu liefern oder den neurobiologischen und sozialwissenschaftlichen Ansätzen überlegen zu sein. Im Gegenteil habe sich die Psychopathologie in Bescheidenheit zu üben, indem sie offen bleibe für unterschiedliche Perspektiven, ohne jedoch ihren Fokus, die psychisch erkrankte Person, aus den Augen zu verlieren. Arthur Kronfeld hätte, so darf mit gutem Grund angenommen werden, diese Position nachdrücklich unterstützt.

Die Psychiatrie des 21. Jahrhunderts könnte von einer wiedererstarkten Psychopathologie wesentlich profitieren, sofern diese den Status einer methodenkritischen Klammer in Jaspers' Sinne erreichte. Denn dann würde die systematische Verknüpfung unterschiedlicher Ebenen erleichtert und gefördert: Die deskriptiv erfassbaren Einzelsymptomen träten in den Kontext aktueller und biographisch verankerter Bedeutungszusammenhänge. Begleitend wäre auf der wissenschaftstheoretischen Ebene das breite Methodenspektrum von der neurowissenschaftlichen Grundlagenforschung über die klinische Befunderhebung und Diagnostik bis zu gesellschaftlich-kulturellen Faktoren kritisch zu reflektieren (Fulford 2023, Hoff und Bottlender 2012, Stanghellini und Broome 2014).

Ob der tradierte Begriff Psychopathologie weiterhin geeignet ist, um diese umfassende Aufgabe zu repräsentieren, ist umstritten. Menschen mit eigener psychiatrischer Krankheitserfahrung monieren, er führe – über den Wortteil »patho« – zu stark am medizinischen Modell orientierte, allenfalls sogar diskriminierende Elemente mit sich. Interessanterweise sprach auch Kronfeld meist von Psychiatrie, Psychologie und Phänomenologie, wohingegen »Psychopathologie« als terminus technicus bei ihm keinen etwa mit dem Jaspersschen Werk vergleichbaren Stellenwert erlangte. Persönlich halte ich die Bezeichnung Psychopathologie wegen ihrer Verankerung in differenzierten Denktraditionen nach wie vor für angemessen. Entscheidend ist aber nicht der Begriff, sondern die Haltung, die er zum Ausdruck bringt. Im besten Fall steht diese für die gezielte Einbettung der Psychiatrie in einen wissenschaftlich offenen, personzentrierten Horizont.

Es gibt dabei Gründe für einen vorsichtigen Optimismus: Ich nehme eine zunehmende, wenn auch bei weitem nicht flächendeckende Bereitschaft wahr, einen konstruktiven Dialog zwischen unterschiedlichen Perspektiven nicht nur wissenschaftstheoretisch, sondern auch in der Forschungspraxis zu realisieren. Dies illustriert beispielhaft ein vor kurzem in Lancet Psychiatry publiziertes Votum: Mit Blick auf neue Ansätze in der Psychosenforschung wird dort betont, die Verbindung des empirisch-datenbasierten »clinical staging« mit der Differenziertheit der phänomenologischen Psychopathologie verhelfe dem Forschungsvorhaben zu mehr »Tiefe, Nuanciertheit und Nützlichkeit« (Nelson et al. 2021). Positiver als durch diese drei Merkmale kann eine psychiatrische Arbeitsmethode wohl kaum charakterisiert werden.

In eben diese Richtung weist der Vorschlag einer für die Belange der Psychiatrie des 21. Jahrhunderts aufgewerteten Psychopathologie. Das bio-psycho-soziale Modell könnte so zu seiner ursprünglichen Dynamik zurückfinden.

9.4 Die wesentlichen Herausforderungen für das heutige Fach Psychiatrie und Psychotherapie

Die Essenz dieses Kapitels spiegelt sich in vier abschließenden Thesen wider:

- Ein immer höher spezialisiertes, multimodales und transdiagnostisches Vorgehen – Stichworte »social neuroscience«, »computational psychiatry«, »big data« – darf nicht dazu führen, dass die Psychiatrie ihr Gravitationszentrum aus den Augen verliert, die psychisch erkrankte Person in ihren somatischen, psychischen und sozialen Bedingungsgefügen.
- Zahlreiche Subdisziplinen haben in den vergangenen Jahren durch ihre beeindruckende Forschungsdynamik »Zentrifugalkräfte« generiert, die an Intensität zunehmen. Die Aufwertung einer »zentripetal« ausgerichteten, eine Klammerfunktion ausübenden Psychopathologie ist ein geeigneter Weg, um der Schwächung des Faches Psychiatrie und seiner professionellen Identität vorzubeugen.
- Begleitend zu den Fortschritten der empirischen Forschung bedarf es einer kontinuierlichen kritischen Reflexion psychiatrischer Grundbegriffe wie Krankheit, Diagnose oder Therapie. Dies gilt für die therapeutische und wissenschaftliche Tätigkeit ebenso wie für die Aus-, Weiter- und Fortbildung von Fachpersonen.

9 Ein Brückenschlag, der naheliegt: Kronfeld und die Psychiatrie im 21. Jahrhundert

- Ein Mangel an wissenschaftstheoretischem Problembewusstsein sowie an methodenübergreifender Dialogbereitschaft könnte aus dem bio-psycho-sozialen Modell, das der Psychiatrie im Grundsatz sehr adäquat ist, ein konzeptuelles »Feigenblatt« machen. Dies hätte markant negative Folgen und muss verhindert werden.

Lebenswelt 9 – Madeleine N. und die »Trauerkrankheit«: Warum psychiatrische Diagnosen mehr sind als technische Begriffe

Madeleine N. ist Witwe. Sie ist 60 Jahre alt und hat ihren Mann Peter vor sechs Monaten durch Suizid verloren. Das Paar kannte sich seit 42 Jahren und war 39 Jahre verheiratet. Zwei erwachsene Kinder, ein Sohn und eine Tochter, entstammten dieser Beziehung.

Peter hatte sich am frühen Morgen eines Novembertages durch einen wohlüberlegten Sprung vor die einfahrende S-Bahn das Leben genommen. Mit einem solchen Tod ihres Mannes, einem Suizid, hatte sie niemals gerechnet. Als ihr die Polizei die traurige Nachricht überbrachte, war sie für Stunden wie versteinert, äußerlich wie innerlich. Das Gewicht der Frage nach dem Warum lastete auf ihr und nahm von Tag zu Tag zu. Es gab keinen Abschiedsbrief und auch sonst keinerlei Zeichen, das ihr hätte helfen können, sich zu orientieren.

Ja, so betonte Madeleine N. in den wenigen Gesprächen zu diesem Thema, die sie mit ihren Kindern sowie vereinzelt mit Freunden überhaupt zuließ, die Beziehung zu Peter sei über all die Jahre nicht immer einfach gewesen. Er sei ein in sich gekehrter Einzelgänger gewesen, eigenwillig und manchmal stur, aber respektvoll gegenüber anderen, zurückhaltend und selbst in ausgeprägten Konfliktsituationen niemals aggressiv. Mühe habe es ihm stets bereitet, seinen Mitmenschen, selbst ihr, Einblicke in die eigene psychische Verfassung zu geben, vor allem wenn ihn etwas bedrückt habe. Oft habe sie ihn geradezu nötigen müssen, sich ihr anzuvertrauen, was er dann aber meist getan habe. Ihre Beziehung sei trotz Peters introvertierter Art emotional eng gewesen, vielleicht weil sie, die Ehefrau, von der Persönlichkeit her sehr verschieden gewesen sei.

Ernsthafte psychische Krisen oder gar suizidale Gedanken habe es in ihrer langen Ehe bei beiden nie gegeben. Ein Thema allerdings, über das Madeleine N. auf ausdrücklichen Wunsch ihres Mannes bislang mit niemandem, nicht einmal mit den erwachsenen Kindern, gesprochen hatte, sollte nun, nach seinem Tod, für sie zur Quelle heftiger Schuldgefühle werden: Peter litt seit über einem Jahr an einem rechtsseitigen Tinnitus, einem pfeifenden Ohrgeräusch, das trotz ausführlicher Diagnostik und verschiedener Therapieversuche stetig zu- und nicht abnahm. Dies belastete ihn sehr, er schlief immer schlechter, konnte sich weniger gut konzentrieren und fühlte sich dem zunächst unangenehmen, später quälenden Symptom unentrinnbar ausgeliefert.

Madeleine N. erinnerte – »jetzt, wo es zu spät ist«, schoss ihr durch den Kopf –, dass Peter in den zwei Monaten vor seinem Suizid gelegentlich die Bemerkung gemacht hatte, der Tinnitus werde einfach nicht besser, es sei »bald nicht mehr zum Aushalten«. Natürlich habe sie das ernstgenommen, habe ihm gut zugeredet und auf ein neues Medikament verwiesen, dass ihm seine Ohrenärztin jüngst verschrieben habe. Sie wisse noch genau, dass er darauf dankbar reagiert habe und ruhiger geworden sei. Ob sie intensiver hätte nachfragen sollen? Ob es um ihn bereits viel schlechter gestanden sei, als sie gedacht oder bemerkt habe? Ob sie seine Verzweiflung, die ihn letztlich in den Tod trieb, hätte erkennen müssen? Ob sie eine Mitschuld treffe? Fragen dieser Art trieben Madeleine N. um. Mit niemandem sprach sie darüber.

Zeit ihres Lebens hatte sie sich für eine psychisch gefestigte Person gehalten, die mit den Anforderungen und Belastungen des Lebens umgehen konnte. Tatsächlich habe sie in den Wochen nach Peters Tod die dadurch entstandenen administrativen Verpflichtungen mit Unterstützung der Kinder gut bewältigen können. »Einfach funktioniert« habe sie. Später sprach sie von ihrer »Roboterphase«.

Nun aber – um die Osterzeit, der Todestag ihres Mannes war der 15. November des Vorjahres – fühlte sie, dass sich etwas in ihr, etwas Wichtiges, zum Schlechten veränderte. Obwohl die Behördengänge erledigt, die unvermeidlichen, nicht immer Trost spendenden Gespräche mit Verwandten, Freunden und Bekannten geführt waren und sie sogar den Mut gefunden hatte, Peters Arbeitszimmer penibel auf allfällige Pendenzen hin durchzusehen, geriet Madeleine N. in einen ihr bislang unbekannten unruhig-nervösen und depressiven Zustand. Auf ihre Kinder sowie ihre Nachbarn wirkte sie im Kontakt kurz angebunden, traurig, missmutig, mitunter sogar schroff, was in besonderem Kontrast zu ihrem Naturell stand. Ihr Sohn, der Dr. T. persönlich kannte, riet ihr dringend, sich einen Termin bei ihm geben zu lassen. Dies akzeptierte sie schließlich, aber mehr im Sinne resignierten Nachgebens als der Überzeugung, einen sinnvollen Schritt zu tun. Es war ihr erster Kontakt mit der Psychiatrie.

Gleich zu Beginn des ersten Gespräches mit Dr. T. entstand eine komplexe Dynamik: Während das Verhalten der Patientin zurückhaltend, jedoch freundlich war, unterstrichen von einer betont gewählten Ausdrucksweise, drückte manches an ihrer Körpersprache Unbehagen und Anspannung aus, als wolle sie auf diese Weise ihre Zweifel am Sinn der Unterredung zum Ausdruck bringen. Doch gelang es, einen Konsens über das gemeinsame Ziel herzustellen: Der zeitweise quälende Zustand von Trauer, Ärger, grüblerischer Unruhe und Schuldgefühlen, den Madeleine N. jüngst erlebte, müsse geändert werden, damit sie zu einer akzeptablen Lebensqualität zurückkehren könne. Sie stimmte Dr. T.s Vorschlag zu, zwei weitere Gespräche vorzusehen und dann zu entscheiden, wie es weitergehe.

Dieses Arbeitsbündnis erschien Dr. T. bereits in der nächsten Therapiestunde sehr fragil. Seine Frage, ob sie dies auch wahrnehme, beantwortete Madeleine N. mit einem klaren »ja«. Das habe jedoch weniger mit ihrem psychischen Zustand zu tun als mit administrativen Rahmenbedingungen. Dr. T. überraschte diese Bemerkung, und es entspann sich folgender Dialog:

Dr. T. »Wieso spielen administrative Dinge denn jetzt eine so große Rolle?«

Madeleine N.	»Es geht um die Diagnose. Meine Krankenkasse teilte mir mit, es sei eine psychiatrische Diagnose erforderlich, damit sie die Kosten für die Behandlung übernehmen könne.«
Dr. T.	»Das ist der übliche Ablauf.«
Madeleine N.	»... und Sie haben, sagt die Kasse, in meinem Fall eine ›mittelgradige depressive Episode ohne psychotische Merkmale‹ diagnostiziert? Stimmt das wirklich?«
Dr. T.	»Ja, das ist meine Arbeitsdiagnose für den Beginn. Für mich ist aber nicht der technische Begriff aus dem Diagnosemanual entscheidend, sondern Ihr Zustand, Frau N., und vor allem die Frage, wie wir ihn verbessern können ...«
Madeleine N.	*(unterbricht ihn)* »Sie verstehen mich nicht! Sie wissen doch, wie schwer es mir fällt, zu Ihnen zu kommen. Ja, mir geht es schlecht, und ja, ich brauche Unterstützung. Was ich hingegen *überhaupt nicht* brauche, ist die Etikettierung als psychisch krank. Das zieht mich noch weiter nach unten. Hoffentlich können Sie das nachvollziehen! Ist für Sie denn ein Mensch, der aus eigener Kraft nicht aus der Trauer um den geliebten Partner herausfindet, krank? Wollen Sie Trauer ernsthaft als psychische Krankheit bezeichnen?«

Es kam zu einer Diskussion über den Zweck und die Grenzen psychiatrischer Diagnosen. Dr. T. nannte sie Hilfsmittel zur Verdichtung von Informationen sowie zur Erleichterung der Kommunikation, unter anderem mit der Krankenkasse. Madeleine N., hatte sich, erbost, wie sie nach dem Kontakt mit ihrer Kasse war, gründlich vorbereitet. Sie sprach Dr. T. darauf an, dass die soeben, 2022, in Kraft getretene 11. Version des offiziellen Diagnosemanuals der Weltgesundheitsorganisation WHO, die ICD-11, die »Verlängerte Trauerreaktion« als neue Diagnose aufgenommen hatte. Die Patientin war über diese, wie sie es ausdrückte, »übergriffige Psychiatrisierung des Alltags« empört, obwohl Dr. T. die kritisierte ICD-11-Diagnose bei ihr gar nicht gestellt hatte. Wörtlich sagte sie: »Ihr Vorgehen ist unangemessen. Das will ich nicht. Hinter Ihren Diagnosen werde ich als Person verschwinden.«

Meine persönliche Quintessenz

Diagnosen sind als Arbeitsbegriffe für die klinische, forschende und lehrende Tätigkeit in der Medizin unabdingbar. Das gilt auch für die Psychiatrie. Darüber darf aber nicht in Vergessenheit geraten, dass *psychiatrische* Diagnosen – markanter als in anderen medizinischen Fachgebieten – oft nicht nur als technische Spezialausdrücke wahrgenommen werden. Sie transportieren vielmehr zahlreiche, mitunter widersprüchliche Begleitbotschaften, die von allen Beteiligten übersehen, unterschätzt oder missverstanden werden können. Aus psychiatrischer Warte ungewollt, erleben betroffene Personen eine Diagnose nicht selten als ausgrenzend, ja offen diskriminierend (»Stigmatisierung«). Psychiatrische Diagnosen können außerhalb des medizinischen Bereiches gezielt missbraucht werden, sei es als herabwürdigendes Schimpfwort oder als Instrument politischer Disziplinierung in autoritär regierten Ländern.

Um nicht missverstanden zu werden: Diagnosen sind ein unverzichtbares Element der Medizin. Die im Kontakt mit Patientinnen und Patienten stehenden Fachpersonen müssen sich jedoch der Komplexität und Wirkmächtigkeit gerade psychiatrischer Diagnosen bewusst sein. Insbesondere sind sie aufgefordert, einen verantwortungsvollen, dialogisch verankerten diagnostischen Prozess sicher zu stellen[118].

---

118 Vgl. Bryant (2012), Hoff et al. (2020), Hoff und Vetter (2022a, 2022b), Reed et al. (2019).

10 Medizin als Handlung: Eine Schlussbetrachtung

Die Medizin, zu der das Fach Psychiatrie und Psychotherapie gehört, ist eine »Handlungswissenschaft«, denn ihre Kernaufgabe ist die Anwendung verallgemeinerbaren Wissens auf den Einzelfall. Dies ist kein theoretischer Vorgang, sondern stets eine interpersonale Handlung. Ihr vorgelagert sind die drei Dimensionen Wissen, Fähigkeiten und Werte.

Wer in diesem Feld tätig werden will, muss sich ein umfassendes *Wissen* aneignen. Dabei geht es um so heterogene Themen wie die psychopathologischen und neurowissenschaftlichen Grundlagen, die Struktur des diagnostischen Prozesses, die Indikationen für pharmako- und psychotherapeutische Interventionen, die Regeln für deren evidenzbasierte Durchführung und, nicht zuletzt, um den gesellschaftlichen Kontext, in dem die jeweilige psychiatrische Tätigkeit angesiedelt ist.

All dieses Wissen setzt, um wirksam werden zu können, *Fähigkeiten* der Fachperson voraus, etwa die kompetente Durchführung der psychopathologischen und körperlichen Befunderhebung sowie den Aufbau einer tragfähigen therapeutischen Beziehung, um die einzelnen Behandlungsschritte dialogisch fundiert auch über längere Zeiträume durchführen und, wo nötig, anpassen zu können. Dies zeigt den kommunikativen und interaktionellen Schwerpunkt dieser Fähigkeiten.

Die fähigkeitsbasierte Anwendung des erworbenen Wissens auf einen konkreten Behandlungsprozess spielt sich immer in einem Rahmen ab, der von *Wertvorstellungen* geprägt ist – Werte, die Patientin und Patient mitbringen, und Werte der therapeutischen Fachperson. Weil sie begrifflich schwerer fassbar sind als das Wissen und die Fähigkeiten, wird ihre Praxisrelevanz oft unterschätzt. Die folgenden beispielhaften Fragen veranschaulichen dies mit Blick auf die Werthaltungen der Fachperson: Wie wird der Begriff Autonomie in der konkreten therapeutischen Beziehung ausgelegt? Welche Balance entsteht zwischen dem oft paternalistisch gefärbten Fürsorgegedanken und dem Respekt vor den Sichtweisen auf Patientenseite, speziell wenn eine gravierende psychische Erkrankung vorliegt? Ist Therapie, eng gefasst, die Beseitigung von Symptomen zum Zweck einer raschen Rückkehr der betroffenen Person in ihr früheres Lebensumfeld, pointierter: ihrer Anpassung an dieses Umfeld? Oder ist ein erweiterter Blickwinkel angebracht, der auch den umgekehrten Weg als heilungsfördernd in Betracht zieht, nämlich die »Anpassung« der Lebenssituation an die Bedürfnisse der in eine psychische Krise geratenen Person?[118]

---

118 Genau diesen Punkt hat Kronfeld mit Verve diskutiert (▶ Kap. 6).

10 Medizin als Handlung: Eine Schlussbetrachtung

Das Bild wird rasch sehr komplex, und das ist richtig so: Therapeutische Prozesse bewegen sich nun einmal in einem vielschichtigen Umfeld. Im Kern jedoch stellen sie *immer* interpersonal konstellierte Handlungen dar, wie ▶ Abb. 10.1 veranschaulicht.

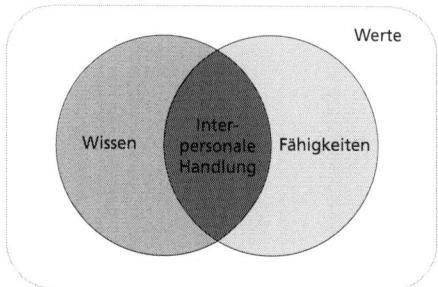

Abb. 10.1: Medizin als interpersonal konstellierte Handlung

Was abstrakt klingen mag, wird in jeder einzelnen therapeutischen Beziehung überaus konkret. Denn hier geht es um wechselseitigen Respekt, um Interesse und Neugier der Fachperson, ihr Gegenüber kennenzulernen, um Bescheidenheit, die sich aus der Erkenntnis speist, dass ein Mensch nie, auch nicht in einer gelingenden Therapie, vollständig verstanden oder gar erklärt werden kann, um die Leitschnur wissenschaftlich abgesicherter Grundsätze in Diagnostik und Behandlung und um die spezifische Doppelrolle von Fachleuten im Gesundheitswesen als Expertin und Experte einerseits sowie als Interessenvertreter/in der erkrankten Person andererseits.

Die »Bipolarität« der Psychiatrie, ihr ständiges Oszillieren zwischen vielfältigen theoretischen Vorannahmen und der individuellen therapeutischen Beziehung, zugespitzt: zwischen Philosophie und Therapie, macht das Fach anspruchsvoll. Für mich liegt in eben diesem komplexen, nicht auflösbaren Spannungsfeld zugleich das Faszinierende des psychiatrischen Berufes. Niemand hat dies prägnanter auf den Punkt gebracht als Karl Jaspers:

> »Der Psychopathologe braucht sich um Philosophie nicht deswegen zu kümmern, weil sie ihn für seine Wissenschaft irgendetwas Positives lehrte, sondern weil sie ihm den inneren Raum frei macht für seine Wissensmöglichkeiten.« (Jaspers 1946, S. 40)

Wenn wir vor diesem Hintergrund die Medizin als Handlungswissenschaft verstehen, ist die Etablierung einer tragfähigen, selbstbewussten, für den interdisziplinären und interprofessionellen Dialog offenen Identität der Psychiatrie ein erreichbares Ziel. Diesem Ziel hatte sich auch Arthur Kronfeld verpflichtet. Es weiterhin engagiert anzustreben, sind wir unseren Patientinnen und Patienten schuldig – und uns selbst.

Dank

Mein Dank gilt zunächst meinen Patientinnen und Patienten, die in einem bestimmten Sinn die Autorenschaft für dieses Buch beanspruchen könnten. Die in Dialogform gehaltenen, als tragende Elemente verstandenen »Lebenswelten« sollen dafür ein bescheidenes Zeugnis ablegen.

Darüber hinaus danke ich den Kolleginnen und Kollegen, die mich seit 1981 bei der wissenschaftlichen Auseinandersetzung mit der Ideengeschichte und dem Selbstverständnis des Faches Psychiatrie und Psychotherapie begleitet, angeregt, unterstützt und herausgefordert haben. Besonders wertvoll waren dabei die zahlreichen Gespräche, Lehrveranstaltungen und Tagungen, die an meinen drei beruflichen »Stationen«, den psychiatrischen Universitätskliniken in München (LMU), Aachen (RWTH) und Zürich (UZH), stattfanden.

Ohne diese stetige Förderung durch Personen aus ganz unterschiedlichen Kontexten – Klinikleitungen, prägende Figuren der Facharztweiterbildung sowie des Philosophiestudiums, Stationsteams, Studierende, Doktorandinnen und Doktoranden – wäre weder mein eigener Weg möglich gewesen noch wäre dieses Buch entstanden. Anstelle einer langen, notwendig unvollständigen Namensliste möchte ich einzig einen Oberarzt der Psychiatrischen Klinik der LMU München erwähnen, Dr. med. Anton Strauß. Er legte mir, dem Psychiatrieneuling, schon 1981 – ziemlich energisch, wie ich gut erinnere – die Beschäftigung mit dem Philosophen Leonard Nelson und dessen Schüler Arthur Kronfeld nahe. Allerdings, so ließ er mich wissen, gehe es dabei um sperrige, anspruchsvolle Texte, die sich jedem eindimensionalen Verständnis von Psychiatrie hartnäckig und mit Verve entgegenstellten. Eben diese Grundhaltung trägt meine eigene klinische und wissenschaftliche Tätigkeit.

Dem Herausgeberkollegium der Reihe »Horizonte der Psychiatrie und Psychotherapie – Karl Jaspers-Bibliothek« sowie dem kompetenten Team des Kohlhammer Verlags, allen voran Herrn Dr. Ruprecht Poensgen und Frau Anita Brutler, danke ich für die mehrjährige ausgezeichnete Zusammenarbeit. Sie war mir eine ebenso erfreuliche wie unersetzliche Hilfe.

Meine Frau, Dr. med. Christine Hoff, Diabetologin und Endokrinologin, sowie unsere Tochter Sophia Lea Hoff, Assistenzärztin in der Inneren Medizin, begleiteten den Entstehungsprozess des Buches mit ermunterndem, kritisch hinterfragendem Wohlwollen. Das ist alles andere als selbstverständlich, und ich danke Euch herzlich dafür.

Paul Hoff
Zürich, im Herbst 2023

Literatur

Abu Ghazal Y (2017) »Das gehört mir nicht, das bin ich nicht, das ist nicht mein Selbst« – Das perspektivische Denken in der Arbeit von Arthur Kronfeld. Luzifer-Amor, Zeitschrift zur Geschichte der Psychoanalyse 30: 88–96

Akademien der Wissenschaften Schweiz (2014) »Medical Humanities«: Über die Bedeutung der Geistes- und Sozialwissenschaften für die Medizinal- und Gesundheitsberufe. Swiss Academies Communications 9 (5), Bern

American Psychiatric Association (APA) (1980) Diagnostic and Statistical Manual of Mental Disorders (3rd edition) (DSM-III). APA, Washington, D.C.

American Psychiatric Association (APA) (2022) Diagnostic and statistical manual of mental disorders. 5th ed., text revision (DSM-5-TR). APA Press, Arlington VA

Amering M (2013) Recovery. In: Rössler W, Kawohl W (Hrsg.) Soziale Psychiatrie. Bd. 2: Anwendung. Kohlhammer, Stuttgart: 342–351

Andersch N (2017) Gestaltpsychologische Ansätze in der Psychiatrie in den 20er und 30er Jahren. In: Leugers-Scherzberg A H, Scherzberg L (Hrsg.) Diskurse über »Form«, »Gestalt« und »Stil« in den 20er und 30er Jahren des 20. Jahrhunderts. Universitätsverlag des Saarlandes, Saarbrücken: 171–195

Anderson R, Cissna K N (1997) The Martin Buber – Carl Rogers Dialogue. A New Transcript With Commentary. SUNY series in communication studies. SUNY Press, New York

Arbeitskreis OPD (1996) Operationalisierte Psychodynamische Diagnostik. Grundlagen und Manual. Huber, Bern

Arbeitskreis OPD (2006) Operationalisierte Psychodynamische Diagnostik OPD-2. Das Manual für Diagnostik und Therapieplanung. Huber, Bern

Arbeitskreis OPD (2023) Operationalisierte psychodynamische Diagnostik – OPD-3: das Manual für Diagnostik und Therapieplanung. Hogrefe, Bern

Arigoni S M (2020) Karl Birnbaum und die Strukturanalyse: Zur Binnendifferenzierung der Psychopathologie in historischer und aktueller Perspektive. Inaugural-Dissertation, Medizinische Fakultät der Universität Zürich

Benzenhöfer U (2012) Kurt Goldstein – ein herausragender Neurologe und Neuropathologe an der Universität Frankfurt am Main. In: Benzenhöfer U (Hrsg.) Ehrlich, Edinger, Goldstein et al.: Erinnerungswürdige Frankfurter Universitätsmediziner. Klemm und Oelschläger, Münster Ulm: 43–65

Bhugra D, Tasman A, Pathare S et al. (2017) The WPA Lancet Psychiatry Commission on the Future of Psychiatry. Lancet Psychiatry 4: 775–818

Biller-Andorno N, Roduit J (2016) Medical Humanities in Switzerland: moving forward. Schweizerische Ärztezeitung 97: 1466–1467

Binding K, Hoche A E (1920) Die Freigabe der Vernichtung lebensunwerten Lebens. Ihr Maß und ihre Form. Meiner, Leipzig

Binswanger L (1965) Wahn. Neske, Pfullingen

Birnbaum K (1923) Der Aufbau der Psychose. Grundzüge der psychiatrischen Strukturanalyse. Springer, Berlin

Blankenburg W (1971) Der Verlust der natürlichen Selbstverständlichkeit. Enke, Stuttgart

Blashfield R K (1984) The Classification of Psychopathology – Neo-Kraepelinian and Quantitative Approaches. Plenum Press, New York

Bleuler E (1908) Die Prognose der Dementia Praecox (Schizophreniegruppe). Allgemeine Zeitschrift für Psychiatrie und psychisch-gerichtliche Medizin 31: 436–480

Bleuler E (1911) Dementia praecox oder Gruppe der Schizophrenien. In: Aschaffenburg G (Hrsg.) Handbuch der Psychiatrie. Spezieller Teil. 4. Abteilung. 1. Hälfte. Deuticke, Leipzig Wien: 1–420

Böker H, Conradi J (Hrsg.) (2016) Burghölzli. Geschichten und Bilder. Limmat-Verlag, Zürich

Bormann B, Strauß B (2018) Therapeutische Beziehungen in Gruppen. In: Strauß B, Mattke D (Hrsg.) Gruppenpsychotherapie. Lehrbuch für die Praxis. Springer, Berlin Heidelberg: 69–83

Bormuth M (2002) Lebensführung in der Moderne. Karl Jaspers und die Psychoanalyse. Frommann-Holzboog, Stuttgart

Bormuth M (Hrsg.) (2019) Karl Jaspers: Leben als Grenzsituation. Eine Biographie in Briefen. Wallstein, Göttingen

Bormuth M, Schneider F (Hrsg.) (2013) Psychiatrische Anthropologie. Zur Aktualität Hans Heimanns. Kohlhammer, Stuttgart

Bormuth M, von Engelhardt D (Hrsg.) (2016) Karl Jaspers: Korrespondenzen. Psychiatrie, Medizin, Naturwissenschaften. Wallstein, Göttingen

Bornemann G, Steinberg H (2022) Der Psychotherapeut und Nervenarzt Ernst Jolowicz (1882–1958): Eine internationale Karriere im Schatten von Antisemitismus und Emigration. Fortschritte der Neurologie und Psychiatrie 90: 580–588 (doi: 10.1055/a-1562-1857)

Breyer T, Fuchs Th, Holzhey-Kunz A (Hrsg.) (2015) Ludwig Binswanger und Erwin Straus. Beiträge zur psychiatrischen Phänomenologie. Karl Alber, Freiburg/Brsg.

Bryant R A (2012) Grief as a psychiatric disorder. British Journal of Psychiatry 2012: 9–10

Buber M (1923) Ich und Du. Insel, Leipzig

Bumke O (1926) Das Unterbewusstsein. Eine Kritik. 2., verb. Auflage. Springer, Berlin

Canalis R F, Ciavovella M, Finucci V (Hsrg) (2022) Rethinking Medical Humanities. A Perspective from the Arts and the Social Sciences. De Gruyter, Berlin

Chamberlin E, Gilman S (Hrsg.) (1985) Degeneration. The Dark Side of Progress. Columbia University Press, New York

Churchland P S (1986) Neurophilosophy: Towards a unified theory of the mind-brain. MIT Press, Cambridge

Cocks G (1985) Psychotherapy in the Third Reich. The Göring Institute. Oxford University Press, Oxford New York

Crouse J J, Chitty K M, Iorfino F et al. (2020) Transdiagnostic neurocognitive subgroups and functional course in young people with emerging mental disorders: a cohort study. British Journal of Psychiatry Open 6, e31: 1–9 (doi: 10.1192/bjo.2020.12)

Crow T J (1990) The continuum of psychosis and its genetic origins: the sixty-fifth Maudsley Lecture. British Journal of Psychiatry 156: 788–797

Dahlbender R W, Tritt K (2011) Einführung in die Operationalisierte Psychodynamische Diagnostik (OPD). Psychotherapie 16: 28–39

Deutscher Bundestag (Hrsg.) (1975) Bericht über die Lage der Psychiatrie in der BRD. Zur psychiatrischen und psychotherapeutisch/psychosomatischen Versorgung der Bevölkerung. Drucksache 7/4200. Heger, Bonn

Eickhoff S B, Heinrichs B (2021) Der vorhersagbare Mensch. Chancen und Risiken der KI-basierten Prädiktion von kognitiven Fähigkeiten, Persönlichkeitsmerkmalen und psychischen Erkrankungen. Nervenarzt 92: 1140–1148

Eisler R (1979) Kant-Lexikon. 8. unveränderter Nachdruck der Ausgabe Berlin 1930. Georg Olms, Hildesheim New York

Engel G L (1977) The Need for a New Medical Model: A Challenge for Biomedicine. Science 196: 129–136

Engelhardt D v (Hrsg.) (2015) Psychopathologie – gestern, heute, morgen. Zum 100. Geburtstag der »Allgemeinen Psychopathologie« von Karl Jaspers. Mattes, Heidelberg

Fichte J G (1804) Die Wissenschaftslehre. Zweiter Vortrag im Jahr 1804. Zitiert ist Gereinigte Fassung 1975, Lauth R, Widmann J (Hrsg.) unter Mitarbeit von Schneider P. Meiner, Hamburg

Finzen A (1996) Massenmord ohne Schuldgefühl. Die Tötung psychisch Kranker und geistig Behinderter auf dem Dienstweg. Psychiatrie-Verlag, Bonn

Fries J F (1822) Die mathematische Naturphilosophie nach philosophischer Methode bearbeitet. Cröker, Jena
Freud S (1900) Die Traumdeutung. Deuticke, Leipzig Wien
Freud S (1909) Analyse der Phobie eines fünfjährigen Knaben (»Der kleine Hans«). Jahrbuch für psychoanalytische und psychopathologische Forschung 1: 1–109
Freud S (1930) Das Unbehagen in der Kultur. Internationaler psychoanalytischer Verlag, Wien
Freud S (1939) Der Mann Moses und die monotheistische Religion: Drei Abhandlungen. Allert de Lange, Amsterdam
Frick E (2009) Psychosomatische Anthropologie. Ein Lehr- und Arbeitsbuch für Unterricht und Studium. Kohlhammer, Stuttgart
Fuchs Th (2021a) Das Gehirn – ein Beziehungsorgan. Eine phänomenologisch-ökologische Konzeption. 6., erweiterte und aktualisierte Auflage. Kohlhammer, Stuttgart
Fuchs Th (2021b) Digitalisierte Psychiatrie. Kritische Überlegungen zu einem neuen Paradigma. Nervenarzt 92: 1149–1154
Fuchs Th, Sattel H, Henningsen P (Hrsg.) (2010) The Embodied Self. Dimensions, Coherence and Disorders. Schattauer, Stuttgart
Fulford K W M (2023) Past, Present – and Future Perfect? Taking Psychiatry Beyond Its Single Message Mythologies. Philosophy, Psychiatry, & Psychology 30: 3–4
Funahashi S (2023) Dorsolateral Prefrontal Cortex. Working Memory and Executive Functions. Springer, Berlin
Fusar-Poli P, Solmi M, Brondino N, et al. (2019) Transdiagnostic psychiatry: a systematic review. World Psychiatry 18: 192–207
Gallagher S, Zahavi D (2021) The Phenomenological Mind. 3rd ed. Routledge, London
Germer Chr K, Siegel R D, Fulton P R (Hrsg.) (2009) Achtsamkeit in der Psychotherapie. Arbor, Freiamt im Schwarzwald
Ghaemi S N (2009) The rise and fall of the biopsychosocial model. British Journal of Psychiatry 195: 3–4
Glatzel J (1975) Die Antipsychiatrie. Psychiatrie in der Kritik. Fischer, Stuttgart
Goldstein K (1908) Zur Theorie der Halluzinationen. Studien über normale und pathologische Wahrnehmung. Archiv für Psychiatrie und Nervenkrankheiten 44: 584–655 und 1036–1106
Griesinger W (1861) Die Pathologie und Therapie der psychischen Krankheiten. 2., umgearbeitete und sehr vermehrte Auflage. Krabbe, Stuttgart
Grünbaum A (1988) Die Grundlagen der Psychoanalyse. Eine philosophische Kritik. Reclam, Stuttgart
Häfner H (2015) Descriptive psychopathology, phenomenology, and the legacy of Karl Jaspers. Dialogues in Clinical Neuroscience 17: 19–29 (doi: 10.31887/DCNS.2015.17.1/haefner)
Hauser N C, Herpertz S C, Habermeyer E (2021) Das überarbeitete Konzept der Persönlichkeitsstörungen nach ICD-11: Neuerungen und mögliche Konsequenzen für die forensisch-psychiatrische Tätigkeit. Forensische Psychiatrie, Psychologie, Kriminologie 15: 30–38
Hayes S C, Lillis J (2013) Akzeptanz- und Commitment-Therapie. Reinhardt, München
Hayes S C, Hofmann S G (2021) »Third-wave« cognitive and behavioral therapies and the emergence of a process-based approach to intervention in psychiatry. World Psychiatry 20: 363–375
Hegel G W F (1807) Phänomenologie des Geistes. Goebhardt, Bamberg Würzburg
Heinz A (2017) A New Understanding of Mental Disorders: Computational Models for Dimensional Psychiatry. MIT Press, Cambridge, MA
Helmchen H (2017) Das Janusgesicht der Psychiatrie. Nutzen und Risiken psychiatrischen Handelns. Kohlhammer, Stuttgart
Herrmann K (2016) Jakob Friedrich Fries und die moderne Psychiatrie. E-Journal Philosophie der Psychologie, Oktober 2016: 1–23 [http://www.jp.philo.at/texte/HerrmannK2.pdf]
Herrmann K, Schwitzer B (Hrsg.) (2023) Der Geist der kritischen Schule. Kantisches Denken in der Tradition von Jakob Friedrich Fries und Leonard Nelson im 20. Jahrhundert: Wirkungen und Aktualität. Metzler, Stuttgart
Herrn R (2017) Arthur Kronfelds Sexualtheorie und -therapie zwischen Psyche und Soma. Luzifer-Amor, Zeitschrift für die Geschichte der Psychoanalyse 30: 15–59

Hirjak D, Schwarz E, Meyer-Lindenberg A (2021) Zwölf Jahre Research Domain Criteria in der psychiatrischen Forschung und Praxis: Anspruch und Wirklichkeit. Nervenarzt 92: 857–867

Hoff P (1988) Nosologische Grundpostulate bei Kraepelin – Versuch einer kritischen Würdigung des Kraepelinschen Spätwerkes. Zeitschrift für klinische Psychologie, Psychopathologie und Psychotherapie 36: 328–336

Hoff P (1989) Erkenntnistheoretische Vorurteile in der Psychiatrie – eine kritische Reflexion 75 Jahre nach Karl Jaspers' »Allgemeiner Psychopathologie«. Fundamenta Psychiatrica 3: 141–150

Hoff P (1994) Emil Kraepelin und die Psychiatrie als klinische Wissenschaft. Ein Beitrag zum Selbstverständnis psychiatrischer Forschung. Monographien aus dem Gesamtgebiete der Psychiatrie, Bd. 73. Springer, Berlin Heidelberg New York

Hoff P (2013) Ein Streitgespräch. Eugen Bleuler, Emil Kraepelin, Carl Gustav Jung und Sigmund Freud im fiktiven Dialog. In: Rössler W, Danuser H (Hrsg.) Burg aus Holz. Von der Irrenheilanstalt zur Psychiatrischen Universitätsklinik Zürich. NZZ Libro, Zürich: 72–81

Hoff P (2016) Streit um die Schizophrenie. Drei Szenen zu einem Thema. In: Böker H, Conradi J (Hrsg.) Burghölzli. Geschichten und Bilder. Limmat-Verlag, Zürich: 197–222

Hoff P (2017a) Arthur Kronfeld und Karl Jaspers. In: Lammel M, Bormuth M, Sutarski S, Bauer M, Lau S (Hrsg.) Karl Jaspers' Allgemeine Psychopathologie – Standortbestimmungen. Medizinische Wissenschaftliche Verlagsgesellschaft, Berlin: 46–59

Hoff P (2017b) Von Kant zu Fichte: Transzendentales Denken und die Grundlegung von Psychiatrie und Psychotherapie im 21. Jahrhundert. In: Ivaldo M, von Manz Hans Georg, Radrizzani I (Hrsg.) Vergegenwärtigung der Transzendentalphilosophie: Das philosophische Vermächtnis Reinhard Lauths. Königshausen und Neumann, Würzburg: 273–290

Hoff P (2017c) Autonomie, ein zentraler, aber sperriger Begriff der Psychiatrie. Swiss Archives of Neurology, Psychiatry and Psychotherapy 168: 175–182

Hoff P (2017d) On Reification of Mental Illness: Historical and Conceptual Issues From Emil Kraepelin and Eugen Bleuler to DSM-5. In: Kendler K S, Parnas J (Hrsg.) Philosophical Issues in Psychiatry IV: Classification of Psychiatric Illness. Oxford University Press, Oxford: 107–120

Hoff P (2019) Compulsory Interventions Are Challenging the Identity of Psychiatry. Frontiers in Psychiatry 10: 783 (doi: 10.3389/fpsyt.2019.00783)

Hoff P (2023) Psychiatrie als Medizin der Person: Arthur Kronfeld (1886–1941) und das Ringen um die Identität der Psychiatrie. In: Herrmann K, Schwitzer B (Hrsg.) Der Geist der kritischen Schule. Kantisches Denken in der Tradition von Jakob Friedrich Fries und Leonard Nelson im 20. Jahrhundert: Wirkungen und Aktualität. Metzler, Stuttgart: 297–311

Hoff P, Bottlender R (2012) Neurowissenschaft und Psychopathologie heute: Ergänzung, Fusion, Verdrängung? Zeitschrift für Psychiatrie, Psychologie und Psychotherapie 60: 249–256

Hoff P, Hippius H (2001) Wilhelm Griesinger (1817–1868) – sein Psychiatrieverständnis aus historischer und aktueller Perspektive. Nervenarzt 72: 885–892

Hoff P, Maatz A, Vetter J S (2020) Diagnosis as dialogue: historical and current perspectives. Dialogues in Clinical Neuroscience 22: 27–35 (doi: 10.31887/DCNS.2020.22.1/phoff)

Hoff P, Vetter J S (2022a) Hat die psychiatrische Diagnose eine Zukunft? Leading Opinions Neurologie & Psychiatrie 22: 18–19

Hoff P, Vetter J S (2022b) Diagnostik und Klassifikation psychischer Erkrankungen. In: Claussen M C, Seifritz E (Hrsg.) Lehrbuch der Sportpsychiatrie und -psychotherapie. Psychische Gesundheit und Erkrankungen im Leistungssport. Hogrefe, Bern: 99–114

Holdorff B, Hoff P (1998) Neurologie und Psychiatrie in der Zeit des Nationalsozialismus. In: Schliack H, Hippius H (Hrsg.) Nervenärzte – Biographien. Thieme, Stuttgart New York: 173–184

Horkheimer M (1947) Dialektik der Aufklärung. Philosophische Fragmente. Querido, Amsterdam

Huch R (1920) Die Romantik. Bd. 1 (10./11. Aufl.), Bd. 2 (8./9. Aufl.). Haessel, Leipzig

Hügli A (2019) Ein Philosoph, der aufs Ganze geht. NZZ, 23.02.2019, S. 44

Hummelt N (2022) 1922 – Wunderjahr der Worte. Luchterhand, München

Insel T, Cuthbert B, Garvey M, et al. (2010) Research Domain Criteria (RDoC): Toward a new classification framework for research on mental disorders. Am J Psychiatry 167: 748–751
Jähner H (2022) Höhenrausch. Das kurze Leben zwischen den Kriegen. Rowohlt, Berlin
Janzarik W (1979a) Psychopathologie als Grundlagenwissenschaft. Enke, Stuttgart
Janzarik W (1979b) 100 Jahre Heidelberger Psychiatrie. In: Janzarik W (Hrsg.) Psychopathologie als Grundlagenwissenschaft. Enke, Stuttgart: 1–18
Janzarik W (1988) Strukturdynamische Grundlagen der Psychiatrie. Enke, Stuttgart
Jaspers K (1910) Eifersuchtswahn. Ein Beitrag zur Frage: ›Entwicklung einer Persönlichkeit‹ oder ›Prozess‹? Zeitschrift für die gesamte Neurologie und Psychiatrie 1: 567–637
Jaspers K (1912) Die phänomenologische Forschungsrichtung in der Psychopathologie. Zeitschrift für die gesamte Neurologie und Psychiatrie 9: 391–408
Jaspers K (1913, 1946[4]) Allgemeine Psychopathologie. Springer, Berlin
Jaspers K (1932) Philosophie. 3 Bände. Springer, Berlin
Kant I (1781 A, 1787 B) Kritik der reinen Vernunft. Hartknoch, Riga [Zitiert ist der von Raymund Schmidt herausgegebene Nachdruck 1976, Meiner, Hamburg]
Kant I (1788) Kritik der praktischen Vernunft. Hartknoch, Riga [Zitiert ist der von Karl Vorländer herausgegebene Nachdruck 1967, Meiner, Hamburg]
Karenberg A (2006) Neurosciences and the Third Reich. Journal of the History of the Neurosciences 15: 168–172
Kendell R E, Cooper J E, Gourlay A J, Copeland J R M, Sharpe L, Gurland B J (1971) Diagnostic Criteria of American and British Psychiatrists. Archives of General Psychiatry 25: 123–130
Kittel I W (1986a) Arthur Kronfeld (1886–1941) zum Gedenken. Ein Kapitel vergessener Psychotherapiegeschichte. Praxis der Psychotherapie und Psychosomatik 31: 1–3
Kittel I W (1986b) Arthur Kronfeld (1886–1941). Ein früher Wissenschaftstheoretiker der Psychologie und Psychiatrie. Psychologische Rundschau 37: 41
Kittel I W (1989) Zur historischen Rolle des Psychiaters und Psychotherapeuten Arthur Kronfeld in der frühen Sexualwissenschaft. In: Gindorf R, Haeberle E J (Hrsg.) Sexualitäten in unserer Gesellschaft. Beiträge zur Geschichte, Theorie und Empirie. De Gruyter, Berlin: 33–44
Klerman G L (1978) The evolution of a scientific nosology. In: Shershow J C (Hrsg.) Schizophrenia: Science and Practice. Harvard University Press, Cambridge London. S. 99–121
Koen J D, Lewis L, Rugg M D, et al. (2023) Supervised machine learning classification of psychosis biotypes based on brain structure: findings from the Bipolar Schizophrenia network for intermediate phenotypes (B-SNIP). Scientific Reports 13: 12980 (doi: doi.org/10.1038/s41598-023-38101-0)
Kotov R, Krueger RF, Watson D, et al. (2017) The Hierarchical Taxonomy of Psychopathology (HiTOP): A dimensional alternative to traditional nosologies. J Abnorm Psychol 126: 454–477
Kotov R, Krueger R F, Watson D (2018) A paradigm shift in psychiatric classification: The Hierarchical Taxonomy Of Psychopathology (HiTOP). World Psychiatry 17: 24–25
Kraepelin E (1909) Psychiatrie. Ein Lehrbuch für Studierende und Ärzte. 8., vollständig umgearbeitete Auflage. Band 1. Barth, Leipzig
Kretschmer E (1921) Körperbau und Charakter. Untersuchungen zum Konstitutionsproblem und zur Lehre von den Temperamenten. Springer, Berlin
Kretschmer W (1987) Arthur Kronfeld – ein Vergessener. Zu seinem 100. Geburtstag. Nervenarzt 58: 737–742
Kronfeld A (1910) Beitrag zum Studium der Wassermannschen Reaktion und ihrer diagnostischen Anwendung in der Psychiatrie. Medizinische Inauguraldissertation, Universität Heidelberg. Zeitschrift für die gesamte Neurologie und Psychiatrie 1: 376–438 [der im Text zitierte Lebenslauf ist nur in Sonderdrucken enthalten]
Kronfeld A (1912a) Experimentelles zum Mechanismus der Auffassung. Philosophische Dissertation, Universität Giessen. Archiv für die gesamte Psychologie 22: 453–487
Kronfeld A (1912b) Über die psychologischen Theorien Freuds und verwandte Anschauungen. Systematik und kritische Erörterung. Wilhelm Engelmann, Leipzig
Kronfeld A (1919) Gegenwärtige Probleme und Ziele der Sexuologie. Deutsche Medizinische Wochenschrift 41: 1140–1141

Kronfeld A (1920a) Das Wesen der psychiatrischen Erkenntnis. Beiträge zur Allgemeinen Psychiatrie I. Springer, Berlin

Kronfeld A (1920b) Bemerkungen zu den Ausführungen von Karl Birnbaum über die Strukturanalyse als klinisches Forschungsprinzip. Zeitschrift für die gesamte Neurologie und Psychiatrie 53: 317–324

Kronfeld A (1922) Über schizophrene Veränderungen des Bewußtseins der Aktivität. Zeitschrift für die gesamte Neurologie und Psychiatrie 74: 15–68

Kronfeld A (1924, 1925^2) Psychotherapie. Charakterlehre, Psychoanalyse, Hypnose, Psychagogik. Springer, Berlin

Kronfeld A (1927a) Die Psychologie in der Psychiatrie. Eine Einführung in die psychologischen Erkenntnisweisen innerhalb der Psychiatrie und ihre Stellung zur klinisch-pathologischen Forschung. Springer, Berlin

Kronfeld A (1927b) Psychagogik oder psychotherapeutische Erziehungslehre. In: Birnbaum K (Hrsg.) Die psychischen Heilmethoden. Für ärztliches Studium und Praxis. Thieme, Leipzig: 368–458

Kronfeld A (1930) Perspektiven der Seelenheilkunde. Thieme, Leipzig

Kronfeld A (1931) Der Sinn des Leidens. Das Wesen des Menschen und die Theorien der Neurose. In: Sigerist H E (Hrsg.) Das Problem der Kultur und die ärztliche Psychologie. Sechs Vorträge zu Freuds ›Unbehagen in der Kultur‹. Vorträge des Instituts für Geschichte der Medizin an der Universität Leipzig 4: 34–60

Kronfeld A (1932) Lehrbuch der Charakterkunde. Springer, Berlin

Kronfeld A (1935) Die Bedeutung Kierkegaards für die Psychologie. Acta Psychologica 1: 135–156

Kronfeld A (1941) Degeneraten an der Macht. Nachdruck 1993. Verlag der unabhängigen psychiatrischen Assoziation, Moskau

Kronfeld A (2006) Entstehung der Syndromologie und Konzeption der Schizophrenie. Werke 1935–1940. Herausgegeben von der »Vereinigung unabhängiger Psychiater Russlands« anlässlich des 120. Geburtstages Arthur Kronfelds. Moskau [in russischer Sprache, teilweise ins Deutsche übersetzt]

Kronfeld A (2017) Lebenslauf. Luzifer-Amor – Zeitschrift zur Geschichte der Psychoanalyse 30: 9–14

Krueger R F, Kotov R, Watson D, et al. (2018) Progress in achieving quantitative classification of psychopathology. World Psychiatry 17: 282–293

Lammel M, Bormuth M, Sutarski S, Bauer M, Lau S (Hrsg.) (2017) Karl Jaspers' »Allgemeine Psychopathologie«. Standortbestimmungen. Medizinisch Wissenschaftliche Verlagsgesellschaft, Berlin

Leonhard K (1980) Aufteilung der endogenen Psychosen. 5., bearbeitete Auflage. Akademie-Verlag, Berlin

Lifton R J (1986) The Nazi doctors. Medical killing and the psychology of genocide. Basic books, New York

Linehan M M (1987) Dialectical Behavior Therapy for Borderline Personality Disorder: Theory and Method. Bulletin of the Menninger Clinic 51: 261–276

Littlewood R (1991) From disease to illness and back again. Lancet 337: 1013–1015

Maatz A, Hoff P, Angst J (2015) Eugen Bleuler's schizophrenia – a modern perspective. Dialogues in Clinical Neuroscience 17: 43–49

Maatz A, Hoff P (2017a) Schizophrenia, Self, and Person: Eugen Bleuler and Arthur Kronfeld on a Conceptual Alliance. Psychopathology 50: 297–303

Maatz A, Hoff P (2017b) »Schizophrenie«: Pars pro toto der Psychiatrie? Ein geistesgeschichtlicher Essay über den Status der »Schizophrenie« im psychiatrischen Diskurs. Nervenarzt 88: 78–82

Maatz A, Schneller L, Hoff P (2020) Privacy and Confidentiality in Psychotherapy: Conceptual Background and Ethical Considerations in the Light of Clinical Challenges. In: Trachsel M, Gaab J, Biller-Andorno N, Tekin S, Sadler J Z (Eds.) The Oxford Handbook of Psychotherapy Ethics. Oxford University Press, Oxford (UK): 340–351 (doi: 10.1093/oxfordhb/078 0198817338.013.27)

Magnan V (1896) Les dégenerés. Masson, Paris

Marx O M (1990) German Romantic Psychiatry, Part I. History of Psychiatry 1: 351–381
Marx O M (1991) German Romantic Psychiatry, Part II. History of Psychiatry 2: 1–25
Mau S (2017) Das metrische Wir. Über die Quantifizierung des Sozialen. Suhrkamp, Berlin
McCullough Jr. J P (2000) Treatment for Chronic Depression: Cognitive Behavioral Analysis System of Psychotherapy (CBASP). Guilford Press, New York
Meyer-Lindenberg A (2021) Digitales Leben in der vernetzten Welt: Chancen und Risiken für die Psychiatrie. Nervenarzt 92: 1130–1139
Meynert Th (1884) Psychiatrie. Klinik der Erkrankungen des Vorderhirns, begründet auf dessen Bau, Leistungen und Ernährung. Braumüller, Wien
Morel B A (1857) Traite des degenerescences. Bailliere, Paris
Mundt Chr, Sass H (Hrsg.) (1992) Für und Wider die Einheitspsychose. Thieme, Stuttgart
Nelson L (1908) Ist metaphysikfreie Naturwissenschaft möglich? Abhandlungen der Friesschen Schule, neue Folge 2: 241–299
Nelson B, McGorry P D, Fernandez A V (2021) Integrating clinical staging and phenomenological psychopathology to add depth, nuance, and utility to clinical phenotyping: a heuristic challenge. Lancet Psychiatry 8: 162–168
Oota T (2019) Jakob Friedrich Fries as an Opponent of German Idealism. In: De Albuquerque J, Hofmann G (eds) Anti/Idealism. Re-interpreting a German Discourse. De Gruyter, Berlin: 87–102
Parnas J (2012) The core Gestalt of schizophrenia. World Psychiatry 11: 67–69
Peters U H (1988) Die deutsche Schizophrenielehre und die psychiatrische Emigration. Fortschritte der Neurologie und Psychiatrie 56: 347–360
Peters U H (1992) Psychiatrie im Exil. Die Emigration der Dynamischen Psychiatrie aus Deutschland 1933–1939. Kupka, Düsseldorf
Pick D (1989) Faces of Degeneration: A European Disorder 1848–1918. Cambridge University Press, Cambridge
Popper K (1959) The logic of scientific discovery. Hutchinson & Co., London
Porter R (2000) Die Kunst des Heilens: Eine medizinische Geschichte der Menschheit von der Antike bis heute. Spektrum Akademischer Verlag, Heidelberg Berlin
Praag H M van, Kahn R S, Asnis G M, et al. (1987) Denosologization of biological psychiatry or the specificity of 5-HT disturbances in psychiatric disorders. J Affect Disord. 13: 1–8
Reed, G M, First M B, Kogan C S, et al. (2019) Innovations and changes in the ICD-11 classification of mental, behavioural and neurodevelopmental disorders. World Psychiatry 18: 3–19
Reitzenstein J (2014) Himmlers Forscher. Wehrwissenschaft und Medizinverbrechen im ›Ahnenerbe‹ der SS. Schöningh, Paderborn
Rennert H (1965) Die Universalgenese der endogenen Psychosen. Ein Beitrag zum Problem »Einheitspsychose«. Fortschritte der Neurologie und Psychiatrie 33: 251–272
Rogers C R (2009) Eine Theorie der Psychotherapie, der Persönlichkeit und der zwischenmenschlichen Beziehungen. Reinhardt, München
Rössler W (1992) Wilhelm Griesinger und die gemeindenahe Versorgung. Nervenarzt 63: 257–261
Rössler W (Hrsg.) (2005) Die therapeutische Beziehung. Springer, Heidelberg
Rössler W, Danuser H (Hrsg.) (2013) Burg aus Holz. Von der Irrenheilanstalt zur Psychiatrischen Universitätsklinik Zürich. NZZ Libro, Zürich
Rössler W, Lauber C (2013) Empowerment. In: Rössler W, Kawohl W (Hrsg.) Soziale Psychiatrie. Bd. 2: Anwendung. Kohlhammer, Stuttgart: 352–363
Saad M, de Medeiros R, Mosini A C (2017) Are We Ready for a True Biopsychosocial-Spiritual Model? The Many Meanings of »Spiritual«. Medicines 4: 79 (doi:10.3390/medicines4040079)
Sartre J P (1962) Das Sein und das Nichts. Rowohlt, Hamburg
Sass H, Maier W, Bormuth M et al. (2019) Zur Identität der Psychiatrie: Positionspapier einer DGPPN-Task-Force zum Thema Identität. DGPPN, Berlin
Sawenko J S (2006) Die Lebens- und Schaffenstragödie Arthur Kronfelds – eines immerwährenden modernen Klassikers. In: Kronfeld A: Entstehung der Syndromologie und Konzeption der Schizophrenie. Werke 1935–1940. Herausgegeben von der »Vereinigung un-

abhängiger Psychiater Russlands« anlässlich des 120. Geburtstages Arthur Kronfelds. Moskau. S. 527–544

Schmitter K (2020) Das Schizophreniekonzept Arthur Kronfelds (1886–1941) in seiner Bedeutung für die kontemporäre Debatte über die Begrifflichkeit psychotischer Störungen. Inaugural-Dissertation, Medizinische Fakultät der Universität Zürich

Schröder C (1986) Arthur Kronfeld (1886–1941) – Ein Psychiater im Dienste der Psychotherapie. Psychiatrie, Neurologie und medizinische Psychologie 38: 411–418

Schröter M (Hrsg.) (2012) Sigmund Freud – Eugen Bleuler. »Ich bin zuversichtlich, wir erobern bald die Psychiatrie«. Briefwechsel 1904–1937. Schwabe, Basel

Schröter M (2017) »Seit 1930 bin ich überzeugter Anhänger«. Bemerkungen über Arthur Kronfelds späte Einstellung zur Psychoanalyse. Luzifer-Amor, Zeitschrift zur Geschichte der Psychoanalyse 30: 97–109

Schweizerische Gesellschaft für Psychiatrie und Psychotherapie (SGPP) (Hrsg.) (2015) Berufsbild PsychiaterIn. Version vom 27.10.2015. SGPP, Bern
https://www.psychiatrie.ch/sgpp/ueber-uns/berufsbild

Scull A (2021) Psychiatry and Its Discontents. University of California Press, Oakland

Seeck A (2017) »Wie ist Psychiatrie als Wissenschaft möglich?« – Arthur Kronfelds Das Wesen der psychiatrischen Erkenntnis (1920) und seine Kritik an der Psychoanalyse. Luzifer-Amor, Zeitschrift zur Geschichte der Psychoanalyse 30: 60–87

Seidel R, Werner W F (1991) Psychiatrie im Abgrund. Spurensuche und Standortbestimmung nach den NS-Psychiatrie-Verbrechen. Rheinland-Verlag, Köln

Stanghellini G, Broome M R (2014) Psychopathology as the basic science of psychiatry. British Journal of Psychiatry 205: 169–170

Starke G, Elger B S, de Clercq E (2023) Machine learning and its impact on psychiatric nosology. Findings from a qualitative study among German and Swiss experts. Philosophy and the Mind Sciences 4: 4 (doi: doi.org/10.33735/phimisci.2023.9435)

Starke G, Poppe C (2022) Karl Jaspers and artificial neural nets: on the relation of explaining and understanding artificial intelligence in medicine. Ethics and Information Technology 24: 26 (doi.org/10.1007/s10676–022–09650–1)

Storch A (1927) Wandlungen der wissenschaftlichen Denkformen und »neue« Psychiatrie. Zeitschrift für die gesamte Neurologie und Psychiatrie 107: 684–698

Strömgren E (1972) Atypische Psychosen. Reaktive (psychogene) Psychosen. In: Kisker K P, Meyer J E, Müller M, Strömgren E (Hrsg.) Psychiatrie der Gegenwart. 2. Auflage. Band II, Teil 1: Klinische Psychiatrie I. Springer, Berlin Heidelberg New York. S. 141–152

Sullivan H S (1980) Die interpersonale Theorie der Psychiatrie. Fischer, Frankfurt am Main

Sulloway F J (1983) Freud, biologist of the mind: beyond the psychoanalytic legend. Basic Books, New York

Szasz T S (1972) Geisteskrankheit – ein moderner Mythos? Grundzüge einer Theorie des persönlichen Verhaltens. Walter, Olten Freiburg

Taquet M, Griffiths K, Palmer E O C, et al. (2023) Early trajectory of clinical global impression as a transdiagnostic predictor of psychiatric hospitalisation: a retrospective cohort study. Lancet Psychiatry 10: 334–341

Tebartz van Elst L (2017) Vom Anfang und Ende der Schizophrenie. Eine neuropsychiatrische Perspektive auf das Schizophrenie-Konzept. Kohlhammer, Stuttgart

Tischler C (2006) Crossing over: The Emigration of German-Jewish Physicians to the Soviet Union after 1933. In: Gross Solomon S (ed) Doing medicine together: Germany and Russia between the wars. University of Toronto Press, Toronto: 462–500

Verwey G (1985) Psychiatry in an Anthropological and Biomedical Context. Reidel, Dordrecht Boston Lancaster

Wettley A (1959) Zur Problemgeschichte der ›degenerescence‹. Sudhoffs Archiv 43: 193–212

Wildt M (2022) Zerborstene Zeit: Deutsche Geschichte 1918 bis 1945. Beck, München

Wittgenstein L (1953) Philosophische Untersuchungen. Dt.-engl. Ausgabe. Macmillan, New York

World Health Organisation (WHO) (1991) Tenth Revision of the International Classification of Diseases, Chapter V (F): Mental and behavioural disorders (including disorders of psychological development). Clinical descriptions and diagnostic guidelines. Geneva. [deutsch 1991: ICD-10. Huber, Bern Göttingen Toronto]

World Health Organisation (WHO) (2001) International classification of functioning, disability and health: ICF. World Health Organization. https://apps.who.int/iris/handle/10665/42407

World Health Organisation (WHO) (2019) ICD-11: International Classification of Diseases for Mortality and Morbidity Statistics. Eleventh Revision. Reference Guide. WHO, Geneva

Zutt J (1963) Auf dem Wege zu einer anthropologischen Psychiatrie. Springer, Heidelberg Berlin

Stichwort- und Personenverzeichnis

A

Abu Ghazal, Yazan 26
Achtsamkeit 112
Adherence 168
Adler, Alfred 108, 121, 143
Affektstörung 47
Akt 51
Akzeptanz- und Commitment- Therapie (ACT) 112
Alliance 168
Alzheimer, Alois 48
Ambivalenz 45, 47, 169
Anpassung 105
Anschauungsform 76, 84
Anschlussfähigkeit 85
Anthropologie 109, 119
Antipsychiatrie 153, 171
Antisemitismus 58
Antizipation des Todes 109
Anything goes 161
APA 159
Aphasie 53
Apriori 78
Arbeitsbündnis 168
Arigoni, Stefano 90
Arztgeheimnis 117
Aschaffenburg, Gustav 48
Assoziationsstörung 47
Assoziationstheorie 51
Aufklärung 15, 34
Autismus 47
Autologie 15, 16, 54, 68, 80, 81, 83, 99, 121, 127, 142, 143, 156, 157, 166
Autonomie 32, 111, 150, 179
Autonomie, personale 166
Autopoiese 51, 53

B

Begegnung, existentielle 168
Berger, Hans 155
Berufsgeheimnis 113, 117
Bescheidenheit 180

Bewusstsein 51, 54, 76
Beziehung, therapeutische 21, 96, 101, 167, 179
Beziehungsidee 94
Big data 164
Bilanzsuizid 31
Bildgebung 152
Binding, Karl 42
Bini, Lucio 167
Binswanger, Ludwig 153
Biologismus 63, 109
Biomarker 164
Bipolare Störung 17
Birnbaum, Karl 90, 101
Blankenburg, Wolfgang 153
Bleuler, Eugen 43, 45, 46, 57, 128, 160
Bleuler, Manfred 47
Blick 168
Bonhoeffer, Dietrich 26
Bonhoeffer, Karl 26
Brentano, Franz 24, 51
Broca, Paul 53
Brücke, Ernst Wilhelm von 44
Buber, Martin 168
Burghölzli 47

C

Carus, Carl Gustav 36, 153
Cassirer, Ernst 55
CBASP 153
Cerletti, Ugo 167
Charakter 110, 144
Citoyen/Citoyenne 34
Clinical neurosciences 171
Cluster 164
Cohen, Hermann 77
Compliance 168
Conditio humana 34, 76, 120, 152, 166

D

d'Alembert, Jean-Baptiste 34
DBT 153

Defekt, schizophrener 46
Definition, biographische 158
Degeneration 41, 58
Dementia praecox 46, 59
Denken 76
Denkpsychologie 51
Denosologisierung 161
Depression 28
Deutung 162
DGPPN 156
Diagnose 175
Diagnosemanual 159
Diagnostik 14, 159, 162
Dialektik der Aufklärung 35
Dialog 22, 100, 146, 162, 170, 178
Dialogbereitschaft, methodenübergreifende 173
Dichotomie, nosologische 46
Diderot, Denis 34
Digitalisierung 166
Dimension 163
Diskriminierung 28
Dissertation, medizinische 24
Dissertation, philosophische 73
Dogma 14, 49
Donizetti, Gaetano 36
Doppelrolle der Psychiatrie 170
Driesch, Hans 108
DSM-5-TR 162
DSM-III 159
Dualismus 37

E

EEG 155
Ehrenfels, Christian von 53
Eifersuchtswahn 123
Einfühlung 50
Einheitspsychose 40
Einwilligung 117
Emigration 68, 145
Empathie 50
Empirismus 79, 84
Empowerment 146, 169
Entartungsirresein 42
Entartungslehre 41
Entität, nosologische 46
Entwicklung 122
Epilepsie 155
Epiphänomen 155
Epoché 54
Erkenntnis, nicht-anschauliche 78
Ethik 86, 150
Etikettierung 177
Etikettierung, diagnostische 19

Eugenik 42
Exil 27
Existenzphilosophie 110, 167

F

Fähigkeiten 179
Falsifizierung 68, 99
Ferenczi, Sándor 64
Fichte, Johann Gottlieb 37, 86
fMRI 165
Formalisierung 88
Freiheit 86, 87, 105, 111
Freud, Sigmund 33, 36, 57, 107, 153
Friedrich, Caspar David 36
Fries, Jakob Friedrich 24, 33, 54, 75
Fuchs, Thomas 153, 168
Fürsorge 179
Fürsorgerische Unterbringung (FU) 17

G

Gaupp, Robert 48
Gehirnkrankheit 38
Gehirnpsychiatrie 41
Geist 144, 145
Geisteskrankheit 34, 38
Geisteswissenschaft 50
Gesetz 86
Gesetzmäßigkeit 88
Gesetzmäßigkeit, immanente 142
Gesprächstherapie, klientenzentrierte 112
Gestalt 52
Gestaltpsychologie 52
Gestalttheorie 53
Ghaemi, Nassir 171
Goethe, Johann Wolfgang von 37
Goldstein, Kurt 52
Grenzsituationen 36
Griesinger, Wilhelm 38
Gruhle, Hans Walter 48
Grundmuster 151
Grundstörung 120, 125
Grundsymptom 47, 119
Gudden, Bernhard von 41

H

Habilitation 26, 90
Habitualform 91
Hagiographie 151
Handlung, interpersonale 179
Handlungswissenschaft 179

Hegel, Georg Wilhelm Friedrich 77, 79, 150
Heimann, Eduard 107
Heinroth, Johann Christian August 36, 153
Heinz, Andreas 161
Heirat 25, 26
Hellpach, Willy 48
Herausforderungen 173
Hermeneutik 44, 47
Heterologie 81
Hirschfeld, Magnus 26, 100
HiTOP 161, 164
Hoche, Alfred Erich 42
Homburger, August 48
Horney, Karen 107
Hügli, Anton 167
Husserl, Edmund 15, 51, 54, 74, 154

I

ICD-10 159
ICD-11 163
ICF 163
Ich 76, 85, 106
Ich-Störung 94
Ichfremdheit 124
Idee, regulative 76, 86
Ideengeschichte 151
Ideler, Karl Wilhelm 36
Identität 13, 154, 173, 180
Idiographik 90, 142
Individualpsychologie 110, 143
Individuum 120
Instanzenmodell 44
Institut für Sexualwissenschaft 26
Intentionalität 51, 109, 119, 125, 127
Interpersonalität 157, 167, 168
Introspektion 50

J

Jacobi, Friedrich Heinrich 37
Jacobi, Maximilian 37
Janusköpfigkeit 161
Janzarik, Werner 48, 172
Jaspers, Karl 43, 48, 128, 153, 167, 172, 180
Jolowicz, Ernst 107
Jung, Carl Gustav 57, 108, 121

K

Kant, Immanuel 24, 37, 53, 74, 75, 106, 111, 119, 142, 144, 167
Kategorie 50, 74, 76, 79, 84, 163
Kausalität 86, 90
– des Psychischen 83
Kierkegaard, Søren 97, 110, 119
Klammer, methodenkritische 172
Kleist, Karl 52
Köhler, Wolfgang 53
Kommunikation 50
Konversion 169
Kraepelin, Emil 43, 45, 57, 158–160
Krankheitseinheit 46, 60, 127, 162
Krankheitsmodell, medizinisches 159
Kretschmer, Ernst 101
Kretschmer, Wolfgang 101
Külpe, Oswald 51, 74

L

Lange, Friedrich Albert 39
Langzeitverlauf 89
L'art pour l'art 151
Lebensformen 143
Lebensstil 143
Lebenswelt 15, 55, 67
Legalität 117
Legitimität 117
Lehrbefugnis, Entzug der 27
Leib-Seele-Problem 37, 106, 168
Leidenschaften 36
Leonhard, Karl 52, 128
Linné, Carl von 133
Lipps, Theodor 50
Lithium 18, 28
Logizismus 74
Logos 145
Lokalisationslehre 52

M

Magnan, Valentin 42, 60
Marburger Schule 55, 77, 83
Materialismus 37, 77, 80, 84, 142
Materialismus, eliminativer 155, 171
Materialismus, metaphysischer 39
Materialismus, methodischer 39
Maturana, Humberto 51, 53
Mayer-Gross, Wilhelm 48
Medical Humanities 75
Medizin 143
Mehrdimensionalität 13, 40, 86, 101, 155, 156, 170

Menschenbild 110, 172
Merleau-Ponty, Maurice 153
Metaphysik 37, 55, 79, 145
Methodenkritik 101
Meynert, Theodor 41, 128
Mikrotom 41
Mindfulness 112
Missbrauch, politischer 157
Modell, bio-psycho-soziales 40, 49, 156, 170
Modell, medizinisches 46
Molekularbiologie 152
Morel, Bénédict Augustin 42, 60
Mystik 63

N

Nachwuchsmangel 154
Nasse, Christian Friedrich 37
Nationalsozialismus 27, 152, 160
Naturalismus 55, 109
Naturphilosophie 37, 98
Naturwesen 109
Naturwissenschaft 77, 142
Nelson, Leonard 24, 33, 67, 75, 119
Neokraepelinianer 159
Netzwerk, neuronales 52
Neugier 180
Neukantianismus 33, 37, 55, 67, 77, 83, 98, 111, 127, 142, 144, 157
Neurobiologie 142
Neuroleptikum 20
Neurowissenschaft 153, 171
Neutralität, ätiologische 163
NIMH 164
Nissl, Franz 24, 41, 48
Nominaldefinition 158
Nominalismus 159, 162
Nomothetik 90, 142
Nosologie 14, 157

O

OPD 163
Ordnung, hierarchische 165

P

Paralogismus 76
Paralyse, progressive 60, 155
Parnas, Josef 153
Partikularisierung 156
Paternalismus 105, 143
Pathopsychologie 81

Peer 147, 168
Penicillin 155
Person 14, 34, 39, 90, 111, 118, 119, 143, 145, 157, 167, 173
Personalismus 91, 111, 127
Personalismus, kritischer 143
Persönlichkeitsstörung 163
Personzentriertheit 16, 36, 105, 111, 173
Pflicht 76
Phänomenologie 51, 55, 89, 123, 153, 171
Philosophie 143, 157, 180
Pinel, Philippe 35
Poe, Edgar Allen 36
Popper, Karl 68
Porter, Roy 151
Positionspapier 156
Praag, Herman van 160
Präfrontaler Cortex 41
Praxisrelevanz 14
Primärsymptom 124
Prinzip a priori 50
Problem der Person 109
Prozess 122
Prozess, diagnostischer 162
Psychagogik 101, 105, 143, 145, 167
Psychiatrie, anthropologische 55, 152
Psychiatrie, biologische 38, 171
Psychiatrie-Enquete 153
Psychiker 37
Psychoanalyse 33, 97
Psychologie 54, 143
Psychologismus 50, 54, 78
Psychopathologie 49, 155–157, 170, 173
Psychopathologie, deskriptive 91
Psychopathologie, phänomenologische 54
Psychopharmaka 152
Psychose 46
Psychose, reaktive 122
Psychosomatik 52
Psychotherapie 97

Q

Querschnittsbefund 89

R

Rationalismus 34, 44
Rationalismus, kritischer 68
RDoC 161, 164
Realdefinition 158, 162
Realismus 144
Recht 86, 150
Recovery 146, 169
Reduktion, eidetische 54

Reduktionismus 13, 41, 85, 157, 161
Reflexion, kritische 173
Reflexionsraum 172
Reifizierung 158
Reliabilität 159, 162, 164
Religion 45
Residualzustand 46
Respekt 179
Rickert, Heinrich 78, 83
Rogers, Carl 112, 168
Rolle 95
Romantik 35

S

Sartre, Jean-Paul 168
Schelling, Friedrich Wilhelm Joseph 36, 79, 98
Schilder, Paul 121
Schizophrenie 46, 47, 59, 118
Schneider, Carl 160
Schneider, Kurt 48, 122, 160
Seele 37, 76
Selbst 119, 144
Selbstaktualisierung 53
Selbstbewusstsein 77
Selbstheit 111
Selbstvergewisserung, kritische 151
Selbstwertgefühl 103
Selbstwirksamkeit 103
Serotonin 161
SGPP 156
Sigerist, Henry E. 107
Sinnestäuschung 47
Somatiker 37
Somatologie 82
Sozialdarwinismus 42
Sozialität 168
Sozialpsychiatrie 153
Sozialwissenschaft 142
Spiegelneuron 51
Spiritualität 171
Sprache 56
Sprachspiel 159
Spranger, Eduard 143
Stadtasyl, psychiatrisches 40
Stanghellini, Giovanni 154
Stärkersein 102
Stern, William 143
Stigmatisierung 46, 157, 177
Stil 80
Streitschrift 169
Strukturanalyse 90, 101
Subjekt 39, 120
Subjektivität 157

Sublimierung 45
Subspezialisierung 155
Südwestdeutsche Schule 78, 83
Suizid 27
Suizid, assistierter 28
Sullivan, Harry Stack 168
Symbolisierung 56
Symptom, akzessorisches 47, 119
Systemerkrankung 52
Szasz, Thomas 128

T

Tachistoskopie 74
Tatsache 99
Theory of mind 50
Therapie 14, 166, 180
Transdiagnostik 40, 160, 165, 173
Transformation, digitale 156
Transzendentalphilosophie 37, 77, 85
Trauerkrankheit 175
Trauerreaktion, verlängerte 177
Traumdeutung 58

U

US-UK-Study 121, 159

V

Validität 164
Validität, prädiktive 165
Verantwortung 117
Verein sozialistischer Ärzte 27
Verstandesbegriff, reiner 76
Verstehen 89, 162
Vormärz 77
Vorurteil, erkenntnistheoretisches 49

W

Wahn 47, 94
Weltwirtschaftskrise 67
Wernicke, Carl 25, 52, 134, 140
Werte 78, 109, 179
Wertehorizont 158
Wertgefüge, persönliches 31
Wesen 73
WHO 159
Wilmanns, Karl 48
Windelband, Wilhelm 78, 142
Wissen 179
Wissenschaft, Begriff der 34
Wissenschaftslehre 86

Wissenschaftstheorie 156
Wittgenstein, Ludwig 159
World Psychiatric Association 156
Wundt, Wilhelm 63

Z

Zahavi, Dan 154
Zensur 169

Zentralblatt für Psychotherapie 27
Zentrifugalkraft 173
Zentripetalkraft 173
Ziehen, Theodor 24, 74
Zivilgesetzbuch 17, 147
Zusammenarbeit, interprofessionelle 142
Zwang 17, 35, 149, 153, 157, 170